重症医学支持基础教程

第6版

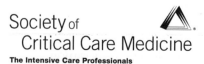

东南大学出版社

SOUTHEAST UNIVERSITY PRESS

·南 京·

图书在版编目（CIP）数据

重症医学支持基础教程（第6版）/ 美国重症医学会
主编；杨毅，刘玲主译. —南京：东南大学出版社，2018.11
书名原名：Fundamental Critical Care Support
　　ISBN 978-7-5641-6851-3

　　Ⅰ.①重… Ⅱ.①美… ②杨… ③刘… Ⅲ.①险症—诊疗—
教材　Ⅳ.①R459.7

　　中国版本图书馆CIP数据核字（2016）第273381号

江苏省版权局著作权合同登记
图字10-2016-496

重症医学支持基础教程（第6版）

出版发行：东南大学出版社
社　　　址：南京市玄武区四牌楼2号　　邮编：210096
出 版 人：江建中
责任编辑：张　慧
责任印制：周荣虎
经　　销：新华书店
印　　刷：江阴金马印刷有限公司
开　　本：889mm×1194mm　1/16
印　　张：23.25
字　　数：550千字
版　　次：2018年11月第1版
印　　次：2018年11月第1次印刷
书　　号：ISBN 978-7-5641-6851-3
定　　价：230.00元

东大版图书若有印装质量问题，请直接与营销部联系。电话（传真）：025-83791830。

Fundamental Critical Care Support
Sixth Edition

Editors

Keith Killu, MD, FCCM
Henry Ford Hospital
Detroit, Michigan, USA
No disclosures

Babak Sarani, MD, FCCM
George Washington University
Washington, DC, USA
No disclosures

FCCS Sixth Edition *Planning Committee*

Marie R. Baldisseri, MD, FCCM
University of Pittsburgh Medical Center
Pittsburgh, Pennsylvania, USA
No disclosures

Thomas P. Bleck, MD, FCCM
Rush Medical College
Chicago, Illinois, USA
Sage Therapeutics: DSMB chair
Edge Therapeutics: DSMB chair
Zoll Corporation: clinical trial steering committee

Gregory H. Botz, MD, FCCM
University of Texas MD Anderson Cancer Center
Houston, Texas, USA
No disclosures

David J. Dries, MD, MCCM
Regions Hospital
St. Paul, Minnesota, USA
No disclosures

Mark E. Hamill, MD, FCCM
Virginia Tech Carilion School of Medicine
Roanoke, Virginia, USA
No disclosures

Muhammad Jaffar, MD, FCCM
University of Arkansas for Medical Sciences
Little Rock, Arkansas, USA
No disclosures

Edgar Jimenez, MD, FCCM
Scott and White Memorial Hospital
Temple, Texas, USA
No disclosures

Rahul Nanchal, MD
The Medical College of Wisconsin
Milwaukee, Wisconsin, USA
No disclosures

John M. Oropello, MD, FCCM
Mount Sinai School of Medicine
New York, New York, USA
No disclosures

David Porembka, DO, PhD
Avera Medical Group
Sioux Falls, South Dakota, USA
No disclosures

Mary J. Reed, MD, FCCM
Geisinger Medical Center
Danville, Pennsylvania, USA
No disclosures

Sophia Chu Rodgers, ACNP, FNP, FAANP, FCCM
Lovelace Medical Group
Lovelace Health Systems
Albuquerque, New Mexico, USA
No disclosures

Janice L. Zimmerman, MD, MCCM, MACP
Houston Methodist Hospital
Houston, Texas, USA
No disclosures

Fundamental Critical Care Support

Sixth Edition

Contributors

Adebola Adesanya, MB, MPH
Medical City Dallas Hospital
Dallas, Texas, USA
No disclosures

Masooma Aqeel, MD
Medical College of Wisconsin
Milwaukee, Wisconsin, USA
No disclosures

Patricia Beauzile, MD
Carilion Clinic
Roanoke, Virginia, USA
No disclosures

Tessa W. Damm, DO
University of Wisconsin School of Medicine
and Public Health
Madison, Wisconsin, USA
No disclosures

Danielle Davison, MD
George Washington University Medical Center
Washington, DC, USA
No disclosures

Luiz Foernges, MD
Geisinger Medical Center
Danville, Pennsylvania, USA
No disclosures

Jeremy Fulmer, RCP, RRT-ACC, NPS
Geisinger Medical Center
Danville, Pennsylvania, USA
No disclosures

Martha Kenney, MD
Johns Hopkins University
Baltimore, Maryland, USA
No disclosures

Camila Lyon, MD
Vanderbilt University
Nashville, Tennessee, USA
No disclosures

Nancy Maaty, MD
The George Washington University
Washington, DC, USA
No disclosures

Michael S. Malian, MD
Henry Ford West Bloomfield Hospital
West Bloomfield, Michigan, USA
No disclosures

Richard May, MD
Rutgers New Jersey Medical School
Newark, New Jersey, USA
No disclosures

Patrick C. McKillion, MD, FCCP
Michigan State University College of
Osteopathic Medicine (MSUCOM)
Lakeland Regional Medical Center
Saint Joseph, Michigan, USA
No disclosures

Rodrigo Mejia, MD, FCCM
University of Texas MD Anderson Canc
Children's Cancer Hospital
Houston, Texas, USA
No disclosures

Kristie A. Hertel, ACNP, CCRN, MSN, RN
Vidant Medical Center
Greenville, North Carolina, USA
No disclosures

Richard Iuorio, MD
Mount Sinai Hospital
New York, New York, USA
No disclosures

Peter Rattner, DO
Rutgers New Jersey Medical School
Newark, New Jersey, USA
No disclosures

John B. Sampson, MD
Johns Hopkins University
Baltimore, Maryland, USA
No disclosures

Don C. Postema, PhD
HealthPartners
Minneapolis, Minnesota, USA
No disclosures

Sri-Sujanthy Rajaram, MD, MPH
Hackensack University Medical Center
Hackensack, New Jersey, USA
No disclosures

Marian E. Von-Maszewski, MD
University of Texas MD Anderson Cancer Center
Houston, Texas, USA
No disclosures

Jennifer Williams, MD
Rutgers New Jersey Medical School
Newark, New Jersey, USA
No disclosures

Acknowledgments

The following individuals contributed to the development of Fundamental Critical Care Support, Sixth Edition, *by reviewing the material and offering valuable insight.*

Kazuaki Atagi, MD, PhD, FCCM
Nara Prefecture General Medical Center
Nara, Japan
No disclosures

Steven M. Hollenberg, MD, FCCM
Cooper Health System
Camden, New Jersey, USA
No disclosures

Eric G. Honig, MD
Emory University
Atlanta, Georgia, USA
No disclosures

Frank M. O'Connell, MD, FACP, FCCP
AtlantiCare Regional Medical Center
Pomona, New Jersey, USA
No disclosures

Ehizode Udevbulu, MD
Mount Sinai Hospital
New York, New York, USA
No disclosures

《重症医学支持基础教程》编译人员

主　译：杨　毅　刘　玲

主　审：邱海波

译　者：（按姓氏笔画为序）

左祥荣	江苏省人民医院
刘艾然	东南大学附属中大医院
刘　军	苏州市立医院
刘松桥	东南大学附属中大医院
刘　玲	东南大学附属中大医院
孙立群	南京医科大学第二附属医院
孙　骎	东南大学附属中大医院
李　卿	东南大学附属中大医院
杨从山	东南大学附属中大医院
杨　毅	东南大学附属中大医院
吴昌德	东南大学附属中大医院
邱海波	东南大学附属中大医院
张曦文	东南大学附属中大医院
陈剑潇	东南大学附属中大医院
陈　辉	东南大学附属中大医院
周　静	江苏省人民医院
莫　敏	东南大学附属中大医院
夏飞萍	东南大学附属中大医院
徐晓婷	东南大学附属中大医院
徐静媛	东南大学附属中大医院
郭凤梅	东南大学附属中大医院
郭兰骐	东南大学附属中大医院
郭　强	苏州大学附属第一医院
黄丽丽	东南大学附属中大医院
黄英姿	东南大学附属中大医院
董丹江	南京鼓楼医院
董　亮	无锡市第一人民医院
谢剑锋	东南大学附属中大医院
潘　纯	东南大学附属中大医院
薛　明	东南大学附属中大医院

前　言

二十五年前，重症医学的先驱们首次提出了重症医学支持（FCCS）基础培训的概念并编写了第一部FCCS教程。岁月飞逝，本书一直作为重症医学的培训教材。在前几个版本作者的努力及成就的基础上，我们继承以往的优良传统，编写了FCCS第6版。

本书作为培训材料，从如何识别危重症患者并提供必要的支持，直至将患者转交给重症医学的专业人员等方面进行授课。

FCCS课程侧重于对危重症患者的初步评估和管理。本书针对新的概念、指南和实践进行了修改，所有的修改均基于最新的循证依据。

本书的章节均以器官导向和问题导向两种形式进行撰写。所有章节围绕着常见的案例场景展开。为引导读者注意各章节的具体案例及重要概念，设置了许多标注框。各章内容的编写参考了很多国际专家的意见以及世界各地教师及学员的反馈意见。最后，我们尝试编写了这本满足不同人群和不同国家需求的教科书。

本书的出版过程中重症医学协会的工作人员和幕后工作者也做出了巨大的贡献，他们花费了大量时间编辑和完善章节内容，确保本书完美无缺，在此感谢他们的辛勤付出。同时，我们对参与撰写和编辑FCCS第6版的专家表示感谢，很多专家多年来一直从事重症医学的实践与教学并致力于传授FCCS课程，他们为本书的出版奉献了大量的时间、精力，并提供了很多专业的指导意见。

第6版的FCCS教材是FCCS计划的一个关键组成部分，是在以往版本基础上的扩展和完善，以满足目前和下一代重症医学教学的需要。

Keith Killu, MD, FCCM
编者
2016-2018 FCCS项目组委会主席

Babak Sarani, MD, FCCM
编者
2016-2018 FCCS项目组委会副主席

目 录

目　录

第一章

重 症 患 者 的 识 别 与 评 估

✓ 目的

■ 说明早期识别和早期处理危及患者生命的疾病和损伤的重要性。

■ 识别重症疾病的早期体征和症状。

■ 讨论重症疾病或严重创伤患者的初始评估和早期治疗手段。

📁 病例

一名54岁女性患者，因腹腔镜下胆囊切除术后腹腔脓肿住院，既往有糖尿病病史。入院后介入下放置引流管。2小时后发热39.4℃，心率128次/分，血压下降至80/40mmHg。

– 需要关注哪些问题?

– 哪些体格检查应该最先关注?

– 应该完善哪些实验室及影像学检查?

1.1 介绍

俗话说，防重于治，特别是在重症患者的监护中。早期识别危及患者生命的疾病状态有助于合理管理并防止疾病恶化。许多临床问题如果能被早期识别，简单的治疗措施即可发挥作用，例如吸氧、呼吸治疗、静脉输液及有效止痛。尽早识别疾病隐患可以让临床医师更早地明确生理问题，发现潜在病因，尽早开始治疗。对于急性疾病，从发病到适当干预的间隔时间越长，患者的病情越有可能恶化，甚至出现心脏呼吸骤停。有研究证实，在心脏呼吸骤停前数小时生理功能即出现恶化，说明早期处理能防止或减少复苏需求、ICU住院率及其他一些突发事件。许多医院应用快速反应系统来识别重症患者并开始早期治疗(见附录1-快速反应系统的组织和实施方面的详细信息)。本章主要讲述重症患者识别及评估的一般原则。同时介绍重症医学支持基础教程中一个关键的患者处理的概念，DIRECT：识别(detection)、干预(intervention)、再评估(reassessment)、有效沟通(effective communication)和团队合作(teamwork)，见图1-1。

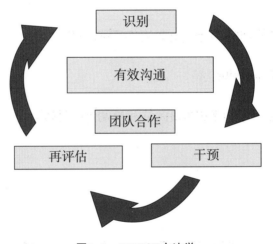

图1-1　DIRECT方法学

识别: 根据患者病史、体格检查、患者行为、心血管系统及呼吸系统的变化情况，重症团队需要密切关注患者的生理状态。上述结果能够指导合适的实验室和影像学检查,形成可能的/推断性的诊断、鉴别诊断以及最坏的可能诊断。

干预: 救治疾病或损伤过程中,同时需铭记,重症医学就是要尽最大努力降低发病率,阻止死亡。

再评估: 确保治疗对于疾病/外伤的严重程度是适合的。

有效沟通: 沟通不良是医疗过程中患者病情加重甚至死亡的重要来源。患者病情越复杂,团队成员之间的观点交流愈加重要,从而保证各项时效性的工作能够及时有效执行。

团队合作: 只有医疗小组成员运用自己的专业知识并通力合作,才能使重症或外伤患者获益最大。

根据 Madden MA, ed. *Pediatric Fundamental Critical Care Support*. 2nd ed. Mount Prospect, IL: Society of Critical Care Medicine; 2013.重新制作

1.2 识别高危患者

识别重症患者并非难事，但在病程最早期仍具有挑战性。相对于老年患者，以及伴有并发症或(和)存在心功能不全患者而言，年轻以及既往体健患者的症状、体征可能会延迟出现。免疫抑

制或减弱的患者可能并不表现出强有力的和明显的炎症反应。其他一些特殊情况，如心律失常，我们很难见到其会随着病情的改变逐渐恶化，而是出现突然病情变化才被发现。在多数情况下，患者的生理储备和急性疾病之间存在一定的平衡。生理储备受限的患者更容易患上严重疾病以及器官系统受到损伤。因此，确定患者病情加重风险需明确患者既往健康状况、现病史及现在的生理状况。

> **！**
> 没有突然发生的病情恶化，只有突然发现的病情恶化。
> **！**

1.2.1 评估严重程度

"病人有多严重？"是医师必须回答的最重要的问题之一，需要对重要生命体征及特定生理指标进行评估，才能做出判断（见附录1）。典型的急性疾病会导致一些可监测的、具疾病特征的、有代表性的临床改变。例如，细菌感染时，患者产生一系列生理反应，如发热、胡言乱语、寒战以及呼吸急促。关键是要识别这些症状、进行生理指标监测，进一步明确疾病的严重程度以及采取及时有效的措施。另外，一些重症患者表现为意识模糊、兴奋、意识障碍或濒死感，也有可能出现气促、皮肤苍白、出汗、肢端湿冷等交感神经系统兴奋的症状。有些症状可能不典型，例如恶心、乏力，而有些症状仅定位于一个特定的器官、系统（例如：胸痛）。因此，高度怀疑某疾病时需要监测生命体征：脉搏、血压、呼吸频率、氧合水平、体温以及尿量。临床监测有助于明确疾病的严重程度，评估病情恶化的趋势和速度，最终指导需要紧急处理的生理情况。本阶段最主要的目标是：在寻找病因、着手治疗的同时，能够明确问题的存在并且保持生理稳定性。

> **！**
> 即使生命体征在正常范围内的变化，也可能早期预示着即将发生的病情恶化。
> **！**

> **！**
> 反应生理异常（如：发热、低心输出量）的心动过速，可能因疼痛及焦虑更显著，而对于那些传导异常或接受β受体阻断剂治疗的患者可能不明显。
> **！**

1.2.2 诊断

对于重症患者，处理危及生命的病情比做出准确的诊断更为重要。首先要问，"哪些生理问题需要紧急纠正才能防止患者病情进一步恶化？"简单的供氧、静脉输液可能纠正这些问题，由于患者病情危重需要及时处理，开始时可能并没有足够多的时间进行鉴别诊断。临床上，一旦达到生理稳定，精确的诊断对于接下来的治疗至关重要。遵循的整体原则（如采集详细的病史、简明扼要的体格检查、再次评估以及实验室和影响学检查）非常重要。执行上述项目需要有良好的临床技能和训练有素的人员。

> **！**
> 重症患者需要初步评估和再次评估。
> **！**

1.3　重症患者的初始评估

表1-1提供了评估重症患者的要点,更多内容将在后续章节详细讨论。

1.3.1　病史

病史对于疾病的诊断全关重要。通常患者的现病史、既往病史、药物使用史是从其家庭成员、护理员、朋友、邻居或健康管理者处获得。下文列出了重症患者的一些危险因素:

- 急诊入院(信息缺乏)
- 年龄大(储备差)
- 合并严重慢性疾病(储备差、有效治疗手段有限)
- 严重生理异常(储备差、治疗难度大)
- 急需或近期经历大手术,尤其是急诊手术
- 严重出血或需大量输血
- 恶化或好转不明显
- 免疫低下
- 综合上述情况

一份完整的病史包括患者现在的主诉、治疗史、截至目前的既往住院经历、既往病史、既往手术史、在服药物以及所有的药物过敏史。社会史包括吸烟史、饮酒史、违禁药物滥用史、家族史(其中包括很重要但经常被忽略的一方面:身体、情感及社会心理独立程度)。主诉/现病史部分必须简明概括各系统情况,在体格检查部分再重复评价各系统。

重症疾病通常与心输出量不足、呼吸代偿、意识程度降低等相关。某些典型的症状可能与潜在的病情有特定的联系;患者也可能主诉一些不典型的症状,例如萎靡不适、发热、昏睡、厌食或口渴。和脏器相关的特异性的症状能直接把大家的注意力集中到呼吸系统、心血管系统或消化系统。要认识到急性和慢性疾病的不同,因为慢性病可能难以逆转,并且可能在重病人恢复阶段限制其康复速度。

表1-1	重症疾病或严重创伤患者的评估	
	第一阶段 初步接触-最初几分钟 （初步评估） 主要有哪些生理问题？	**第二阶段** 有序的回顾总结 （再次评估） 病因有哪些？
病史	内、外环境的主要特征 ● 目击者、护理人员、亲人 ● 主要症状：疼痛、呼吸困难、精神改变、乏力 ● 创伤或非创伤 ● 手术或非手术 ● 药物和(或)毒物	更多详细信息 ● 现在的主诉 ● 既往病史：慢性疾病、手术史 ● 就医经历 ● 身心独立性 ● 药物过敏史 ● 家族史 ● 伦理或法律 ● 系统回顾
体格检查	视诊、听诊、触诊 ● 气道 ● 呼吸和氧合 ● 循环 ● 意识水平	各系统器官的有序检查 ● 呼吸系统 ● 心血管系统 ● 消化及泌尿系统 ● 中枢神经及肌肉骨骼系统 ● 内分泌及血液系统
表格式回顾	基本生理,生命体征 ● 心率、心律 ● 血压 ● 呼吸频率及脉氧 ● 意识水平	病历记录 ● 检查既往病历记录情况 ● 明确诊断及鉴别诊断 ● 记录当前病历情况
检查	● 血气分析(动脉采集困难时可用静脉血) ● 血糖	● 实验室检查 ● 放射学 ● 心电图 ● 微生物学
治疗	即刻 ● 保证通畅的气道和充足的氧气 ● 开通静脉通路±液体 ● 评估复苏的反应 ● 向有经验的同事寻求帮助	改进治疗、评估反应、动态回顾 ● 按需提供脏器支持 ● 转向合适的科室进行治疗 ● 获得专家帮助

1.3.2 体格检查

体格检查包括视诊、听诊和触诊。体格检查时患者应充分暴露、全面体检。初步检查应简明扼要，关注基本生命体征：气道、呼吸、循环和意识水平。随着治疗的实施，需要更细致的再次评估来完善初步诊断以及患者对初步治疗的反应性。在病史和其他特殊问题的引导下进行完整的体格检查尤为重要。病情逐渐恶化或新症状的出现均提示需要重复检查。

牢记心肺复苏的重要环节：气道、呼吸及循环。优先评估气道及呼吸系统，见表1-2。观察患者的口唇、胸部和腹部体征变化；当呕吐物、血液或异物阻塞气道时会出现明显的体征。患者的呼吸频率、呼吸方式及辅助呼吸肌的运动方式有助于确认和评估呼吸窘迫或气道阻塞的严重程度（见第二章）。呼吸急促是重症患者最重要的生命体征，因此呼吸频率应该被准确测量和记录。尽管呼吸急促可能来源于疼痛或焦虑，但仍是肺部疾病、严重代谢障碍或感染的主要临床表现。特别要注意是否有发绀、反常呼吸、呼吸对称及深度变化、辅助呼吸肌的代偿及气管移位等。Kussmaul呼吸提示可能存在严重的代谢性酸中毒。潮式呼吸通常提示严重的脑损伤或心功能障碍。缺氧可继发躁动和意识模糊，高碳酸血症可加重意识障碍程度。尽管指脉氧降低可反映低氧合，但在低血容量、低血压或低体温时并不可靠。异常呼吸音(例如打鼾、喘鸣、气喘或气过水声等)可能提示部分气道阻塞，完全气道阻塞时则表现为无呼吸音。

> **!** 持续全面的评估呼吸急促的原因：肺本身、全身系统、代谢异常…… **!**

表1-2	气道与呼吸系统评估

气 道	
阻塞原因	直接创伤、血液、呕吐物、异物、中枢神经系统抑制(软组织或舌头阻塞气道)、感染、炎症、喉痉挛
视诊	发绀、呼吸方式及频率改变、辅助呼吸肌参与、气管移位、反常呼吸、意识状态改变
听诊	异常呼吸音(打鼾、喘鸣、气喘或气过水声);无呼吸音提示完全气道阻塞
触诊	气流减弱或消失

呼 吸	
呼吸困难或氧合不足的原因	
● 呼吸驱动抑制	中枢神经系统抑制
● 呼吸效能下降	肌无力、中枢/脊髓神经受损、胸壁疾病、疼痛
● 肺疾病	气胸、血胸、吸入性肺疾病、慢性阻塞性肺疾病、哮喘、肺栓塞、肺挫伤、急性肺损伤、急性呼吸窘迫综合征、肺水肿、肋骨骨折、连枷胸
视诊	发绀、意识水平改变、气管移位、辅助呼吸肌参与、呼吸形式改变、呼吸频率改变、呼吸深度或氧饱和度改变
听诊/叩诊	呼吸困难、不能言语、异常呼吸音、叩诊浊音等
触诊	胸廓活动度和对称性、气管位置、捻发音、腹部膨隆

有效循环容量不足的原因，首先可能源于心血管系统的异常，其次也可能由于代谢障碍、脓毒症、低氧或药物引起（见表1-3）。血压下降是心血管系统失衡后不能代偿的晚期表现。我们需要评估中心及外周脉冲的频率、节律、容量及其对称性。毛细血管或甲床充盈延迟可帮助判断低血容量。通常低血容量或低心输出量患者脉搏细弱，洪脉提示高动力循环，不规则脉提示房颤。室早后通常立即出现代偿性搏动，随后的搏动则波幅较前增大。奇脉是在深吸气后出现的收缩压下降大于10mmHg，通常见于严重的血容量减少、缩窄性心包炎、心脏压塞、哮喘及慢性阻塞性肺疾病。左室收缩期搏动的定位和特征可提示左室肥大、充血性心力衰竭、心脏扩大、严重的二尖瓣或主动脉瓣反流。狭窄瓣膜处的血液湍流或瓣膜缺损会导致明显的脉搏震颤。

> **!**
> 用指脉氧仪测不到动脉脉搏波形提示血管呈过度收缩状态。
> **!**

表1-3	循环系统的评估
循环供应不足的病因	
●原发性：心脏因素	心肌缺血、心律失常、瓣膜病、心肌病、心包填塞
●继发性：非心脏因素	药物、缺氧、电解质紊乱、严重脱水、脓毒症、急性失血、贫血
视诊	外周灌注不足（皮肤苍白）、毛细血管充盈延迟、出血（显性或隐匿的）、意识障碍程度、呼吸困难、尿量减少、颈静脉怒张
听诊	额外心音或心音异常，颈动脉杂音
触诊	心前区搏动、大动脉和外周动脉搏动（评估频率、强度、节律、两侧肢体脉搏的对称性），以及肢端温度

除气道、呼吸和循环的评估外，还需快速检查有无皮肤苍白、发绀、出汗、黄疸、皮疹、淤斑、面颊潮红等体征。并快速检查皮肤状态：潮湿或干燥、消瘦的或水肿的、创伤的或有皮疹（如淤点、淤斑或荨麻疹）。手指是否有杵状指或散在出血点。眼部是否有瞳孔大小异常、巩膜黄染或结膜苍白（贫血）。患者神志精神状态：警觉、躁狂、嗜睡、昏睡或昏迷。

重症患者的腹部触诊非常必要，可以清楚判别腹部的柔韧度和明显的包块。肝脾大小及柔韧度也应触诊并记录。评估腹肌紧张度、是否腹膨隆、有无腹部反跳痛非常重要。腹部听诊可明确血管杂音或肠鸣音是否正常。此外，对于育龄女性需考虑宫内妊娠或异位妊娠可能。如果可能，身体两侧及背部也须检查。早期采用Glasgow评分评估中枢神经系统功能和肢体运动并详细记录（见第八章）。快速记录瞳孔大小及反应，如果时间允许，还应更详细地评估中枢和外周神经系统的感觉和运动功能。

1.3.3 表格式回顾和记录

重症患者的异常生理学指标必须及时记录及追踪。有临床价值的生理学监测指标首先结果应该是准确的，其次应该得到专业的解读（见第六章）。这些数据的价值和趋势可以为治疗提供关键信息，同时数据需要及时更新和校准，从而使患者得到更好的监护。尤其要注意数据的准确性和可信赖程度，例如，真实的、可重复的中心静脉压测量和心率及心瓣膜功能的评价取决于患者的体位、仪器校准、正确的调零、心率以及血管功能。数据测量的来源也应记录，例如，体温是直肠温度还是口温？血压是通过手动袖带测定还是有创动脉血压传感器测定？药物使用记录为医嘱的开立和调整提供了至关重要的信息。

常规监测及表格记录应包括心率、心律、呼吸频率、血压、中心体温、液体平衡和 Glasgow 昏迷评分。液体平衡应包括所有的管道丢失量和排泄量。应记录所有吸氧患者的吸入氧浓度，绘制出氧饱和度变化的趋势图。ICU患者的中心静脉置管和肺动脉导管能够测定中心静脉压、各种心脏腔内压力、心输出量以及混合静脉血氧饱和度。这些复杂的监护既要求有一定的操作技能，又要求有重症监护专业知识和临床经验的医生来分析结果。

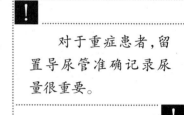

对于重症患者，留置导尿管准确记录尿量很重要。

1.3.4　检查

需要进行哪些辅助检查应充分考虑患者的病史、体格检查及既往辅助检查结果。按照实际需要选择适合患者的常规生化、血液学、微生物学及放射学检查。代谢性酸中毒的出现是患者病情加重的最主要特征之一。二氧化碳总量减少和(或)阴离子间隙增加均提示代谢性酸中毒。动脉血气分析对于重症患者十分有用，它包含了血pH、动脉氧分压及动脉二氧化碳分压。其他检查如乳酸、血糖、血清电解质和肾功能通常可从同一份血样中获得。心肺复苏后乳酸酸中毒提示预后较差，需密切监测。

1.4　临床处理

表1-1中列出了明确的临床处理流程：在首先保障生理稳定基础上着手开始病因治疗。处理的基本原则类似于重症心肺复苏流程("ABC"等)：气道，保持气道通畅；呼吸，提供充足的氧供及通气；循环，保持充足的循环血量。不论病人的实际状态和各类会导致其他诊断和治疗的临床表现如何(如创伤、术后状态、合并慢性疾病、年龄大)，这些处理原则必须尽早落实。临床病史、体格检查以及实验室检查应帮助医师诊断和明确患者的生理储备能力。年轻人常会出现病情急剧恶化，主要原因是年轻和既往健康的患者较老年或慢性病患者危重症的特征更易被识别。因此，患者接受治疗时，评估生命体征和生理学指标的趋势尤为重要。病情变化趋势有助于评估治疗反应及明确诊断。

如果患者病情持续恶化或疾病诊断及治疗存在困难，需要经验丰富的医师帮助处理，转运至最合适的救治科室取决于当地的医疗资源配置，但是必须考虑转运至有条件的治疗单元或ICU。

重症患者的识别与评估

- 早期识别患者处于危险状态对于预防或减少重症疾病发生至关重要。

- 重症疾病的潜在临床表现并不典型。呼吸急促和代谢性酸中毒是两个最重要的危险因素，也是最需要进一步仔细监测和检查的信号。

- 在明确诊断和病因治疗之前，首先必须进行复苏或保持生理稳定。

- 详细的病史对于明确诊断、评估生理储备及确立治疗方案至关重要。

- 反复通过临床及实验室检查评估治疗的反应性极其重要。

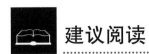

建议阅读

1. Cooper DJ, Buist MD. Vitalness of vital signs, and medical emergency teams. *Med J Aust*, 2008, 188:630-631.

2. Cretikkos MA, Bellomo R, Hillman K, et al. Respiratory rate: the neglected vital sign. *Med J Aust*, 2008, 188:657-659.

3. Hillman KM, Bristow PJ, Chey T, et al. Duration of life-threatening antecedents prior to intensive care admission. *Intensive Care Med*, 2002, 28:1629-1634.

4. Harrison GA, Jacques TC, Kilborn G, et al. The prevalence of recordings of the signs of critical conditions and emergency responses in hospital wards: the SOCCER study. *Resuscitation*, 2005, 65:149-157.

5. Hodgetts TJ, Kenward G, Vlachonikolis IG, et al. The identification of risk factors for cardiac arrest and formulation of activation criteria to alert a medical emergency team. *Resuscitation*, 2002, 54:125-131.

6. O'Grady NP, Barie PS, Bartlett JG, et al. Guidelines for evaluation of new fever in critically ill adult patients: 2008 update from the American College of Critical Care Medicine and Infectious Diseases Society of America. *Crit Care Med*, 2008, 36:1330-1349.

7. National Institute for Health and Care Excellence (NICE) Guidelines. Acutely ill adults in hospital: recognising and responding to deterioration. Published July 2007. https://www.nice.org.uk/guidance/cg50. Accessed April 15, 2016.

第二章

气 道 管 理

 目的

■ 识别致命性气道病变的迹象。

■ 人工气道的建立及面罩通气。

■ 人工气道装置的正确应用。

■ 气管插管的准备，包括识别潜在的困难气道。

■ 当气管插管失败时，建立人工气道的替代方法。

病例

　　一名65岁老年男性因气促加重至急诊就诊。基础有糖尿病、高血压、慢性肾功能不全病史，每周行三次血液透析治疗。但近两次因胃肠道不适未按需进行透析。目前患者在非重复呼吸面罩吸氧100%情况下经皮饱和度在86%，查体可见明显的辅助呼吸肌呼吸，鼻翼扇动。胸片检查提示，肺水肿伴两侧少量胸腔积液。入院时血气分析示pH 7.18，$PaCO_2$ 21mmHg，PaO_2 54mmHg，乳酸5.2mmol/L，血钾6.9mmol/L。

　　− 该患者是否需要气管插管?

　　− 如果需要插管，该使用哪些药物?

2.1　介绍

本章重点介绍气道的有效评估和管理，首要目标是关注如何保持气道开放以保证气体交换，即复苏ABC理论中的A部分。次要目标包括在气道管理中维持心血管系统的稳定，防止胃内容物的误吸。气管插管是常用的建立人工气道的方式，然而在气管插管之前或不插管时维持气道的开放同样重要且更为困难。医务人员必须熟练掌握开放气道的技术，并对患者进行基本的供氧及通气。通过经口或经鼻气管插管、环甲膜穿刺或气管切开建立人工气道，是在提供初始氧供及通气基础上的延伸，但不能替代初始的开放气道。

2.2　评估

首先需要评估气道的开放程度及自主呼吸努力程度。临床医生必须通过看、听，并去感觉那些已经减弱甚至近乎消失的气流。

（1）观察患者的意识水平判断是否存在窒息。如果没有自主呼吸且无法立即恢复自主呼吸，应该立即手动辅助通气并同时准备建立人工气道。

（2）明确气道的损伤，以及其他(如颈髓损伤)影响气道评估及处理的情况，见下。

（3）观察胸廓扩张情况。有时虽然胸廓运动幅度很小，但能满足通气需要。而有时呼吸肌做功明显甚至胸廓明显起伏，也不能确保患者已获得足够的潮气量。

（4）无论是否存在气道阻塞，以下现象均提示呼吸窘迫：胸骨上窝、锁骨上窝及肋间隙凹陷；吸气时喉头向胸部移动(气管拖曳)或鼻翼扇动。

（5）颈部和胸部听诊呼吸音。完全气道梗阻可见明显的胸廓运动但听不到呼吸音。由于软组织、液体或者异物引起的气道狭窄往往会出现打鼾、喘鸣、气过水声以及呼吸音嘈杂。

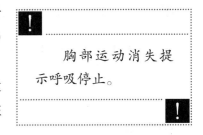

! 胸部运动消失提示呼吸停止。!

2.3　人工气道的建立

对于一个存在自主呼吸并且没有颈椎损伤的患者，开放气道包含三个步骤(图2-1)。

- 颈部伸直。
- 抬高下颌(抬下颌手法)。
- 打开口腔。

如果怀疑颈椎损伤，则禁止颈部伸直。待颈椎固定之后，手法抬高下颌并打开口腔。

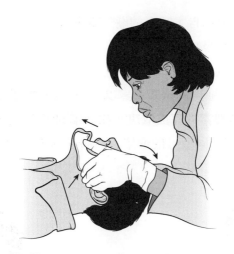

图2-1　气道开放三步法

操作者拉伸患者颈部使其轻度伸直，双手置于下颌两侧，使用手指抬高下颌以抬高舌根，使用拇指和食指打开口腔。

大小合适的口咽通气道或鼻咽通气道可能有助于气道开放。如果气道反射完整，则不使用口咽气道，因为可能会引起恶心、喉痉挛和呕吐。鼻咽通气道的直径需要足够大但同时能够轻松通过鼻孔置入鼻咽部。鼻咽通气道的长度应能够到达鼻咽，但也不能过长导致气流受阻或碰到会厌。疑有基底部颅骨骨折及凝血功能障碍是置入鼻咽通气道的禁忌。鼻咽通气道的长度可以通过将其放置在脸部相应解剖位置来估计（图2-2）。

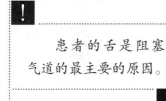

患者的舌是阻塞气道的最主要的原因。

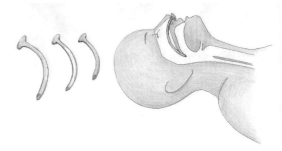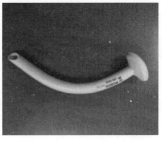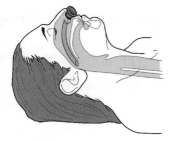

图2-2　鼻咽通气道

在人工气道的支持中，需要可以以较高的流速提供100%纯氧的装置，包括面罩或带储气囊的面罩，部分装置可能还带有呼气末正压（PEEP）阀门。

2.4　人工面罩通气

使用储气囊面罩进行人工辅助通气的适应证：

- 患者呼吸停止。

- 体格检查或者血气分析提示自主呼吸的潮气量不足。

- 通过辅助自主吸气降低呼吸功。

- 自主呼吸减弱导致的低氧血症。

成功的面罩通气取决于：① 维持气道开放；② 保证面罩紧贴颜面部；③ 从球囊提供充足的分钟通气量至肺部远端。前两个要素的完成取决于扣面罩的正确位置(图2-3)以及之前描述的气道开放三步法的正确实施。应备有不同型号的面罩，以备在初始选择的面罩不能与患者的脸部良好密封时替换使用。

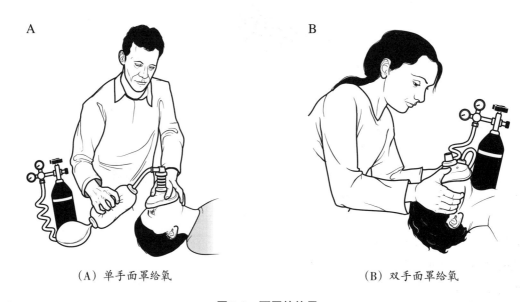

（A）单手面罩给氧　　　　　　　　　　　　（B）双手面罩给氧

图2-3　面罩的使用

2.4.1　不存在可疑颈椎损伤的情况

（1）在患者需要且能耐受的情况下，可以放置口咽或鼻咽通气道维持气道开放。在枕部垫一个小的衬垫或者折叠的毛巾。

（2）患者取仰卧位，操作者位于患者的头端，迅速调整床的高度以利于操作者进行操作。

（3）面罩的底部放置在嘴唇与下巴之间，轻轻打开口腔。

（4）面罩的尖端放置在鼻子上方，注意避免眼睛受压。

（5）鉴于大多数操作者为右利手，使用左手的拇指和食指握住面罩上面与球囊连接的部位，使其稳定地扣在颜面部上面，用较小的、向下的压力使面罩压在颜面部上面。

（6）操作者左手小指、无名指可连同中指一起置于患者下颌骨的左侧。这样有助于面罩的左缘被左侧颊部的软组织包绕，保证其密封性，进一步使得下颌骨部分抬高，保证面罩固定于患者颜面部上面。

（7）操作者轻轻旋转左手腕的角度使患者颈部拉直，并用抬下颌的手指轻轻抬高下颌。左手的综合动作，使患者的颈部轻度伸直，下颌上抬，并使面罩有一个向下的压力。

2.4.2　当患者颈椎可疑损伤时

（1）操作者站在相同的位置，如果可能的话置入口咽或鼻咽通气道。

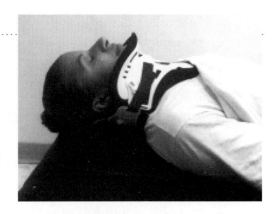

图2-4　颈托固定

（2）应用颈托固定颈部后（图2-4），有时可成功地实施人工通气，但大多数情况下需要一个助手站在患者旁边，面对患者。去掉颈托的前半部分，在用手法处理气道问题时，助手用手或手臂放在患者颈部两侧固定其颈部。无需实施直线颈部牵引。

（3）操作者按照上述步骤进行操作，但不能旋转腕关节拉伸患者颈部。操作者还可以选择双手操作固定面罩，以确保颈部制动。此方法在下面讨论。

2.4.3　双手开放气道及面罩的使用

当患者面部较大或胡须较多、颈部损伤或面罩密封性不好时可以选用双手法开放气道。

（1）操作者站在床头（如上述），需要的开放气道的装置同前。

（2）面罩的底部与顶部位置置于患者颜面部（如上述）。

（3）操作者将双手的小指、无名指及中指置于下颌骨的两侧，拇指置于面罩的顶部，食指置于面罩的底部。

（4）使用双手沿着面罩的边缘向上提拉面颊的软组织，保证面罩紧密贴合颜面部。

（5）如果没有颈椎损伤，操作者轻轻从两边抬高下颌，使患者颈部轻度拉伸，同时给面罩提供一个向面部的压力。

（6）需要一个助手挤压球囊送气。

2.4.4　挤压球囊进行面罩人工辅助通气

面罩人工辅助通气的目的是提供充足的分钟通气量，分钟通气量为每次挤压球囊提供的潮气量与每分钟挤压次数的乘积。挤压力度过大以及频率过快会导致过度通气、呼吸性碱中毒以及胃胀气。

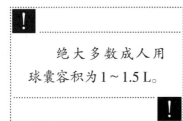

绝大多数成人用
球囊容积为 1～1.5 L。

（1）如果使用单手面罩加压给氧，操作者的右手每次挤压球囊的时间需要大于1秒。

（2）需要通过观察胸廓的起伏以及呼吸音来估计输送的潮气量。

（3）在挤压球囊时，操作者需仔细听面罩周围的漏气声。如果密封性很好，肺充气时可在球囊上感觉到正常的气道阻力；如果气体很容易从球囊中挤出，往往提示存在漏气。

（4）如果患者没有呼吸但存在脉搏，单手挤压球囊10～12次/分。如果存在自主呼吸，挤压球囊应该与患者的吸气努力保持同步。如果患者呼吸顺畅，可以吸入足够的潮气量，频率也足够保证分钟通气量，则不需要挤压球囊。

（5）储气囊提供100%的氧气，流量通常为15 L/min。

（6）如果面罩与颜面部不匹配且存在漏气，操作者需要考虑以下措施：

- 重新调整面罩和手的位置。
- 如果可能的话，调整面部气垫的充气量以改善面部的贴合度或更换一个较大/较小的合适面罩。
- 增加面罩向下的压力，或者在没有颈椎方面禁忌证的情况下抬高下颌。
- 更改为上述的双手面罩加压给氧。
- 把经口或经鼻胃管移到面罩的另一侧。当面罩下有管子时，漏气很常见，但很少需要拔掉它解决漏气问题。
- 通过增加挤压频率或者每次挤压的通气量来补偿少量的漏气。
- 如果球囊上有压力释放阀(压力安全阀,以避免肺接受过高的压力)，在肺顺应性差或气道阻力高的情况下，可以适当调节压力释放阀以保证充足的通气量。

在气管插管或者导致低通气的原因被逆转前需要持续进行球囊辅助通气。在操作者进行球囊辅助通气过程中，助手需要准备气管插管所需要的药物及设备。整个辅助通气过程中需要进行血氧饱和度及心电监测，并持续观察患者是否存在发绀，虽然发绀是低氧血症较迟的临床表现。

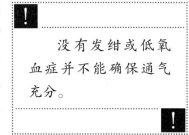

没有发绀或低氧血症并不能确保通气充分。

"SOAP ME"口诀帮我们准备气道管理（表2-1）。

表2-1	SOAP ME：气道准备的记忆技巧

1. 吸引

a. 使用吸引装置清除口腔分泌物

b. 检查吸引装置,保证吸引压力

2. 氧气

a. 保证氧源连接及功能

b. 准备带有储气囊装置、可提供PEEP的面罩

c. 经鼻或面罩提供持续的高流量氧供

3. 气道

a. 准备型号匹配的带有导丝的气管插管。女性可考虑选择7~7.5号、男性可选择7.5~8号气管插管，使用前检查气囊。

b. 选择合适辅助气道

   i. 口咽和(或)鼻咽通气道

   ii. 喉罩

   iii. 食管气管双腔导管

表2-1	SOAP ME：气道准备的记忆技巧

4. 体位

    a. 为开放气道者调整合适的床头高度

    b. 将患者置于嗅探位置，保持外耳道与胸骨切迹平齐

    c. 肥胖患者可垫高背部及肩膀

5. 监测及给药

    a. 持续监测生命体征，包括指脉氧及呼气末CO_2

    b. 诱导给药（快速连续）

      i. 安眠药

      ii. 神经肌肉阻滞剂

      iii. 插管后镇痛剂镇静药物

6. 设备

    a. 喉镜与弯曲和（或）直叶片

    b. 可视喉镜

    c. 导丝

    d. 呼气末CO_2检测装置

    e. 气管插管固定装置

出自马里兰大学急诊医学部，https://umem.org/educational_pearls/2577. 2015.09.

2.4.5 环状软骨压迫

环状软骨压迫（Sellick 手法）通过向下压迫环状软骨上方的颈部组织，环状软骨环向下移动可以阻断食道，对于缺乏保护性气道反射、快速序贯插管期间以及面罩通气的患者，曾被推荐使用环状软骨压力。新的指南不再推荐使用，除非为了在喉镜观察中更好的暴露会厌，因为它并没有像以前预想的那样减少误吸风险。适当的环状软骨压迫能够更好地暴露声带。过度的压迫会挤压气管和下咽部，阻碍面罩通气并增加气管插管的难度。图2-5给出了管理困难气道的指南，包括已被认可和尚未认可的建议。

2.5 气道开放的辅助装置

约5%的患者很难甚至无法进行有效面罩辅助通气。预测面罩通气困难的因素包括：患者胡须较多、没有牙齿、具有阻塞性睡眠呼吸暂停病史、体重指数大于26 kg/m²，以及年龄大于55岁。存在两个预测因素即提示很难进行面罩辅助通气。约5%的患者难以通过直接喉镜插管，0.2%～0.5%的患者无法通过直接喉镜插管。当面罩辅助通气以及气管插管无法进行时情况非常危急，此时喉罩或食管气管双腔管有助于实施气道开放并实现气体交换。上述两种装置均为通过盲插置入，在很难或无法进行面罩辅助通气时应用。在气管插管失败后，可应用上述装置为进一步建立人工气道争取时间。上述装置的使用取决于操作者的经验、设备可用的程度，以及临床具体情况。

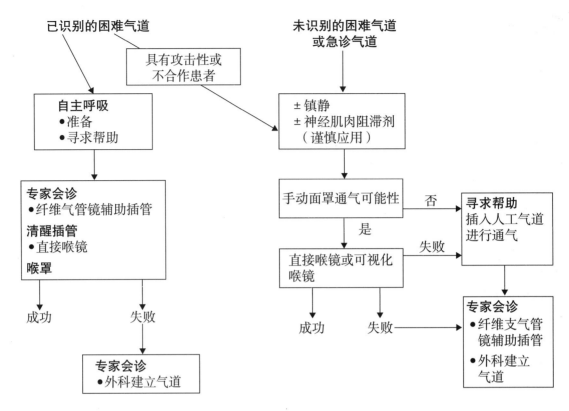

图2-5　困难气道的处理方法

2.5.1　喉罩

喉罩是一根带有杯状气囊的导管，与舌后面的咽部相匹配。标准的喉罩可重复使用，一次性喉罩也同样可以应用。当面罩辅助通气不能有效进行时，如果无声门周围异常，可以使用喉罩进行肺通气。在行纤维支气管镜检查时可以使用喉罩作为气管插管导管，也可以作为气管插管失败的挽救性措施。与直接喉镜相比，喉罩对气道引起的刺激反应(如恶心、喉痉挛或交感神经刺激)较温和，因此使用喉罩时所需要的镇静剂较少。无论是婴幼儿还是成人，喉罩都可以实现有效通气，但不能进行确切的气道保护。关于使用喉罩的细节见附录2。

2.5.2　食管气管双腔导管

另一个紧急开放气道的工具是食管气管双腔导管，该导管有两个可以充气的气囊。该设备最初是针对心跳呼吸骤停患者盲插气管插管而设计的，无论导管末端的气囊插入食管或气管均可用来进行通气。食管气管双腔导管的禁忌证包括：大气道梗阻、完好的喉或咽反射、既往存在食管病变及食入腐蚀性物质。医生需要经过充分培训，以保证能恰当地使用该装置。食管气管双腔导管置入的相关资料见附录2。

2.6　气管插管

通过直接喉镜进行经口气管插管是目前气管内插管的主要方法，具有速度快、成功率高且所需要装置容易获得的特点。对于某些特定患者可选择经鼻盲插气管插管。气管插管的适应证见表2-2，经口或经鼻气管插管的技术流程详见附录3。

表2-2　　气管插管适应证
气道保护
缓解气道梗阻
提供机械通气和氧疗
呼吸衰竭
休克
高颅压实施过度通气
减少呼吸作功
吸引肺部分泌物

气管插管的准备过程中，需要关注以下关键点：

- 评估气道解剖及功能，判断气管插管的困难程度（后面详细讨论）。
- 保证最佳的通气和氧合。对于窒息患者或气管插管前，使用带储气囊的面罩给予纯氧进行预充氧。
- 插管前如果已经留置胃管应进行胃肠减压。然而，由于放置胃管可能会引起呕吐或者导致胃内容物反流，因此在气管插管前是否需要放置胃管进行减压存在争议。
- 给予合适的镇痛、镇静，必要时给予肌松剂，以保证气管插管安全实施（后面详细讨论）。

尽管紧急气管插管没有太多时间进行评估，并做出优化的选择，但是择期气管插管或者非紧急插管时要求评估以促进气道管理的安全实施。在气管插管前应对患者的临床情况、血管内容量、血流动力学以及气道（困难气道的严重程度）进行详细评估并形成规范。评估气道解剖特征并结合能否看到声门，以判断是否存在插管困难或不能插管。通过评估有助于决定是否需要采用其他技术，如清醒插管、纤维气管镜辅助插管、外科建立人工气道，以及是否需要立即寻求更有经验的医师的帮助。值得注意的是，存在困难气管插管解剖特点的患者，同样也可能存在面罩辅助通气及环甲膜切开困难。如果按照气管插管操作步骤考虑，困难气道的特征是容易记住的，包括摆放头部位置，推开口腔，移动舌头及下巴，暴露声门并将导管插入。

- 颈部活动度：存在可疑的颈髓损伤，颈部短，或由于之前手术或关节炎导致颈部活动受限将使头部摆放至合适的体位受到限制。如果存在可能的颈椎损伤，应当避免颈椎过伸，并且使用合适型号的颈托固定颈椎活动（图2-4）。
- 颜面部：需要检查患者是否存在小颌畸形或者局部手术瘢痕，面部创伤，鼻孔较小，鼻腔、口腔以及咽部出血等情况。

- 口腔:如果存在颞下颌关节病变或面部瘢痕,张口可能受到限制。张口度小于三横指(约6 cm)将明显增加气管插管的难度。
- 舌及咽部:舌相对于咽后壁的大小可以估测咽部的空间,以判断是否可以看清声门结构。
- 下巴:甲颏距,以手指宽度测量甲状软骨前方隆起(喉结)到下颌骨的尖端(下巴)的距离,可以评估下颚的长度以及喉前方的空间。距离小于3横指(约6 cm)提示喉可能更靠前,不容易看到声门且难以通过直接喉镜插入气管插管。将气管导管中的导丝弯成锐角可能有助于导管插入。关于头部位置的描述见第四部分。

在时间允许的情况下,如果存在一个或多个提示困难插管的解剖特点,需要考虑其他方法以更安全的建立人工气道,并考虑向具有其他人工气道技能的专家求助。

当预计不能有效面罩通气或气管插管困难时,建议在使用不能被拮抗的肌松剂或镇静剂抑制自主呼吸前进行监护。可视喉镜在初次插管及困难气道管理中都是有效的方法。气管插管困难时,安全的人工气道建立的方法包括以下几项,均需要保留自主呼吸:

> **!** 气管插管失败会导致声门周围水肿,使得后续的面罩通气不能有效实施,导致不能插管也不能通气的情况 **!**

- 通过直接喉镜或者经鼻盲插进行清醒状态下插管。
- 选用纤维气管镜辅助插管(请专家会诊)。
- 清醒状态下气管切开(请专家会诊)。

在无法看到声门,无法进行面罩辅助通气,且患者没有自主呼吸的情况下,可以选择以下措施:

- 使用喉罩或者气管食管双腔导管。
- 用细针进行环甲膜穿刺(请专家会诊)。
- 外科环甲膜切开/气管切开(请专家会诊)。
- 经皮气管切开(请专家会诊)。

对于可能或确定存在的困难气道处理流程见图2-5。

气管插管后,应注意突发的剧烈血流动力学变化。由于交感神经受到刺激可引起血压升高及心动过速,需要降压药或者镇静剂进行处理。低血压更为常见,由于胸腔内正压通气引起回心血量减少,从而导致心输出量降低,可以引起心律失常甚至心脏骤停。镇静剂对血管及心肌的作用、低血容量以及插管后的气胸也能导致低血压。其他与正压通气有关的并发症在第五章进行讨论。

2.7 气管插管的药物准备

气管插管过程中交感及副交感神经反应均常见，需要通过合适的药物来控制。插管前的用药目标是在不改变呼吸循环稳定的情况下达到最佳的镇痛/麻醉、遗忘以及镇静的状态，有时需要保留自主呼吸。显然，对特殊方法以及药物的选择主要取决于临床情况、患者状态、患者的敏感性及操作者的经验和偏好。

2.7.1 镇痛/麻醉

（1）可选用各种局部麻醉喷剂，也可以用利多卡因雾化给药。需要特殊注意的解剖部位包括：舌根、咽后壁以及双侧扁桃体窝等。需要注意的是，由于利多卡因极易从气道黏膜吸收，因此剂量不能超过4 mg/kg（最大剂量300 mg）。

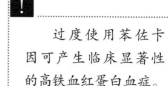

过度使用苯佐卡因可产生临床显著性的高铁血红蛋白血症。

（2）采用神经阻滞以及经环甲膜穿刺给予利多卡因时需要该流程范围外的特殊技能。

（3）一些镇静药也有镇痛特性，但大多数没有。

2.7.2 镇静/遗忘

快速起效、半衰期短以及有拮抗剂才是理想的镇静剂。尚无单一的镇静剂具有上述特点，因此，往往需要联合用药以达到平衡的镇静目标。选择药物的种类和剂量时必须要考虑到患者的血管内容量状态以及心脏功能。当存在低血容量或心力衰竭时，镇静容易导致低血压。常用的药物见表2-3。后面会介绍如何处理低血压（第五章和第七章）。

2.7.3 肌松剂

通常情况下，局部麻醉或单独镇静后即可以安全、简便地进行气管插管。因此，在气管内插管前通常不需要肌松剂。显然，在给予肌松剂后操作者仍然不能成功插管，在其他更具经验的医师到达或改变方案确保气道安全或者药物代谢后恢复自主呼吸之前，需要保证有效的面罩辅助通气。因此，短效药物更具优势。下面介绍一下代表性的肌松剂：

（1）琥珀酰胆碱，负荷剂量1～1.5 mg/kg静脉推注，具有起效快速、作用时间短等安全特点。琥珀酰胆碱导致骨骼肌的去极化，可能会发生肌束震颤。如果腹部肌肉震颤剧烈则可能引起呕吐。眼外伤以及高钾血症是琥珀酰胆碱的相对禁忌证（使用该药通常会导致血钾上升0.5～1 mmol/L，而烧伤和挤压伤，上运动神经元损伤或是原发性肌肉病变时会大量释放钾离子）。该药可以引起恶性高热。如果患者非典型胆碱酯酶升高或者假性胆碱酯酶水平降低，该药物的作用时间将明显延长。

表2-3	气管插管的辅助用药①		
药物	剂量	优点	注意事项
芬太尼	0.5~2 μg/kg 静脉推注,每隔数分钟推注一次,滴定评估镇静效果	● 起效迅速 ● 作用时间短 ● 纳洛酮可拮抗	● 快速给药可能导致胸壁僵硬 ● 呼吸抑制 ● 不影响患者意识
咪达唑仑	0.1~0.3 mg/kg 静脉推注,每隔数分钟推注一次,滴定评估镇静效果	● 具有遗忘作用 ● 起效迅速 ● 作用时间短 ● 氟马西尼可拮抗	● 与麻醉药联用时呼吸抑制作用加强 ● 无镇痛作用
依托咪酯	0.1~0.3 mg/kg,单剂静脉推注	● 具有催眠作用 ● 颅脑外伤患者优先考虑 ● 无心血管副作用	● 可能会诱导肌阵挛,包括轻度的牙关紧闭(可在给药前予以50 μg芬太尼) ● 无拮抗剂 ● 一过性肾上腺功能抑制
利多卡因	在喉镜检查前2~3分钟,1~1.5 mg/kg 静脉推注	● 插管时减轻气道反应以及血流动力学波动 ● 在喉镜检查过程中可能降低颅内压	● 由于神经毒性(癫痫)最大剂量不能超过4 mg/kg
氯胺酮	1~4 mg/kg 静脉推注	● 起效迅速 ● 无心血管副作用(严重充血性心力衰竭患者除外) ● 作用时间短	● 可能引起颅内压增高 ● 可能导致出现幻觉 ● 可以考虑使用咪达唑仑0.5~1 mg 静脉推注作为辅助
丙泊酚	1~2 mg/kg 静脉推注	● 起效迅速 ● 作用时间短 ● 具有遗忘作用	● 容量依赖的患者容易出现严重低血压 ● 无镇痛作用 ● 呼吸抑制

注:① 列举了成人气管插管诱导时使用的药物及剂量,不包括后续镇痛与镇静是药物用法。

(2) 维库溴胺,0.1~0.3 mg/kg;罗库溴铵,0.6~1 mg/kg;或者顺阿取库胺,0.1~0.2 mg/kg 静脉推注。上述药物为非去极化药物,不会引起肌颤。此类药物引起的肌肉麻痹速度较慢,但作用时间比琥珀酰胆碱明显延长。

2.7.4　快速诱导插管

　　快速诱导插管是联合使用镇静剂和肌松剂，以利于气管导管插入并降低胃内容物反流误吸风险的插管方法。当误吸风险因素高(例如饱胃、疼痛、胃食管反流)，且通过评估未提示存在困难插管的情况，可以考虑选择快速诱导插管。一旦认为患者插管困难，则不应选择快速诱导插管。

　　因为在给予肌松剂之前没有对是否可以有效的面罩辅助通气进行评估，在气管插管困难或无法实施的情况下，需要采用此前描述的困难气道的处理方法。

2.7.5　颅内压

　　在喉镜检查以及插管的过程中，颅内压可能会升高，对于颅内高压患者具有重要不利影响。静脉推注利多卡因($1 \sim 1.5$ mg/kg)可以缓解颅内压的升高，如果存在颅内病变的患者应该在喉镜检查前给药。

气道管理

关键点

- 评估患者的意识状态、气道保护能力、呼吸驱动、气流受阻情况，以及呼吸做功等情况，以保证合适的呼吸支持非常必要。
- 每个主要操作者必须具备建立并保持气道开放的技能。
- 每个医务人员必须掌握球囊面罩辅助通气这一基本技能，在气管插管前或替代气管插管维持氧和二氧化碳水平。
- 适当的环状软骨压迫可降低胃胀气以及误吸的风险。
- 喉罩及气管食管双腔导管是气管插管不熟练或气管插管失败时有用的辅助工具。
- 有必要在气管插管之前对患者进行困难插管的评估，并以此决定适当的镇痛、镇静、促使遗忘，以及肌松剂的使用。
- 可疑困难插管的处理计划包括：保留自主呼吸、使用可视喉镜、寻找气管插管的替代方式，以及寻求专家的帮助。当插管失败后不能进行有效的面罩辅助通气时，合理使用辅助工具、环状软骨切开术或者经皮气管切开可以挽救生命。

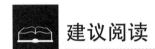

建议阅读

1. American Society of Anesthesiologists Task Force on Management of the Difficult Airway. Practice guidelines for management of the difficult airway: an updated report by the American Society of Anesthesiologists Task Force on Management of the Difficult Airway. *Anesthesiology*, 2013, 118(2):251-270.

2. Barr J, Fraser GL, Puntillo K, et al. Clinical practice guidelines for the management of pain, agitation and delirium in adult patients in the intensive care unit. *Crit Care Med*, 2013, 41(1):263-306.

3. Consilvio C, Kuschner WG, Lighthall GK. The pharmacology of airway management in critical care. *J Intensive Care Med*, 2012, 27(5):298-305.

4. Danks RR, Danks B. Laryngeal mask airway: review of indications and use. *J Emerg Nurs*, 2004, 30:30-35.

5. DeJong A, Molinari N, Conseil M, et al. Video laryngoscopy versus direct laryngoscopy for orotracheal intubation in the intensive care unit: a systematic review and meta-analysis. *Intensive Care Med*, 2014, 40(5):629-639.

6. El-Orbany M, Woehlck HJ. Difficult mask ventilation. *Anesth Analg*, 2009, 109(6): 1870-1880.

7. Ellis DY, Harris T, Zideman D. Cricoid pressure in emergency department rapid sequence tracheal intubations: a risk-benefit analysis. *Ann Emerg Med*, 2007, 50(6):653-665.

8. Galvagno S, Restrepo R. Airway complications and management [video]. Society of Critical Care Medicine. Uploaded Oct 18, 2012. www.sccm.org/Education-Center/ Clinical-Resources/Pages/Mechanical-Ventilation.aspx

9. Hurford WE. The video revolution: a new view of laryngoscopy. *Respir Care*, 2010, 55(8): 1036-1045.

10. Mayglothling J, Duane TM, Gibbs M, et al. Emergency tracheal intubation immediately following traumatic injury: an Eastern Association for the Surgery of Trauma practice management guideline. *J Trauma Acute Care Surg*, 2012, 73(5):S333-S340.

11. Stollings JL, Diedrich DA, Oyen LJ, et al. Rapid-sequence intubation: a review of the process and considerations when choosing medications. *Ann Pharmacother*, 2014, 48(1):62-76.

12. Walz JM, Zayaruzny M, Heard SO. Airway management in critical illness. *Chest*, 2007, 131:608-620.

13. Mehta M, Bhagat M, Song YB, et al. Intubation and airway monitoring. In: Rajaram SS, ed. *Critical Care Procedure Book*. Hauppauge, NY: Nova Publishers, 2015, 89-99.

 相关网址

Society of Critical Care Medicine. http://www.SCCM.org/Guidelines

第三章

心 肺 脑 复 苏

目的

■ 识别心肺复苏的获益人群。

■ 提出复苏过程中任务分配的建议。

■ 讨论心脏呼吸骤停后治疗方面的重要问题。

■ 强调脑保护康复的目标与干预措施，包括低温治疗的应用。

■ 回顾发生于机械通气重症患者的特殊心肺事件。

病例

院内蓝色警报（心脏骤停）响起，你立即赶往报警地点，发现一名42岁女性倒在地面，脉搏消失、呼吸暂停。护士分别给患者供氧，连接心电监护。

– 这时你应该立即采取什么措施？

– 如果你是抢救小组的组长，进一步措施是什么？

– 在复苏中该如何分配任务？

3.1 介绍

院内心脏骤停的迅速应急经常是医疗机构的初级人员、住院医生、护士、医院管理人员或医疗团队其他成员来承担的。美国危重症医学(SCCM)和基础危重症支持治疗(FCCS)学会认识到由美国心脏病协会提供的基础生命支持(BLS)、高级心血管生命支持(ACL)和儿科高级生命支持(PALS)课程的价值,并推荐所有的医疗卫生从业人员应完成这一系列的培训课程。

3.2 伦理问题

3.2.1 复苏人群选择

重症监护病房中心肺复苏和高级生命支持的目的是为了减少可逆性疾病过程中或医源性并发症导致的突然、非预期的死亡。如有可能,应在心脏骤停事件之前经常与患者、家属或决策代理人商讨患者的复苏对策(第十五章)。对于已经使用了最大程度的加强治疗后仍进行性发展的心源性或感染性休克患者来说,发生心脏骤停后,复苏是不大可能获益的。院外心脏骤停并经历了长时间复苏的患者的病死率很高。合并某些其他基础疾病(如肺炎、充血性心力衰竭、肾衰竭、脓毒症等)的患者心脏骤停后存活的几率不大,但并非无可能。尚无足够敏感的指标可以准确预测患者的预后。

> **!** 根据病人的意愿和期望的生存质量,并非所有的心脏骤停患者均接受CPR和高级生命支持。 **!**

3.2.2 支持治疗级别

心肺复苏应按照默认的共识立刻实施,无需等待医生的医嘱,而有限复苏则需要医嘱。不尝试复苏(do-not-attempt-resuscitation, DNAR)的医嘱应在病历中记录并说明理由。这样的指令不会也不应该意味着不治疗,患者及家属不会因为这样的指令而在情感上被放弃,"不复苏"并非"不关心不治疗"。适合患者特殊意愿或病情的适当的复苏计划应由主治医师明确地记录在病历中,并应得到其他医务人员的尊重。复苏过程中造成"缓慢复苏"的错觉是不合适的。无论何种复苏状态,所有患者的疼痛和焦虑都应予以治疗。

> **!** 不复苏不代表不治疗,患者的疼痛、焦虑及呼吸支持治疗,仍需重视。 **!**

3.2.3 医疗记录

患者支持治疗的级别应记录在病历中,以便医护人员清楚地了解在意外心脏呼吸骤停发生时该如何进行治疗。无论患者疾病程度如何,入院时都应讨论可能的复苏手段。医护人员应执行有效的 DNAR 的医嘱。有关患者的预先指示、生前遗嘱、律师权力以及相关的申请也应被记录和尊重。

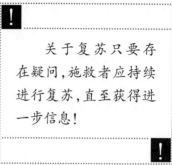
! 关于复苏只要存在疑问,施救者应持续进行复苏,直至获得进一步信息! !

3.3 初始急救

对院内心脏呼吸骤停,施救者一般能获得可用的复苏所需的设备资源。然而通常情况下,一次成功的复苏最重要的是团队成员的配合程度、具备的相关知识、施救者的技能,以及团队成员分配和接受复苏分解职责的能力。

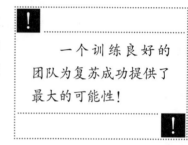
! 一个训练良好的团队为复苏成功提供了最大的可能性! !

3.3.1 现场状态的评估

是否有承担组长职责的合适人选?

■ 如果有,你可以给予哪些辅助?识别自己的能力并提供帮助,做好准备接受即将交付的任务并集中精力完成,同时对其他进行中的复苏治疗保持关注。

■ 如果没有,你可能要承担组长职责,直到一个更合格的组长人选或指定的小组成员到达。

3.3.2 组长职责

进行初始评估及干预,向团队成员分配合适的任务。

(1)评估及初始复苏

① 评估患者的反应性。

② 如患者无反应,再评估患者有无自主呼吸和脉搏。如果没有,则启动急救反应系统,准备自动体外除颤仪(AED)或监护仪/除颤器,并立即开始胸外按压(CPR),按压频率为至少100次/分,成人按压深度至少为5 cm(2英寸),用力快速按压。医务人员/施救者每30次按压应实施2次人工呼吸,每次1秒以上,保证按压通气比为30∶2。人工呼吸时应给予足够的潮气量,能看到胸廓抬高,同时给予能够获得的最大吸入氧浓度。非医务人员施救者可仅实施单纯胸外按压的CPR。

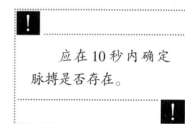
! 应在10秒内确定脉搏是否存在。 !

③ 一旦心电监护(如快速监测电极)提示室颤或无脉性室速应尽快实施除颤。单次电击能量设定应为合适的除颤水平(单相波除颤仪为360 J;双相波除颤仪为200 J)。电击后应立即继续胸部按压,而无需检查脉搏或心律。通常在按压2分钟后再检查心脏节律,但在医院内具有连续心电图

(ECG)监测的情况下,顺序可行调节。

④ 气管插管并机械通气的患者,必须断开与呼吸机的连接,并改为手动球囊通气。

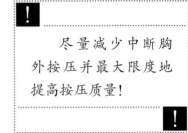
当除颤仪充电时,持续胸外按压。

(2) 团队合作

任何时候都要尽可能地将任务分配给最合适的成员。组长统筹全局,监测心律、直接评估及干预,以及给予药物。在最初被任命的成员不能成功履责时,组长可能需要自己执行这些职责或重新再分配。显然,在复苏人员不充足的情况下,团队成员必须根据优先次序来分配职责。分配的职责应包含以下内容:

① 管理气道(第二章)。建立气道,面罩加压给氧,球囊辅助通气,利用有效的气道辅助工具和(或)进行气管插管,推荐通气不超过8~10次/分,减少胸腔内正压的时间,以保证合适冠状动脉灌注,避免过度通气。

② 胸外按压。组长应指定一个备用人员,按压过程中每2分钟交换一次。证据显示按压频率大于100次/分可使患者获得最大的血流灌注。无进一步呼吸支持手段时,按压与通气的比例为30∶2,成人按压深度至少为5 cm(2英寸),按压间隙保证胸部完全回弹。在进一步呼吸支持建立后,胸外按压将持续进行,设置非同步通气,频率为8~10次/分。备用人员应检查患者的颈动脉或股动脉以监测按压的有效性。一旦人工气道建立,通气有保障,胸外按压只能在电击和检查心律时中断,当出现有节律的心律时才需要检查脉搏。

尽量减少中断胸外按压并最大限度地提高按压质量!

③ 连接心电监护仪。

④ 建立静脉或髓腔内通路,评估静脉给药的初始反应。优先选择较大的外周静脉通路,因其无需中断胸外按压。成人或儿童其他血管通路无法立即开通时,可选择髓腔注射作为临时给药方式(附录4)。

⑤ 按要求给予药物治疗(如抢救车管理、除颤器/起搏器等)。

⑥ 持续记录复苏干预措施并评估患者状态。

⑦ 获取既往诊疗记录和(或)提供相关的患者资料。

⑧ 通知患者的主治医师并告知心肺事件,以获得进一步指导。讨论患者目前的状态、病史、已实施处理措施以及相关问题。

⑨ 从复苏区域移除不必要的设备,并撤离无关人员。

⑩ 通知患者家属并给予情感上的支持。当家属在床边,允许其停留并进行充分解释与情绪上的支持(护士或其他员工应充当此类角色)。

3.4 进一步复苏

一旦成功开始初步响应和任务分配，每个成员应在复苏过程中履行自己的职责。

（1）重要的实验室检查可以协助决策治疗，甚至可能明确心脏骤停的原因。重要数据包括血糖、动脉血气、电解质（钾、离子钙、磷及镁）等的怀疑异常或近期记录的实验室指标可用于经验性治疗，告知实验室复苏进展情况。

（2）当床边有超声时，在心肺复苏期间可使用超声来判断患者是否存在心包填塞，明确心功能、心脏回流情况。在有床旁超声时应采用超声评估。

（3）应回顾患者的病史以及任何可能导致心脏骤停、心律失常或抑制呼吸的药物反应，并立即通知主治医师。

（4）如医师已下达了DNAR或类似的指令，当发生心脏呼吸骤停时不启动复苏程序是合理的，但这需要患者的基本信息或资料来确认。无论何时，对是否复苏存在疑问时，都应当开始并持续进行复苏，直至与主治医师和（或）家属确认。

（5）如何向家属交代心脏呼吸骤停也应该有所不同。复苏期间，一名团队成员应定期向家属交代病情，如征得机构和复苏小组同意，复苏过程中患者家属可以在场，但需慎重考虑及规划。

（6）通常主管护士应尽早做好将患者转至ICU的准备。准备好转运车、急救药品、体外起搏器、便携式监护仪、氧气和其他重要的设备，一旦患者稳定后立即转运。并电话通知ICU可能需要准备的设备（如动脉或中心静脉压力传感器装置、机械通气等）。

3.5 心肺脑复苏过程中的其他注意事项

（1）心脏呼吸骤停期间，维持冠状动脉、大脑和其他器官最佳灌注的方法尚不明确。目前，闭合式胸外按压仍是标准的循环支持手段。间歇式腹部加压CPR、主动式按压-放松CPR（该设备在美国未经批准）在施救人员经技术培训后，可考虑作为替代的方法，胸外按压的机械设备在CPR中使用逐步增加。开胸心脏按压需要有特殊技能的团队尽早实施才能取得最佳预后。立即体外循环能有效地提高复苏成功率，但在大多数医院内无法实施。

（2）尽快恢复大脑及其他器官的灌注，为功能恢复创造条件。心脏骤停后患者轻度低温状态不应积极复温，因为复温将导致氧耗增加及血管张力改变。复苏后建议实施至少24小时的亚低温治疗[32℃~36℃(89.6℉~93.2℉)]以改善神经系统的预后，并降低昏迷患者的病死率（见第六节）。发热患者应及时处理以尽快达到正常体温。癫痫患者必须积极治疗以避免进一步脑损伤。应避免出现高血糖和低血糖，因其和不良的神经预后相关。CPR过程中的其他脑保护措施仍处于进一步研究中。

（3）心脏骤停复苏中和复苏后建议进行呼气末二氧化碳的监测，包括定量监测及波形监测。呼气末二氧化碳数值迅速上升，往往是恢复自主循环（ROSC）最早期的指标。目标为维持呼气末二氧化碳分压在正常范围（PCO_2 38~42 mmHg）。

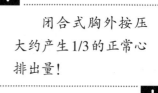

! 闭合式胸外按压大约产生1/3的正常心排出量！ !

3.6 目标性体温管理

目标性体温管理(TTM)或治疗性低温是心肺脑复苏过程中一个重要的组成部分。大脑及其他器官灌注的早期恢复是功能恢复的必要条件。避免心脏骤停后高热是非常重要的。对于ROSC后仍持续昏迷的患者，建议TTM中心温度维持在89.6°F-96.8°F(32℃～36℃)至少24小时(图3-1)。TTM能改善室颤及无脉性心室过速所致院外的心脏骤停患者的病死率神经系统预后，尽管目前缺乏肯定的证据，但对于不可能电复律及院外心脏呼吸骤停者，TTM被认为可改善心脏呼吸骤停的高致死及致残率。在亚低温中应根据患者病情适当调节亚低温的目标体温，以避免过度低温带来的副作用。一组心脏骤停后昏迷患者存活的低温策略见表(表3-1)。

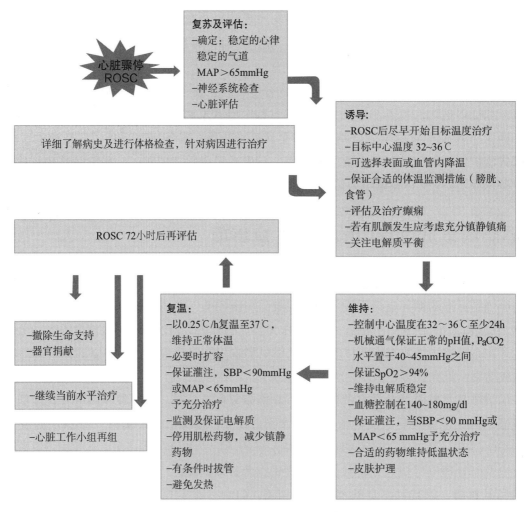

图3-1 目标性温度管理流程①

缩写:ROSC,自主循环恢复;TTM,目标性体温管理;MAP,平均动脉压;SBP,收缩压。

注:转载自 Lippincott,Williams & Wilkins. Seder DB, Van der Kloot TE. Methods of cooling: Practical aspects of therapeutic temperature management. Crit Care Med, 2009, 37: S211-S222.

表3-1	目标性体温管理的适应证

应考虑低温治疗的患者

- 院外可能由于心源性因素而心脏骤停、成功复苏后但仍持续昏迷的成年患者(如自主循环恢复后、尚未实施低温治疗之前,格拉斯哥昏迷评分<8分和/或不能执行指令);院内心脏骤停的存活者也可能受益。
- 室颤、无脉性室速的患者;心脏停搏、无脉性电活动的患者可能受益。
- 血流动力学不稳定患者可用。

不宜低温治疗的患者

- 疾病终末期,加强治疗不能使其获益。
- 活动性无法压迫的出血患者,但体温管理 < 36℃是合理的。

心脏骤停后何时开始TTM并没有特定的时间限制,一般建议在心跳骤停复苏后仍持续昏迷状态时,应尽快开始低温诱导。尽管应该尽快达到目标温度,但不应因为低温治疗延迟挽救生命的心脏操作治疗。复温过程中主动的温度调节优于被动调节,应避免出现复温后发热,复温过程应缓慢进行并维持12小时或以上。

TTM最可能发生的不良反应是凝血功能障碍及感染风险增加。同时存在发生心律失常及高血糖可能。

3.6.1 体温管理设备

侵入性和外用降温设备均可用于TTM,尚无证据表明哪一种方法更好。在没有特殊温度管理设备的情况下,使用冰生理盐水输注和冰袋外敷也是有效的方法,但应避免过度输注生理盐水引起的高容量状态。

3.6.2 TTM对器官的潜在影响

将低温治疗的温度提升到接近36℃,会减少低温的不良影响。

- 神经系统:寒战
- 心脏:心律失常
- 肾脏:多尿、钾转移
- 肝脏:凝血功能障碍
- 皮肤:冻疮
- 药物代谢改变

3.6.3 镇静镇痛治疗

TTM过程中镇静镇痛策略尚无明确的定论。治疗性低温时药代动力学和药效学可能发生改变。应密切关注肌颤的发生，如常规治疗无效，必要时可使用神经阻滞剂。

3.7 呼吸骤停

 病例

你被派至床边会诊，一位气管插管患者突发低氧血症，伴有心动过缓，当你赶到时，患者脉搏为30次/分，指脉氧仅为62%。

– 导致患者出现病情恶化的可能原因是什么?

– 应当采取哪些措施改善患者的呼吸状态?

3.7.1 非气管插管患者呼吸骤停

（1）即时抢救措施

非气管插管患者发生呼吸骤停是最常见的严重事件之一。这些患者的病因通常是心脏停搏或无脉电活动(PEA)，也可以是室颤。首位施救者应立即实施基础生命支持，包括球囊面罩通气。早期气管插管可最有效的改善通气与氧合，也可用纯氧进行球囊面罩通气，直至有插管经验的施救者到达，而不是做长时间的、失败的插管尝试。

（2）评估患者

许多情况下，仔细评估生命体征包括脉氧饱和度、呼吸做功情况等就能够发现呼吸异常情况。当呼吸急促逐渐发展至呼吸浅慢、反常腹式呼吸，出现进行性加重的意识障碍时可能预示着即将出现呼吸骤停。无创呼吸监测能够识别哪些患者处于失代偿状态。常规血气分析正常不能排除需要机械通气的可能，因为一旦发生呼吸肌疲劳可突然出现失代偿状态。此外，某些急性疾病(如哮喘、肺栓塞)会引起呼吸急促，这种情况下PCO_2正常预示着严重的呼吸衰竭或呼吸肌疲劳。

3.7.2 特殊管理

（1）机械通气患者心脏骤停

如果正在进行机械通气的患者发生心脏骤停，必须考虑一些机械通气相关的并发症，尤其是最初为心动过缓或停搏的患者。可能的原因包括张力性气胸、呼吸机故障、气管导管与呼吸机连接断开、气管插管移位或阻塞等。应立即将患者与呼吸机连接断开，予以纯氧球囊辅助通气，再采取进一步措施。如果出现气道阻力增加，应松开气管导管固定装置并检查导管有无扭折，看吸引管能否通过导管。推荐呼气末二氧化碳监测作为确认导管位置的辅助评估手段。如导管位置和通畅性存在问题，则应拔除气管导管，并使用球囊面罩给予充分的通气和氧合后重新气管插管。气道阻力增加还应考虑到张力性气胸的可能，在心脏骤停时，无足够时间拍摄胸片证实这种可能，如呼吸音消失或闻及皮下捻发音，应立即在锁骨中线第二肋间胸腔穿刺进行减压。

（2）张力性气胸

张力性气胸患者通常合并低血压和(或)伴有窄 QRS 波心动过速的 PEA，体格检查可发现颈静脉怒张及同侧呼吸音减低，肺部叩诊鼓音或触及皮下气肿。机械通气患者可出现潮气量正常但气道压力升高，并出现气道高压报警。球囊面罩通气时阻力也会增加。对于严重低血压、PEA 的患者，临床表现符合张力性气胸，应立即处理而无需等待胸片进一步证实。在患侧前胸壁锁骨中线第二肋间无菌穿刺放置 16G 或 18G 导管针(婴儿可使用 23G 蝴蝶针)进行减压。快速排气后胸腔压力降低，脉搏恢复，球囊通气或机械通气可监测到气道压力下降。所有胸腔穿刺后必须进行标准的胸腔闭式引流术，因为穿刺过程可能导致：① 暂时缓解张力性气胸；② 如之前气胸诊断是错误的，将导致新的气胸；③ 如穿刺不能降低胸膜腔压力，患者病情则无缓解。气管导管阻塞(由于患者咬管或分泌物积聚)可出现类似的表现，但通常不会导致严重的低血压或 PEA。

3.8　重症监护病房的高级生命支持

3.8.1　常见问题

为了对重要事件如心脏呼吸骤停有所准备，医务人员应当清楚重症监护病房患者的既往病史与目前状态。在查房时应关注患者的每一个异常检查结果，例如电解质异常等。另外，既往病史及发病过程也能为潜在事件的病因提供线索。例如，一名机械通气患者已知存在肺大疱，当突然发生 PEA 时，即应高度怀疑由于肺大疱破裂继发产生的张力性气胸。值班人员每次值班开始后应巡查病房，以便更清楚地了解每个患者是否需要复苏或者需要进行何种程度的复苏。

3.8.2　重点关注

气道管理以及维持通气氧合对于 ICU 急性呼吸困难患者来说是极为重要的。可以通过体格检查以及呼气末 CO_2 监测(已插管患者)来评估患者的通气氧合是否充分。机械通气患者发生心脏骤停时应立即将呼吸机断开，并以纯氧给予球囊辅助通气。尚未插管的患者应尽早进行气管插管，并通过体格检查、胸片、呼气末 CO_2 监测来确认导管位置。如已放置动脉导管，可通过观察动脉波形或者检查大动脉搏动来确认脉搏。应按照 ACLS 指南的推荐意见实施胸外按压，室颤患者应尽快除颤。

心肺脑复苏

- 患者的复苏情况应与病历中记载相一致。
- 复苏团队所有成员应熟悉心肺复苏的推荐意见。
- 复苏团队组长必须有效地分配具体职责并监督整个复苏的进程。
- 复苏团队成员必须尽力完成交付的任务。
- 最佳的胸外按压应确保频率至少100次/分，每2分钟更换按压者，电击前后持续按压，并尽量减少中断。
- 机械通气患者发生心脏骤停，尤其是开始时表现为心动过缓或停搏的，应想到可能与机械通气相关。
- 低血压和(或)PEA的患者，如果临床表现符合张力性气胸，应立即实施胸腔穿刺术，而非等拍胸片确认。
- 危重患者或存在危险因素的患者应密切监测生命体征的早期变化，并给予适当的干预措施，避免发生心脏呼吸骤停。
- TTM与改善心脏呼吸骤停患者病死率及神经系统预后相关。

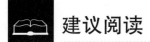

建议阅读

1. Abella BS, Alvarado JP, Myklebust H, et al. Quality of cardiopulmonary resuscitation during in-hospital cardiac arrest. *JAMA*, 2005, 293:305-310.

2. Bernard SA, Gray TW, Buist MD, et al. Treatment of comatose survivors of out-of hospital cardiac arrest with induced hypothermia. *N Engl J Med*, 2002, 346:557-563.

3. Holzer M. Targeted temperature management for comatose survivors of cardiac arrest. *N Engl J Med*, 2010, 363:1256-1264.

4. Holzer M, Bernard SA, Hachimi-Idrissi S, et al. Hypothermia for neuroprotection after cardiac arrest: Systematic review and individual patient data meta-analysis. *Crit Care Med*, 2005, 33:414-418.

5. Kellum MJ, Kennedy KW, Barney R, et al. Cardiocerebral resuscitation improves neurologically intact survival of patients with out-of-hospital cardiac arrest. *Ann Emerg Med*, 2008, 52:244-252.

6. Nadkarni VM, Larkin GL, Peberdy MA, et al. First documented rhythm and clinical outcome from in-hospital cardiac arrest among children and adults. *JAMA*, 2006, 295: 50-57.

7. Nolan JP, Soar J, Zideman DA, et al. European Resuscitation Council Guidelines for Resuscitation 2010 Section 1. Executive summary. *Resuscitation*, 2010, 81:1219-1276.

8. Nunnally ME, Jaeschke R, Belligan GJ, et al. Targeted temperature management in critical care: A report and recommendations from five professional societies. *Crit Care Med*, 2011, 39:1113-1125.

9. Seder DB, Van der Kloot TE. Methods of cooling: Practical aspects of therapeutic temperature management. *Crit Care Med*, 2009, 37:S211–S222.

10. Hazinski MF, Nolan JP, Aickin R, et al. Part 1: Executive Summary: 2015 International Consensus on Cardiopulmonary Resuscitation and Emergency Cardiovascular Care Science with Treatment Recommendations. *Circulation*, 2015, 132:S2-S39.

11. Jabre P, Belpomme V, Azoulay E, et al. Family presence during cardiopulmonary resuscitation. *N Engl J Med*, 2013, 368:1008-1018.

12. Nielsen N, Wetterslev J, Cronberg T, et al. Targeted temperature management at 33°C versus 36°C after cardiac arrest. *N Engl J Med*, 2013, 369:2197-2206.

💻 相关网址

1. Society of Critical Care Medicine. http://www.SCCM.org.

2. American Heart Association. http://www.americanheart.org.

3. *Circulation.* http://www.circulationaha.org.

4. European Resuscitation Council. http://www.erc.edu.

第四章

急 性 呼 吸 衰 竭 的 诊 断 和 治 疗

✓ 目的

■ 急性呼吸衰竭的诊断和分类。

■ 急性呼吸衰竭的病理生理和临床表现。

■ 阐述急性呼吸衰竭的氧疗策略。

📁 病例

一位75岁的男性患者被女儿送到急诊室，主诉为进行性夜间呼吸困难，既往有长期吸烟史、慢性肺部疾病，平素治疗依从性差。该患者目前神志清醒、易激惹、中度呼吸困难，吸气和呼气见辅助呼吸肌活动，呼吸频率30次/分，听诊可闻及呼气相喘鸣。请你对该患者进行评估和初始治疗。

- 评估患者病情严重程度，需要进行哪些检查?

- 选择哪种氧疗装置进行氧疗?

- 采用哪些药物进行初始治疗?

4.1 前言

急性呼吸衰竭(acute respiratory failure, ARF)是需要入住 ICU 的常见疾病。急性呼吸衰竭的定义是呼吸功能障碍导致外呼吸功能不能满足机体氧合、通气和代谢的需要。呼吸系统涉及两个重要功能:清除二氧化碳和维持动脉血氧合。呼吸衰竭可分为三类:低氧血症型、高碳酸血症型和低氧伴有高碳酸血症。低氧血症型呼吸衰竭定义为吸空气时 $PaO_2 \leqslant 50 \sim 60$ mmHg($\leqslant 6.7 \sim 8$ kPa),或存在氧合指数异常(见本章第三部分),氧分压的下降需要除外心内右向左分流。高碳酸血症型呼吸衰竭定义为 $PaCO_2 \geqslant 50$ mmHg($\geqslant 6.7$ kPa),需要排除代谢性碱中毒引起的呼吸代偿。混合型呼吸衰竭兼有高碳酸血症和低氧血症,是危重患者中常见的呼吸衰竭类型。一旦肾脏开始出现代偿导致碳酸氢根增加应考虑呼吸衰竭是慢性的,常常在几天内持续高碳酸血症导致呼吸性酸中毒。慢性肺疾病患者常常出现慢性呼吸功能不全的急性加重。呼吸衰竭可分为急性或慢性呼吸衰竭,根据持续时间和代偿能力而定。急性呼吸衰竭可发生于没有肺部疾病病史的患者,也可以表现为慢性呼吸功能不全的急性加重。在这种情况下如何区分慢性呼吸衰竭的急性加重成分取决于呼吸性酸中毒的程度是否和 $PaCO_2$ 匹配、患者基础氧合需求、$PaCO_2$ 水平和碳酸氢根水平。

4.2 急性呼吸衰竭的病因

ARF 的临床发病原因多种多样。呼吸衰竭可由于原发性肺损害导致也可能由其他肺外或全身性疾病引起,表4-1概括了急性呼吸衰竭的病因。中枢神经系统、神经肌肉系统、呼吸道、肺实质和心血管系统的异常均可导致 ARF。

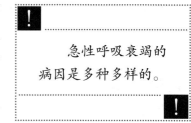

!
急性呼吸衰竭的病因是多种多样的。
!

低氧血症型呼吸衰竭常见于重症肺炎、急性肺损伤或急性肺水肿。这些疾病损害了呼吸系统功能而影响肺毛细血管血液的氧合。高碳酸血症型呼吸衰竭见于严重的气流阻塞、中枢性呼吸衰竭或神经肌肉性呼吸衰竭。高碳酸血症通常是因为通气量不足,不能有效地清除 CO_2 所致。

表4-1	呼吸衰竭常见原因	
氧供异常(低氧型呼吸衰竭)		
下呼吸道和肺实质		
肿瘤	创伤	其他
感染	肺挫伤	支气管痉挛
病毒	肺裂伤	心衰
细菌		急性呼吸窘迫综合征
真菌		肺间质疾病
支原体		肺不张
其他		囊性纤维化

表4-1	呼吸衰竭常见原因

二氧化碳排出障碍(高碳酸型呼吸衰竭)		
中枢		
药物	代谢	感染
鸦片类	低钠血症	脑膜炎
苯二氮䓬类	低钙血症	脑炎
丙泊酚	碱中毒	脓肿
巴比妥类	黏液水肿	脊髓灰质炎
全麻药物	肿瘤	西尼罗河骨髓炎
毒物	颅内压增高	其他
		中枢性肺泡低通气
		肺换气不足
		中枢性睡眠呼吸暂停
神经和肌肉		
创伤	代谢	其他
脊髓损伤	低钾血症、高钾血症	运动神经元病
膈肌损伤	低磷血症	重症肌无力
药物/毒物	低镁血症	多发性硬化
神经肌肉阻滞剂	肿瘤	肌营养不良
氨基糖苷类抗生素	感染	肉毒素中毒
砒霜	破伤风	
士的宁	西尼罗河骨髓炎	
肉毒素		
上呼吸道		
组织增生	感染	其他
扁桃体和腺样体异常增生	会厌炎	双侧声带麻痹
恶性肿瘤	喉气管炎	喉水肿
息肉	创伤	气管软化
甲状腺肿		环状软骨炎
		阻塞性呼吸睡眠暂停综合征
胸廓和胸腔		
创伤	其他	
肋骨骨折	脊柱后侧凸	纤维胸
连枷胸	硬皮病	仰卧位
烧伤焦痂	脊椎炎	肥胖
	气胸	疼痛
	胸腔积液	腹水

ICU内常见导致ARF的原因如下：

① 以黏稠脓性痰和支气管痉挛为特征的慢性阻塞性肺病（chronic obstructive pulmonary disease, COPD）急性加重导致的呼吸衰竭，通常兼有低氧血症型和高碳酸血症型呼吸衰竭（混合型呼吸衰竭）。

② 肺炎常常表现为低氧型呼吸衰竭，但也可表现为高碳酸血症型呼吸衰竭，特别是在有COPD等其他基础疾病时。

③ 急性呼吸窘迫综合征（acute respiratory distress syndrome, ARDS）是由肺或肺外损伤或疾病引起的全身性炎症反应所致的临床综合征，主要表现为低氧型呼吸衰竭，是肺泡内渗出肺泡塌陷导致肺内分流增加所致。

④ 创伤性颅脑损伤主要表现为高碳酸血症型呼吸衰竭，但存在误吸、肺挫伤、神经源性肺水肿或慢性肺部疾病时也可并发低氧性呼吸衰竭。

⑤ 中枢神经系统抑制药物过量，如苯二氮䓬类药物、阿片类药物、苯巴比妥类等，表现为低通气和急性高碳酸血症性呼吸衰竭。

⑥ 失代偿性充血性心力衰竭主要表现为低氧型呼吸衰竭（继发于肺泡内渗出和肺内分流增加），但病情明显恶化或存在肺部疾病时也可并发高碳酸血症型呼吸衰竭。

4.3 急性呼吸衰竭的病理生理

4.3.1 低氧血症

低氧型呼吸衰竭最常见的基本病理生理改变是肺泡通气血流（V̇/Q̇）比例失调（图4-1）。通气血流比例失调如果是由于通气相对于血流减少，为通气血流比例过低。

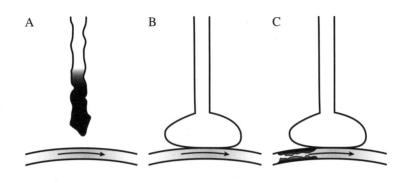

图4-1 肺通气血流比例

注：A，最严重的通气血流比例失调，肺泡完全塌陷，有血流灌注但无通气导致分流和低氧血症。
B，正常肺组织通气血流匹配
C，通气血流比例失调的另一种严重情况，有良好的通气但无血流导致死腔样通气效应。

根据血红蛋白氧离曲线(第六章，图6-1)，$\dot{V}/\dot{Q}$ 比例正常对于血液氧合比二氧化碳的清除更为重要(详见本章第四节)。由于氧分压在 60 mmHg 时血氧饱和度在 90% 左右，因此 $\dot{V}/\dot{Q}$ 比例较高能提供较高 PaO_2 的肺区域不能抵消 $\dot{V}/\dot{Q}$ 比例低（提供低 PaO_2）的肺区域。来自正常肺组织的氧合充分的血液被来自异常肺组织的氧合不充分的血液混合稀释，导致全身性低氧血症。这种通气血流比例失调导致的低氧血症通常比较容易由氧疗纠正。

引起远端气道进行性阻塞、肺泡内渗出或不张(如肺炎、误吸、肺水肿)的疾病进展导致远端气道供毛细血管气体交换的气体含量减少。虽然低氧会导致肺血管收缩，流经这些异常肺单位的血流也减少，但通常不如氧气减少得那么多，使得更多的未氧合血流返回左心。

通气血流比例失调最极端的情况就是分流，肺内没有通气，仅有血流，导致弥漫性肺泡内液体渗出的疾病(如ARDS)，由于分流导致难治性低氧血症。治疗通气血流比例失调引起的低氧血症首先应该针对病因进行治疗，如治疗感染、通畅阻塞的气道、复张膨胀不全的肺泡和防止肺泡再次塌陷闭合。在导致通气血流比例失调的原发疾病得到治疗之前采用氧疗或机械通气进行呼吸支持是主要的治疗手段。

另外，低氧血症较少见的原因包括：
- 由于肺泡间质水肿、炎症、纤维化等引起肺泡毛细血管膜弥散功能障碍；
- 肺泡低通气；
- 高海拔伴吸入气氧分压过低；

由于氧气通过肺泡毛细血管膜主要是受灌注影响而不是弥散影响，因此弥散障碍很少是低氧血症的主要原因；但是当患者出现心输出量增加和心动过速时，由于流经肺泡毛细血管的时间减少弥散可能成为氧气交换的影响因素。弥散功能障碍的处理除了维持合适的循环容量之外，包括治疗引起肺间质病变的原因(如心源性肺水肿的利尿处理、炎症性病变的糖皮质激素应用)。确保足够的通气量来纠正单纯由于低通气引起的低氧血症。高海拔是急性低氧血症少见的原因。在寻找和纠正低氧血症原因的同时，作为代偿性的治疗策略，增加吸入氧浓度可以改善氧合。

很多种方法可以定量评估低氧血症的程度，并有与不同医疗人员之间进行比较交流的指标。P：F比值(PaO_2用 mmHg 表示，F_iO_2 是吸入氧浓度分数)是常用的定量评估患者低氧血症程度的指标。氧合指数需要精确监测 F_iO_2，这对于没有气管插管的患者相对困难。计算 P：F 的比值是评估和监测患者低氧血症程度的简单方法。正常的 P：F 比值波动在 300～500 mmHg，低于 300 mmHg 表示气体交换异常，低于 200 mmHg 表示严重的低氧血症。然而，必须认识到 PaO_2 甚至氧合指数可能受到呼气末正压应用和其他肺复张操作的影响，因此，同一患者即使有相同的 F_iO_2，不同情况下可能测得不同的氧合指数。

> **!** P：F比值可用于评估患者低氧血症程度变化趋势和评估调整机械通气设置 **!**

4.3.2 高碳酸血症

高碳酸血症型呼吸衰竭由二氧化碳生成量(V_{CO_2})过多或有效肺泡通气明显减少造成。

肺泡分钟通气量(V_A)由潮气里(V_T)和呼吸频率(f)决定。V_D指死腔。

$$V_A=(V_T-V_D)f$$

高碳酸血症可由低潮气量或低呼吸频率导致,常常发生在药物过量、麻醉、延髓呼吸中枢抑制和疲劳等情况。正常情况下$PaCO_2$升高增加呼吸驱动力。因此,高碳酸血症型呼吸衰竭提示患者不能维持分钟通气量(呼吸频率[f]×潮气量[V_T])。

> **!** 吸气负压和用力肺活量恶化越迅速,气管插管和机械通气的阈值就应越低。 **!**

潮气量或呼吸频率减少的处理包括逆转镇静或其他药物的作用、气管插管/机械通气来缓解呼吸肌疲劳、营养支持、使用呼吸兴奋剂和处理其他可能的原因。呼吸力学的测量如最大吸气负压和用力肺活量(FVC),可以在气管内插管和机械通气时监测病情变化和提供有用的信息,尤其是神经肌肉疾病,如重症肌无力和古兰-巴雷综合征。反复多次测量的有效性明显高于单次测量。吸气负压低于−20cmH₂O至−25 cmH₂O或FVC < 10 ml/kg,或两者兼而有之,提示患者呼吸功能已经受到了严重损害,需要气管内插管和机械通气支持。

生理死腔增加也可以产生高碳酸血症,这是另一种类型的通气比例失调,见图4-1。虽然气道内的气流流量足够,但流经的血流绝对或相对减少,CO_2没有机会从肺循环中弥散到肺泡内,使富含CO_2的血流返回左心房。死腔样通气增加可能由于各种原因产生呼吸肌疲劳,导致浅快呼吸。死腔通气的增加也可见于低血容量、肺栓塞、低心排,或当局部气道压高于局部肺血流产生的肺泡灌注压导致局部区域的肺血流量减少。

减少死腔措施包括降低机械通气患者气道峰值压或气道平台压,适当增加血管内容量和改善心输出量,处理导致肺血流量减少的原因。死腔增大导致的高碳酸血症,可以通过调整机械通气参数提高分钟通气量代偿,同时寻找导致高碳酸血症的原因并进行纠正。由于CO_2在血液中的溶解度很高,CO_2很少发生弥散障碍。CO_2生成量增加也可能导致和加重高碳酸血症,如摄入过多的高糖类、高热量饮食或非常高的分解代谢状态(如烧伤、甲亢、持续发热)。

4.3.3 混合型呼吸衰竭

呼吸衰竭患者病程中常常同时出现两类ARF的病理生理特征。理解ARF的基本病理生理改变对于确定下一步治疗方案来说非常必要。几种相关的疾病过程常常相互结合、协同促进混合型呼吸衰竭的发生。例如,具有慢性肺部疾病和大量死腔通气的患者常合并心衰,就会加剧通气血流比例失调和导致低氧血症恶化。

4.4 急性呼吸衰竭的临床和检查

4.4.1 呼吸困难的临床表现

呼吸困难的临床表现一般包括低氧血症、高碳酸血症或两者均有的临床症状和体征。这些临床表现包括：

- 精神状态改变，从易激惹到嗜睡状态。
- 呼吸功增加的临床表现，如婴儿出现鼻翼扇动、动用呼吸辅助肌、肋间/胸骨上/锁骨上肌肉收缩、呼吸急促、喘息、矛盾呼吸或呼吸不协调(图4-2)。
- 呼吸减慢。
- 黏膜(如舌、口唇)或甲床发绀。
- 出汗、心动过速、高血压或儿茶酚胺过量释放的其他表现。

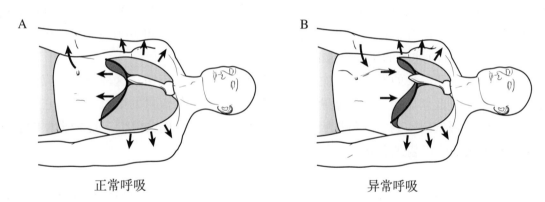

正常呼吸   异常呼吸

图4-2　正常呼吸和异常呼吸

注：A.正常呼吸运动膈肌向下运动时腹壁向外运动；
　　B.呼吸肌疲劳时,膈肌力量松弛,吸气期膈肌上移导致腹壁向内运动。

4.4.2 实验室检查

通过测量氧合血红蛋白饱和度(见第六章)，经皮脉搏氧饱和度仪能够快速地评估呼吸困难患者的氧合，但它不能用于评估是否存在高碳酸血症。动脉血气分析常用于重症患者呼吸衰竭的评估，可监测气体交换的两个主要指标，PaO_2 和 $PaCO_2$，另外还可测定 pH。其他检测如血电解质、红细胞压积和血药浓度可以帮助鉴别导致 ARF 的病因。胸片联合这些实验室检查评估导致 ARF 的病理生理改变具有非常大的价值。

4.5 急性呼吸衰竭的处理

4.5.1 氧疗

绝大多数ARF患者需要进行氧疗。氧气通过弥散作用从肺泡穿过肺泡毛细血管膜进入毛细血管血液内，氧气弥散的驱动力来自P_AO_2和肺泡毛细血管PaO_2之间的氧分压梯度差。氧疗能明显地提高大多数的ARF患者P_AO_2，增加了跨肺泡毛细血管膜的氧分压差，从而提高PaO_2。

> **!**
> 氧疗在低氧血症的原发病因诊治过程中可考虑作为临时纠正低氧的治疗措施。
> **!**

临床可采用多种氧疗装置进行氧疗(图4-3)。氧疗装置的有效性与其能否输送高流量氧，以及提供的流速能否与患者自主吸气流速需求相匹配来判定。氧疗装置的最大流量与患者吸气流速的匹配性决定了开放系统氧疗装置中室内空气被吸入的量。被吸入的室内空气($F_iO_2=0.21$)将稀释(减少)氧疗装置提供的F_iO_2，同样也影响患者气管内F_iO_2，继而影响P_AO_2，均明显低于氧供装置所输送的F_iO_2和氧分压。氧疗系统通常分为高浓度氧疗(能够输送100%氧气)、控制性氧疗(可设置给氧浓度)、低浓度氧疗。同样氧疗装置也可分为高流量、中等流量、低流量给氧，反映预设F_iO_2水平的流量输送能力。

例如，呼吸急促和深快的患者每一次呼吸时都有很高的吸气流速。这种情况下应用鼻导管给氧就不能很好地改善低氧血症，因为鼻导管给氧是一种低浓度低流量的给氧方式，它不能满足病人的高吸气流速。吸气时室内空气将被吸入氧疗装置，气管内F_iO_2会降低。这种类型的患者应该选择高浓度高流量的氧疗装置系统。

A. 文丘里面罩

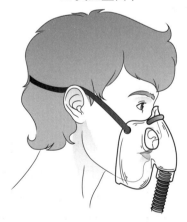

- 输送湿润的氧气(可以添加气溶胶配器)
- 可以设定吸入氧浓度
- 低浓度=24%, 26%, 28%, 31%
- 高浓度=35%, 40%, 50%

B. 高流量鼻导管系统

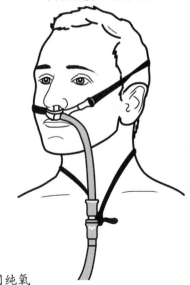

- 使用纯氧
- 流速<60L/min

C. 非重呼吸面罩

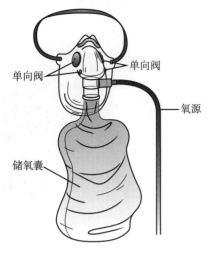

单向阀　　单向阀

氧源

储氧囊

- 输送非湿润的氧气
- 应用于紧急供氧
- 氧气浓度范围60%~100%
- 储氧囊提供100%吸入氧浓度，让室内空气的稀释最小化
- 活瓣使室内空气的混入（能够稀释氧浓度）最小化
- 能够通过患者通气模式调整流速，保持储气囊充盈

D. 简单型氧气面罩

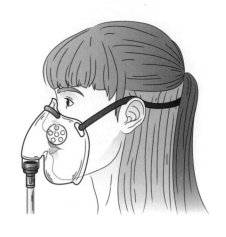

- 输送湿润的氧气
- 最低流速6L/min（可以清除面罩中呼出的CO_2）
- 大致的氧气浓度：
  6L =40%; 7L =50%; 8L =60%

E. 雾化面罩

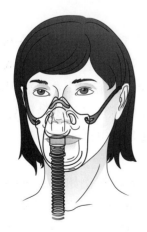

- 输送冷的、雾化的氧气或空气
- 氧浓度由氧气表调节
- 最高氧浓度为40%~60%
- 最低流速8L/min

F. 气管切开面罩

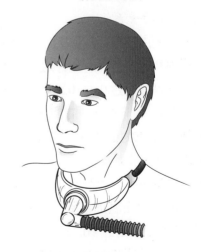

- 输送加热雾化的氧气或空气
- 氧浓度由标度盘或是混合器调节
- 最高氧浓度40%~60%
- 最低流速8L/min

G. 鼻导管   H. 面罩吸入器

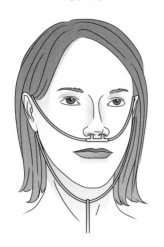
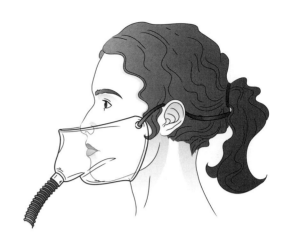

- 输送湿化的氧气
- 必须保证鼻腔通畅
- 混合器调节：氧浓度由标度盘调节；
  1~2L的流速可用于小儿持续气道正压通气
- 墙上调节：氧浓度由流速调节
- 估计氧浓度（如呼吸频率和潮气量正常）
  成人
  1L = 24%, 2L = 28%, 3L = 32%
  4L = 36%, 5L = 40%, 6L = 44%

- 输送冷的、雾化的氧气或空气
- 宽松的置于下颚，增加患者舒适度，方便患者言语等
- 通过氧气表调节氧气浓度（浓度不稳定）
- 最高氧气浓度40%~50%
- 最低流速8L/min

图4-3 氧气输送装置

（1）低流量鼻导管系统

将鼻导管鼻孔塞置入鼻孔内，通过鼻导管输送100%的氧气，氧气的流速在0.5~5 L/min之间。到达气管内F_iO_2与患者的分钟通气量和潮气量有关，因此不能精确控制吸入气的F_iO_2，但气管内最高的F_iO_2不可能超过0.4~0.5(40%~50%)。提高吸氧流量不能有效提高气管内F_iO_2水平，但气流过大会使鼻腔黏膜变干并有明显刺激作用。鼻导管给氧是低流量低浓度给氧装置，但对于不需要精确控制吸入氧浓度的ARF患者，鼻导管给氧是舒适、耐受性好的氧疗措施。

（2）高流量鼻导管系统

相比较于低流量鼻导管吸氧，高流量鼻导管系统可通过特殊装置(例如, Vapotherm®, Optiflow™)输送高达60 L/min的加温加湿氧气。在舒适性方面，这些高流量鼻导管给氧装置明显优于面罩。也可以提供高吸入氧浓度（0.32~1.0）和高分钟通气量的高流速气体，以满足患者高吸气要求，减少空气的稀释。这些装置产生难以准确测定的呼吸末正压(PEEP)，有可能产生气压伤。

（3）文丘里面罩

混合吸入空气的面罩(也称为Venturi masks,文丘里面罩)通过喷射-混合装置增加氧气流速并控制性地混合空气进入输送面罩。通过调整或更换不同大小的喷射孔和调节氧输送流量，高流量

时气管内 F_iO_2 可被精确地控制在 0.24 ~ 0.5(24% ~ 50%)。这种面罩是高流量可控制吸入氧浓度的给氧装置。

（4）雾化面罩

常用的雾化面罩可进行多种氧浓度和中等气流量的结合。这种有很大侧孔的面罩与雾化器的管道相连，通过雾化器将100%氧气雾化和室内空气混合得到预设的 F_iO_2 水平。观察患者的自主呼吸可以评估雾化面罩的流速是否和患者的呼吸匹配。如果面罩内的气雾在吸气相完全消失，说明患者的吸气需求超过了雾化器输送的气体流速，吸入气体中混合了空气的成分。雾化面罩是一种可变氧浓度中等气流量的氧疗装置。

（5）储气囊面罩

储气囊面罩是储氧袋与面罩的结合，是一种高浓度高流量的氧疗装置。储气囊充满100%的氧气。调节氧流量可使储气囊在整个呼吸周期完全或部分的充盈。应用储气囊面罩可使没有气管插管患者氧气输送最大化，但 F_iO_2 很少会超过 0.6 ~ 0.9。储气囊面罩是高浓度高流量的氧疗装置。

（6）复苏球囊面罩

通常不把复苏球囊面罩当做一种氧疗装置，但复苏球囊面罩常常和其他的急救设备集中放置，极易获取。当面罩贴紧患者面部时，室内空气就不太可能进入面罩。维持高流速氧气（≥15 L/min）就可达到高浓度给氧，不必挤压复苏球囊来供氧。复苏球囊面罩是高浓度高流量的氧疗装置。

> **!** 储气囊面罩常用于严重低氧血症患者改善氧合，直到完成进一步的评估和治疗。**!**

4.5.2　药物

导致 ARF 的众多疾病均可产生相似的解剖和生理紊乱，包括支气管炎症、黏膜水肿、平滑肌收缩、增加黏液分泌和黏度。所有这些病变均会导致气道阻塞、增加气道阻力、加剧通气血流比例失调和增加死腔量。目前有些药物用于急性呼吸衰竭的治疗，可直接改善分流或减少死腔通气。

（1）β_2-受体激动剂

吸入 β_2-受体激动剂对于继发于不同病因的 ARF 患者都是重要的治疗措施。激动 β_2-肾上腺能受体引起支气管和血管平滑肌松弛。这些药物常规给药方式是通过定量吸入装置（MDI）、间歇或持续的雾化给药（表4-2）。气道阻塞非常严重的罕见患者可同时应用吸入和皮下注射 β_2-受体激动剂。吸入长效 β_2-受体激动剂对急性呼吸功能急剧恶化并没有显著作用。外消旋型肾上腺素雾化剂是儿童喉气管支气管炎或成人喉头水肿引起上呼吸道梗阻的常规治疗措施。

（2）抗胆碱能药物

异丙托溴铵与乙酰胆碱竞争支气管上的受体位点，导致支气管平滑肌松弛。这类药物可通过MDI或雾化给药（表4-2）。异丙托溴铵比 β_2-受体激动剂起效慢，但对COPD患者的支气管平滑肌松弛作用较哮喘更持久。异丙托溴铵与沙丁胺醇联用对30%的哮喘患者具有协同作用。噻托溴胺是一种长效抗胆碱能支气管扩张剂，在COPD患者中有持续的支气管松弛作用，但不推荐应用于COPD急性发作。

（3）糖皮质激素

炎症在导致气道阻塞性疾病的重要作用已经明确，大量文献支持积极运用糖皮质激素在哮喘

表4-2	阻塞性气道疾病的药物		
药物	制剂	常规用法	用量
沙丁胺醇	0.05%溶液	吸入(气雾剂)	成人:2.5~5 mg q 2~4 h[a]
			小儿:0.05~0.15 mg/kg q 4~6 h[a]
	MDI(90 μg/喷)	吸入	成人:1~2 喷 q 2~4 h[a]
			小儿:1~2 喷 q 4~6 h[a]
左旋沙丁胺醇	0.31,0.63, or tq	吸入(气雾剂)	成人和≥12岁儿童:0.63~1.25 mg
	1.25 mg/U 溶液		小儿(6~11岁):0.31~0.63 mg q 6~8 h,急性发作应用更大剂量
	MDI(45 μg/喷)	吸入	成人:1~2 喷 q 4~6 h
			小儿(≥4岁):1~2 喷 q 4~6 h
硫酸间羟异丙肾上腺素	5%溶液	吸入(气雾剂)	成人:0.3 ml q 2~4 h[a]
			小儿:0.25~0.5 mg/kg q 2~4 h[a]
	MDI(0.65 μg/喷)	吸入	成人:2~3 喷 q 4~6 h[a]
			小儿:1~3 喷 q 4~6 h[a]
特布他林	MDI(0.2 μg/喷)	吸入	成人:1~2 喷 q 4~6 h[a]
			小儿:1~2 喷 q 4~6 h[a]
	0.1%溶液	皮下注射	成人:0.2~0.4 ml, 15~30 分钟后重复
			小儿:0.2 mg/kg;最大 6 mg
肾上腺素	1 mg/ml(1:1 000)	皮下注射	成人:0.1~0.5 mg, 20~30 分钟后重复
			小儿:0.01 mg/kg
吸入肾上腺素	1 mg/ml(1:1 000)	吸入	成人:2.5~5 ml q 3 h
			小儿>4岁:2.5~5 ml q 3 h
			<4岁:2.5 ml q 3 h
异丙托溴胺	0.025%溶液	吸入(气雾剂)	成人:500 μg q 6~8 h
			小儿:婴儿和儿童:250 μg q 6~8 h
			>12岁:250~500 μg q 6~8 h
	MDI(18 μg/喷)	吸入	成人:2~4 喷 q 6 h
			小儿:1~2 喷 q 8 h

① 缩略语:MDI,定量吸入装置;NS,生理盐水;

② 注释:[a] 严重哮喘患者,吸入型β₂-受体激动剂的应用频度需要根据患者治疗反应和副作用调整。常规的起始剂量为每20分钟一次进行治疗,进一步剂量调整根据治疗反应而定,可以应用持续雾化治疗。持续雾化β₂-受体激动剂需要保持警惕,特别是老年人和有基础心脏疾病的患者。

患者发生ARF的有益作用。另外糖皮质激素可能减少β_2-受体的快速耐受性。哮喘时糖皮质激素的应用剂量尚未有共识意见。甲强龙80 mg/24 h的剂量与大于360 mg/24 h的剂量效果可能接近。治疗COPD时有些医生采用的起始剂量与治疗哮喘相同，而有些医生采用1 mg/(kg·24 h)等效剂量，再根据患者治疗的反应进行调整。静脉与口服给药是等效的。在运用糖皮质激素时必须严密监测其副作用。在中剂量或大剂量糖皮质激素治疗COPD和(或)哮喘患者有发生急性肌病的报道。急性发作期之后常常采用吸入糖皮质激素作为辅助治疗，并减少全身性糖皮质激素的用量。然而在严重的气道痉挛急性发作时，不推荐常规使用吸入型药物。

（4）抗生素

细菌感染（支气管炎/肺炎）经常诱发ARF。临床上高度怀疑肺部细菌感染（如痰液性状改变、胸片提示肺部浸润影、发热或白细胞增多）存在时，应该使用有效的抗生素来覆盖常见的病原菌（见第十一章）。再根据培养和药敏结果，及时调整抗生素。

一些随机对照研究比较了COPD急性发作住院患者的临床预后，结果提示抗生素治疗和不良预后下降相关。决定使用抗生素时，需要区分COPD急性发作为简单或是复杂病例。通常推荐抗生素使用时间为5天。

4.5.3 综合处理

选用水化湿化痰液的药物，改变痰液性状，促进痰液排出。但除少数疾病(如囊性纤维化)，患者痰液有显著性状改变外，这类祛痰药物效果仍不明确。常用的祛痰药物包括化痰药如乙酰半胱氨酸或丙二醇，支气管祛痰药物如碘化钾饱和溶液或甘油愈创木酚，和碱性药物如雾化用的碳酸氢钠。

体位引流、胸部物理治疗、经鼻气管内吸痰、刺激性排痰仪、间歇正压通气(IPPB)、咳嗽/深呼吸锻炼等治疗措施已经在临床长期应用。新的治疗措施包括呼气正压(positive expiratory pressure, PEP)治疗、背心式设备(高频胸部振荡器)和自动机械拍背床垫。这些都是缓解ARF患者症状或去除呼吸衰竭病因的有效治疗措施。床边护士或呼吸治疗师在床边的积极治疗可避免患者气管插管/机械通气。

急性呼吸衰竭的诊断和处理

- 急性呼吸衰竭可分为低氧血症型、高碳酸血症型、混合型。动脉血气分析是判定分型的主要评估手段。
- 低氧血症型急性呼吸衰竭最常见的病理生理机制是通气/血流比例失调。
- 高碳酸血症型急性呼吸衰竭是肺泡分钟通气量公式中一个或多个参数发生异常的结果：包括潮气量、呼吸频率和生理死腔。
- 氧疗是低氧血症常用的治疗方法。氧疗装置的选择依据是氧疗装置可输送的氧流量与患者吸气流量的匹配程度。
- 治疗急性呼吸衰竭患者时，应该考虑药物治疗和其他综合治疗措施的联合运用。

建议阅读

1. Dolovich MB, Ahrens RC, Hess DR, et al. Device selection and outcomes of aerosol therapy: Evidence-based guidelines: American College of Chest Physicians/American College of Asthma, Allergy and Immunology. *Chest*, 2005, 127:335-371.

2. Manser R, Reid D, Abramson M. Corticosteroids for acute severe asthma in hospitalized patients. *Cochrane Database Syst Rev*, 2001, (1):CD001740. doi:10.1002/14651858. CD001740.

3. Pontoppidan H, Geffin B, Lowenstein E. Acute respiratory failure in the adult: 3. *N Engl J Med*, 1972, 287:799-806.

4. Pontoppidan H, Geffin B, Lowenstein E. Acute respiratory failure in the adult: 2. *N Engl J Med*, 1972, 287:743-752.

5. Pontoppidan H, Geffin B, Lowenstein E. Acute respiratory failure in the adult: 1. *N Engl J Med*, 1972, 287:690-698.

6. Sponsler K, Markly D, Labrin J. What is the appropriate use of antibiotics in AECOPD. *The Hospitalist*, 2012 Jan 26, http://the-hospitalist.org/issue/january-2012.

 相关网址

Society of Critical Care Medicine. http://www.SCCM.org/Guidelines

第五章

机 械 通 气

✓ 目的

- ■ 讨论无创正压通气的适应证与实施策略。

- ■ 阐述、判断无创通气失败与否和需要有创机械通气的临床指标。

- ■ 简述呼吸机设置和初始机械通气监测的必要性。

- ■ 描述机械通气参数间的相互影响，以及为避免呼吸机相关肺损伤而进行的参数调整。

- ■ 基于指南对特殊临床情况进行机械通气初始设置。

📁 病例

一名67岁中年女性，既往有严重的慢性阻塞性肺疾病，本次上呼吸道不适，进行性加重2周，气短主诉入院。就诊前家中雾化治疗症状仍不能缓解，查体：T 37.2℃，Bp 140/90 mmHg，HR 122 bpm，RR 32次/分，辅助呼吸肌活动明显增强，双肺满布哮鸣音，神志清楚，语句不连贯。血气分析：pH 7.25，$PaCO_2$ 62 mmHg，PaO_2 59 mmHg。予支气管扩张剂、静脉激素治疗。

- 此时该患者该采取哪种呼吸支持手段？

- 如何对呼吸支持手段进行参数设置？

- 呼吸支持治疗的目标是哪些？

5.1 引言

当第四章所讨论的治疗方法不能缓解呼吸衰竭患者低氧血症和CO_2潴留时，需要进一步行正压通气予以呼吸支持。呼吸机能够部分支持或替代呼吸系统做功。通过面罩或者头罩实施无创正压通气，或通过气管插管实施有创正压通气。

实施正压通气治疗的适应证归纳于表5-1。

表5-1 正压通气的适应证	
通气异常	呼吸肌功能障碍
	● 呼吸肌疲劳
	● 胸壁异常
	● 神经肌肉疾病
	呼吸中枢驱动下降
	气道阻力增加和(或)梗阻
氧合异常	顽固性低氧血症
	需要呼气末正压
	呼吸功明显增加
呼吸肌功能改变	呼吸肌功能增加的情况
	● 休克
	● 呼吸肌肉衰竭
	● 严重酸中毒
需要镇静和(或)神经肌肉阻滞治疗	
需要降低全身或心肌氧耗	
通过过度通气降低颅内压	
促进肺复张预防肺泡塌陷	

无创和有创通气的选择取决于患者特征、呼吸衰竭及全身病情的类型和严重程度、预期临床过程、医疗资源的配置，以及临床医生和相关医疗团队的经验与培训。

5.2 无创正压通气

5.2.1 什么是无创正压通气？

无创正压通气(noninvasive positive pressure ventilation, NPPV)是指在不建立有创人工气道的基础上提供呼吸支持的一种机械通气形式。无创通气治疗的潜在优势与有创通气治疗类似，主要包括：降低呼吸功，改善氧合和气体交换。此外，无创通气还能避免气管插管和有创通气治疗的一些并发症。NPPV潜在的优势和劣势见表5-2。

表5-2	NPPV的优势与劣势
优势	劣势
• 减少镇静药物的使用	• 幽闭恐惧症
• 保留气道的保护性反射功能	• 增加呼吸治疗的工作量
• 避免上气道的损伤	• 面部及鼻子压力损伤
• 减少院内鼻窦炎和肺炎的发生	• 无气道保护
• 提高患者的舒适度	• 不能清理深部气道的分泌物
• 减少ICU和医院住院时间	• 使用面罩或头罩时可引起胃部胀气
• 改善预后	• 使用头罩可引起上肢极度水肿、腋静脉血栓、鼓膜损伤，以及头罩内噪音过大
	• 插管延迟

5.2.2 NPPV如何工作?

NPPV采用双水平气道正压，结合压力支持通气(PSV)和持续气道内正压(CPAP)两种形式(见下文)。一般说来，PSV形式是指IPAP(吸气气道正压)，CPAP形式是指EPAP(呼气后气道正压)。CPAP仅递送气体，但不提供通气支持。CPAP允许患者在升高的基础系统压力(高于大气压)下自主呼吸，此压力在功能上类似于呼气末正压(PEEP)。IPAP和EPAP之间的压力差(ΔP)决定潮气量的大小。无创通气可以通过ICU内专业和便携式呼吸机实施。使用ICU呼吸机的优势在于能够提供较高和精确的吸氧浓度，分开吸气和呼气管路，避免CO_2的重呼吸，有更好的呼吸功能监测和报警提醒，对漏气能更好地监测。采用有创呼吸机进行无创通气时需要调整报警设置，因为有创呼吸机无创通气时比经过气管插管有创通气漏气明显增多而导致反复报警。那些理想的无创通气呼吸机，应提供由患者触发的、无创压力支持通气和容积周期切换的呼吸模式。

5.2.3 如何选择鼻罩、面罩或头罩?

无创呼吸机通过面罩、鼻罩、鼻导管或头罩与患者面部紧密结合(图5-1)。急性呼吸衰竭患者往往经口呼吸，因此面罩与鼻罩和鼻导管相比可减少气体的泄露。经鼻无创通气由于鼻腔气道阻力增加会降低NPPV的效率。虽然无创设备实施过程都会产生漏气，但可以通过增加压力支持和潮气量来代偿。当患者使用鼻罩时，需要患者保持口腔闭合或者固定下颌以减少气体的泄露。

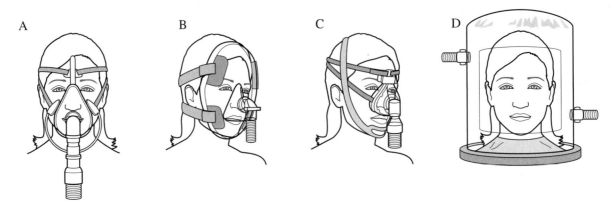

图5-1　NPPV送气装置

NPPV送气装置举例：A.面罩；B.全面罩；C.鼻罩与下颌托带；D.头罩。

5.2.4　无创通气治疗的适应证

实施NPPV前，患者的病情和治疗预后需要认真评估。表5-3列出了可能会受益于NPPV的一些呼吸衰竭情况。当然，慢性阻塞性肺疾病急性加重和心源性肺水肿是应用NPPV的最佳适应证。在选择合适的患者后，NPPV的初始设置见表5-4。无创通气可应用于清醒、可配合的呼吸衰竭患者，并且预计患者的病情可在48～72小时内好转。接受无创通气治疗的患者血流动力学应稳定，能够自主清除气道分泌物，还应与呼吸机有良好的同步性。如果医护人员不能熟练地实施无创通气，或者患者病情太危重，或者NPPV不能改善患者病情，应尽早将无创通气转为有创通气。

表5-3　NPPV的适应证
低氧性呼吸衰竭
● 血流动力学稳定的心源性肺水肿
● 肺囊虫肺炎导致的轻中度呼吸衰竭
● 免疫功能缺陷患者的呼吸衰竭(特别是患有血液系统肿瘤和接受器官移植的患者)
高碳酸血症性呼吸衰竭
● 慢性阻塞性肺疾病急性加重
● 哮喘急性加重
● 囊泡性肺纤维化患者的呼吸衰竭

缩写：NPPV，无创正压通气。

表5-4	NPPV的初始设置及注意事项

- 密切监测患者病情的变化,必要时转为有创机械通气;
- NPPV治疗前需监测患者的ABG;
- 向患者介绍NPPV的治疗流程以取得患者配合;
- 保持床头抬高≥45°;
- 选择合适的面罩或头罩;
- 在固定之前评价患者对于面罩的适应性;
- 机械通气的初始设置如下:
  - 模式:自主呼吸
  - 触发:最大敏感度
  - FiO_2:100%
  - EPAP:4~5 cmH₂O(初始设置过高会导致患者不适)
  - IPAP:10~15 cmH₂O
  - 后备呼吸频率:从6次/分起
- 调整EPAP和IPAP的压力差以获得有效的潮气量和CO_2清除。逐渐增加EPAP(每次增加2 cmH₂O),以促进肺泡复张,从而改善氧合。IPAP应与EPAP同步增加而维持相同的潮气量;
- 如果选择了辅助-控制潮气量的模式,初始潮气量应设为6~8 ml/kg(取决于潜在肺部状况);
- 滴定压力、潮气量和吸氧浓度以达到合适的pH,PaO_2和PCO_2。根据患者病情每15~30分钟调整呼吸机设定;
- 密切监测患者体征、脉氧、精神状态、临床表现和血气;
- 谨记NPPV的治疗目标:呼吸频率<30次/分,潮气量>7 ml/kg(理想体重),氧合改善并且无不适主诉;
- IPAP>20 cmH₂O时,会导致胃胀气

缩写:NPPV,无创正压通气;ABG,动脉血气;EPAP,呼气末压;IPAP,吸气压。

5.2.5 无创通气治疗的禁忌证

一般来说,无创通气的禁忌证包括:患者不配合、自主气道清洁能力差、反复出现呕吐、心跳呼吸骤停及血流动力学不稳定。无创通气的禁忌证详见表5-5。

表5-5	无创通气的禁忌证

• 心跳或呼吸骤停	• 活动性上消化道出血
• 血流动力学不稳定	• 严重的低氧血症
• 心肌缺血或心律失常	• 严重的颅内系统疾病
• 患者不配合	• 面部创伤、手术和(或)烧伤
• 无气道保护能力	• 极度躁动
• 存在误吸的高危风险	

5.2.6 NPPV 的监测

患者在实施无创通气治疗时需要严密监测生命体征的变化，建议持续监测脉氧饱和度和心功能。密切关注实验室检查指标，包括 pH、PaO_2 和 $PaCO_2$。当无创通气治疗 1~2 小时后患者临床表现并未好转，或给予患者无创通气治疗 4~6 小时后仍未能达到治疗目标，应考虑实施有创机械通气。无创通气治疗时，需要慎重实施镇静并且密切监测。其他的辅助治疗包括：当给予患者鼻罩通气时，注意保护鼻部皮肤；当给予面罩或头罩时，需要给予胃部减压。无创通气时经口进食需要严格限制，除非患者病情稳定并且不需要气管插管。无创通气的评估流程见图 5-2。

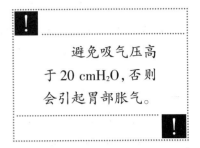

! 避免吸气压高于 20 cmH₂O，否则会引起胃部胀气。**!**

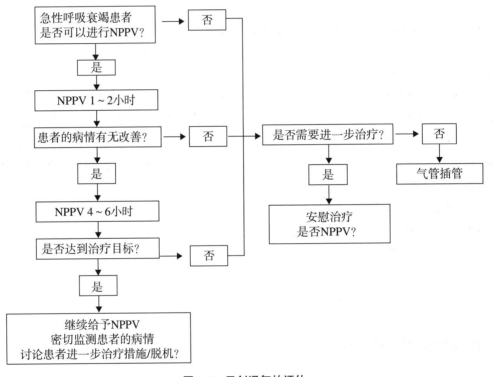

图 5-2 无创通气的评估

缩写：NPPV，无创正压通气。

📁 病例

患者开始无创正压通气。2 个小时后，病人表现出持续明显地辅助呼吸肌参与呼吸做功。此时的生命体征是：心率 130 次/分钟，血压 160/90 mmHg，呼吸频率 32 次/分钟，体温 36.6℃（98°F）。动脉血气分析：pH 7.27，PCO_2 60 mmHg，PO_2 90 mmHg。

- 该患者应该插管和开始有创机械通气吗？
- 有创机械通气的最初设置是怎样的呢？
- 有创机械通气患者如何进行监测呢？

5.3　决定插管

启动有创机械通气是一个讲究时效性的重要决定。延迟插管、困难气道及插管后患者可能出现的血流动力学不稳定都会影响患者预后。

一般来说，快速考虑三个临床问题可以帮助决定是否启动有创机械通气，尤其是当患者从无创机械通气过渡时。

- 是否存在气道管理或气道保护上存在问题(如:无法处理分泌物)?
- 目前的呼吸支持方式能达到预期的目标吗(氧合、通气、呼吸做功)?
- 原发疾病在接下来的24～48小时会恶化吗?

5.4　有创机械通气

通过气管内插管进行机械通气是重症患者常用的支持手段。这是实现气道保护、维持氧合、保证通气的有效干预手段。

每一个机械通气呼吸周期都被分为两个时相:吸气相和呼气相(图5-3A)。

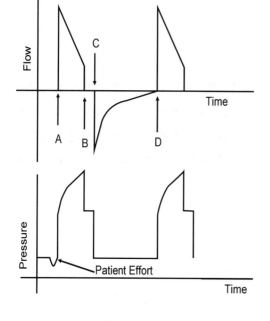
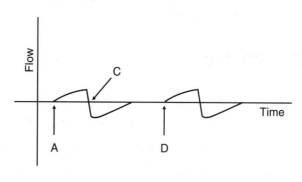
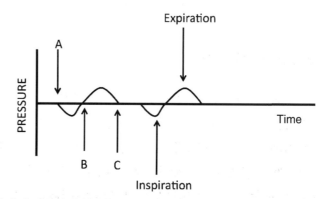

图5-3　机械通气和自主呼吸的呼吸周期

注:A. 触发(A)表示从呼气向吸气的转化;切换(C)是指吸气向呼气转换。吸气暂停(BC),整个呼吸周期(ABCD),吸气(ABC),呼气(CD)。
B. 开始吸气(A),开始呼气(B),吸气相(AB),呼气相(BC),呼吸周期(ABC)。

呼吸周期是指从一次呼吸开始到下一次呼吸开始前。触发（A）表示从呼气到吸气的转化；切换（C）是指吸气向呼气转换。整个呼吸周期（ABCD）包括吸气暂停（BC）、吸气期（ABC）及呼气（CD）。自主呼吸不包括吸气暂停。自主呼吸的呼吸周期如图5-3B中的ACD示。

吸气期是从呼吸机呼气阀关闭，在压力作用下使气体进入胸腔开始；呼吸机的送气量取决于三个参数：潮气量、压力及流速。

切换是指吸气末到呼气的转换。取决于以下三个因素：设置的呼吸频率、送气量、流速下降。在呼气期，呼吸机停止送气，呼气阀开放，压力作用下气体被动从肺部流向管路。呼吸期持续直到下一次吸气期开始。

触发是指呼气到吸气的切换。呼吸机送气触发取决于人机之间的互动。

- 辅助呼吸：患者开始吸气时，使气道内压力下降，呼吸机阀门持续开放送气，触发呼吸机开始送气。
- 非辅助、指令或控制通气：在无患者触发时，呼吸机根据设置的呼吸频率（如10次/分或呼吸机未检测到吸气努力时，则每6秒触发一次）。

在双水平压力通气或同步间歇指令通气模式（SIMV）时也可存在自主呼吸，详细内容在后面会有涉及。CPAP（持续气道内正压通气）允许自主呼吸在相对较高水平的气道内压力上进行。

5.5 呼吸机切换

5.5.1 容量切换

容量切换呼吸常被称为容量辅助-控制通气，按照预设的潮气量进行送气(除非峰值压力超过预设的压力限定值)。对于绝大多数呼吸机，吸气峰流速和吸气流速波形(方波、正弦波或减速波)决定吸气时间长短。通过改变峰流速保证吸气时间恒定，一些呼吸机将恒流切换为减速气流。容量切换时，对于气道阻力增高或肺/胸壁顺应性下降的患者，随着送气量的增加，吸气峰值压不断升高(除非已经超过设定峰值压力)。

5.5.2 时间切换

时间切换通气常被称为压力辅助-控制通气，指在预设的时间内给予恒定的压力支持。吸气期压力恒定表现为吸气期压力时间波形为方波，因为呼吸机和患者之间的压力梯度降低，故流速波形为减速波。此呼吸模式下的流速是变化的，因此潮气量不恒定。气道阻力、呼吸系统顺应性及患者吸气努力决定了流速大小。在此呼吸模式下，气道阻力或肺/胸壁顺应性的改变会引起潮气量变化(例如，气道阻力增加或肺顺应性下降会导致潮气量下降)。

5.5.3　流速切换

流速切换呼吸通常被称为压力支持呼吸，是自主呼吸模式。患者触发后，呼吸机以预设的压力进行送气。这预设的支持水平上，患者自行调节呼吸频率及潮气量，呼吸机以减速气流进行支持通气。机械通气的触发依赖患者，患者胸廓/肺的顺应性改变或吸气努力会影响呼吸机实际的送气量。可通过调节预设的支持水平达到理想的潮气量。

5.6　机械通气模式

机械通气模式描述了一种或多种呼吸机送气方式与患者之间的相互作用。当开始进行机械通气时，需要根据特定临床特点及患者具体情形决定最佳通气策略。

机械通气常用的模式有AC、SIMV和PSV。通过对上述三种不同的机械通气进行组合结合不同PEEP，从而实现不同通气模式。

5.6.1　辅助-控制通气

AC通气分为容量AC通气和压力AC通气。容量AC通气进行容量切换，压力AC通气进行时间切换。我们强调容量控制，因为它是最常用的模式。在容量AC模式下，呼吸机按照预设的流速和潮气量，以预设的最低呼吸频率送气。呼吸机以设定的最低频率送气，若患者自主呼吸努力可以触发呼吸机，呼吸机通过预设的辅助水平达到预设的潮气量。则总呼吸频率高于预设频率。

合理应用AC模式会显著降低呼吸功。若人机不同步，或呼吸机送气流速不能满足患者需求，将会导致患者呼吸功增加。AC通气模式下总呼吸频率会高于预设的最低频率，这取决于患者触发机械通气的能力。此模式也被称为持续指令通气（CMV），可以更精确地描述了患者不能触发呼吸机的情形（例如，缺乏呼吸驱动），参见下文。

5.6.2　压力支持通气

PSV通气时呼吸机检测到吸气努力，以预设的吸气压力进行送气。设定相应吸气压力克服由于疾病、气管内插管、吸气瓣膜和其他机械通气原因而增加的呼吸功。患者触发呼吸机后以设定的压力予以辅助，进行流速切换（通常辅助呼吸流速下降至峰流速25%时）。PSV模式下，患者决定呼吸频率，影响吸气过程、吸气流速及潮气量。除此之外，潮气量还受肺顺应性和气道阻力影响。上述参数的调整会改变潮气量和呼吸功。PSV结合SIMV是控制通气向自主呼吸过渡时降低呼吸功的首要方法。根据呼气潮气量设定压力支持大小。参数设定是为了达到以下目标：

- 根据患者需求，设置潮气量为 $6 \sim 10$ ml/kg；
- 降低自主呼吸频率至可接受范围（<30次/分）；
- 目标分钟通气量。

必须要设定窒息通气报警和后备通气。PSV时患者舒适性及耐受性较好。除此之外，PSV可以改善人机不同步从而降低呼吸功。一般而言，压力支持增高，患者呼吸功和呼吸频率下降，潮气量增加。若气管插管存在漏气致流速无法下降至切换阈值(通常为峰流速25%)则会影响吸呼气切换。

5.6.3　同步间歇指令通气

SIMV以容量或时间切换方式以预设的参数进行送气，容量切换模式是最常用的指令通气模式。送气按照病人触发或预先设定的呼吸频率进行。若患者在指令呼吸前出现触发，呼吸机则按照设定指令通气水平进行送气，使控制通气转换为辅助通气，在这种情况下同步发放辅助通气的频率为预先设定的呼吸频率。若呼吸机未检测到患者的吸气努力，呼吸机则按照预先设定的呼吸频率及潮气量进行送气。若患者在指令通气中由于自主呼吸产生触发，呼吸机则进行额外压力的辅助通气，应该注意容量辅助通气与容量控制通气这两种通气模式之间的差别，尽管这两种通气模式都能保证相同的潮气量。

在同步间歇指令通气中，患者自主呼吸触发通气时，建议设定一定水平的辅助通气压力，以克服气道阻力。同步指令通气在患者吸气努力的基础上保证指令目标的通气，保证人机同步性。同步间歇指令通气保留了患者在通气中的自主呼吸，自主呼吸引起的胸腔内负压使静脉血向右心回流增加，有利于改善心功能，提高心输出量。若无辅助通气存在，额外消耗的呼吸功则可能导致撤机延迟。

> **!**
> PSV放大患者自主呼吸努力，并根据患者呼吸频率、潮气量、舒适度及时调整送气。
> **!**

> **!**
> 推荐联合应用PSV和SIMV以降低患者自主呼吸做功。
> **!**

5.6.4　控制机械通气

CMV以预设的频率进行控制通气。所有通气均为强制性容量切换或时间切换通气。除设置的控制通气之外无额外自主呼吸辅助。目前的呼吸机不允许设置为CMV，除非患者无自主呼吸，如深度镇静或应用神经肌肉阻断剂，才使用完全的控制通气。

> **!**
> 不要对现代呼吸机控制模式的参数设置困惑。
> **!**

5.6.5　CPAP与撤机

CPAP很少用作急性呼吸衰竭气管插管患者初始呼吸支持，而且不被视作机械通气的一种模式。这种模式下，持续正压被用在整个呼吸周期，而患者在这个设置的正压基础上自主呼吸。因此，呼吸频率、潮气量完全取决于患者的自主呼吸努力（没有来自呼吸机的辅助）。当患者被评估具备了脱机拔管条件时，CPAP模式基础上加上低水平的压力支持（例如 $5 \sim 7\ cmH_2O$），可以用作机械通气撤机最后阶段的呼吸支持。

自主呼吸、CPAP和不同机械通气模式的气道压力和流速波形见图5-4。

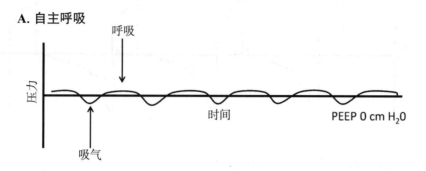

A. 自主呼吸

呼吸

压力

时间

PEEP 0 cm H$_2$0

吸气

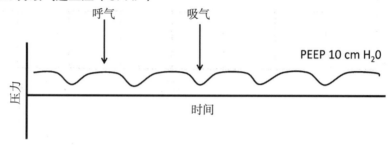

B. 持续气道正压（CPAP）

呼气　　　吸气

PEEP 10 cm H$_2$0

压力

时间

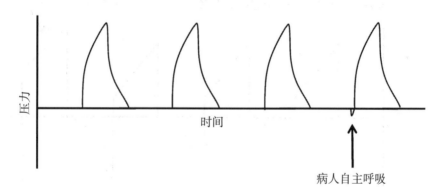

C. 容量控制/辅助模式-压力时间波形

压力

时间

病人自主呼吸

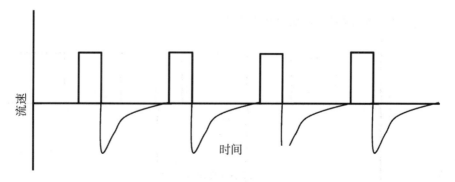

D. 容量控制/辅助模式-流速时间波形

流速

时间

图5-4　气道压力和流速波形

E. 容量控制/辅助模式-流速时间波形（减速恒流）

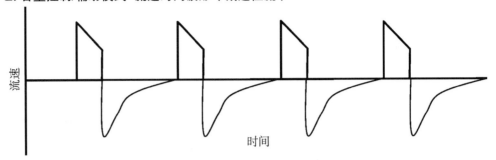

F. 压力控制/辅助通气-压力时间波形

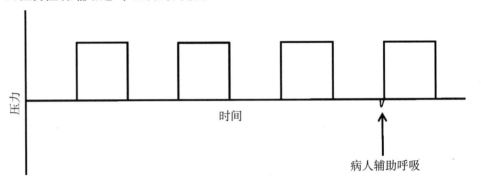

病人辅助呼吸

G. 压力控制/辅助通气-流速时间波形

有病人呼吸努力的变异的流速波形

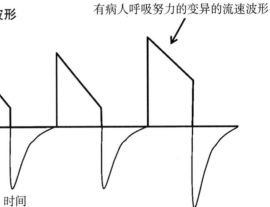

H. 压力支持通气-压力时间波形

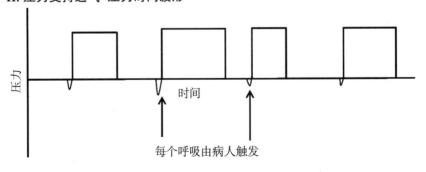

每个呼吸由病人触发

图5-4 气道压力和流速波形

I. 压力支持通气-流速时间波形

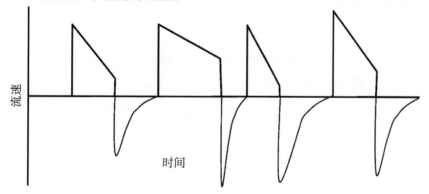

J. SIMV没有压力支持-压力时间波形

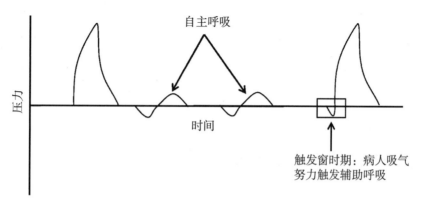

K. SIMV有压力支持-压力时间波形

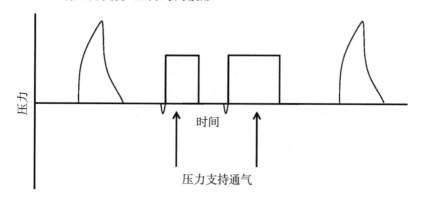

图5-4　气道压力和流速波形

　　有创机械通气的各种模式的优点和缺点总结见表5-6。在选择通气模式时，考虑机械通气的目标非常重要，其中最重要的是充足的通气和氧合，减少呼吸功，确保病人舒适和人机同步。

表5-6	不同通气模式的优缺点	
模式	优点	缺点
辅助-控制通气	与自主呼吸相比,可以通过增加辅助水平,降低呼吸功	吸气压力过高
容量控制辅助通气	通过设定潮气量保证通气(在高压限制以内)	吸气压力过高
压力控制辅助通气	限制气道峰压;根据患者需要调整气流速	潮气量受肺顺应性影响
压力支持通气	患者舒适度佳;保证人机同步性;降低呼吸功	窒息警报不足以触发后背通气模式;依赖于患者的耐受度
同步间歇指令通气	对心血管系统影响较小	与辅助-控制通气相比增加呼吸功
控制机械通气	呼吸肌充分休息	需要镇静药物/神经肌肉阻滞药物;血流动力学不良反应

5.7 机械通气模式的选择和初始设置

> **!**
>
> 如何计算理想体重
> - 男性:50 ± 2.3(身高英尺-60)
>   　　　50 ± 0.91(身高厘米-152.4)
> - 女性:45.5 ± 2.3(身高英尺-60)
>   　　　45.5 ± 0.91(身高厘米-152.4)
>
> **!**

根据机械通气目标和疾病进程选择机械通气模式。对于有创机械通气患者而言初始设置一般为AC。当开始机械通气时,设置吸氧浓度为1.0,确保患者在适应呼吸机稳定机体环境的过程中有足够的氧气供应。高吸氧浓度为插管前或插管过程中可能发生的并发症预先提供充足的氧供。推荐应用潮气量为6~8 ml/kg（理想体重）。应当避免应用高潮气量,以降低肺损伤。设定适当的呼吸频率来保证分钟通气量。正常分钟通气量(潮气量×呼吸频率)大概7~8 L/min,但是特殊情况下要求达到上述值的2倍以上。应根据患者临床特征调整分钟通气量,获得满意的$PaCO_2$和pH。一般情况下,吸氧浓度、平均气道压、PEEP影响PaO_2;呼吸频率、死腔、潮气量影响肺泡分钟通气量和$PaCO_2$。

尽管正常或接近正常的酸碱状态(pH)可能有助于恢复患者细胞代谢的最佳程度。应当意识到在很多情况下(如急性呼吸窘迫综合征和严重梗阻性肺疾病),机械通气的目的并非纠正异常血气结果。在此情况下高碳酸血症和呼吸性酸中毒被一定程度上接受,以降低动态过度膨胀,避免呼吸机相关肺损伤。因此,机械通气的设置必须根据病人的病情变化进行动态的个体化设置。呼吸机初始设置指南见表5-7。

表5-7	呼吸机初始设置指南

1. 选择你最熟悉的呼吸机模式。机械通气的首要目标是维持适当的氧合/通气,降低呼吸功,促进人机同步和避免高吸气末肺泡内压。

2. 初始吸氧浓度应当为 1.0。之后可以滴定 F_iO_2 使 SpO_2 维持在 92% ~ 94%。严重急性呼吸窘迫综合征时可将 SpO_2 目标放宽至 88%,以降低呼吸机相关并发症。

3. 正常肺顺应性时可将初始潮气量设置为 8 ~ 10 ml/kg。肺顺应性下降(如 ARDS),推荐目标潮气量为 6 ml/kg(PBW),保持吸气平台压 ≤ 30 cmH_2O。

4. 根据临床需求设置呼吸频率及分钟通气量。使得 pH 达标,$PaCO_2$ 无强制要求。

5. 对于弥散性肺损伤应用 PEEP 保持呼气末肺泡开放。若潮气量不变,PEEP 会增加吸气平台压,对 ARDS 患者有潜在不良影响。PEEP 很少超过 15 cmH_2O。

6. 设置触发灵敏度,允许患者以最小吸气努力触发呼吸机。警惕触发灵敏度过高会引起自动切换。

7. 梗阻性疾病患者避免应用限制呼气时间的呼吸机设置,否则会导致或加重 auto-PEEP。

8. 请重症医师或其他医师会诊。

缩写:VT,潮气量;SpO_2,脉搏指示氧饱和度;ARDS,急性呼吸窘迫综合征;PBW,理想体重;PEEP,呼气末正压。

5.8 机械通气的监测

开始机械通气后,需要对以下参数进行评估并进行滴定使其达到目标值。呼吸机参数设置存在内部关联,任何调整均可以预测。参数间的相互作用会对呼吸和(或)心血管系统带来有利或不良影响。病情复杂的患者应当请重症医师会诊。

5.8.1 吸气压力

容量 AC 模式下,气道压力逐渐上升至峰值压(Ppeak;图5-5)。峰值压用于克服气道阻力及肺和胸壁弹性阻力。Ppeak 是指气道峰值压力,受流速、气管插管直径、支气管直径影响。吸气末屏气,流速停止,所有动态因素消失,气道压力下降,此压力称为吸气平台压(Pplat)。与 Ppeak 相比 Pplat 是静态压力,用于克服肺和胸壁弹性回缩力。Pplat 是反应峰值肺泡内压的最佳指标,肺泡内压反应肺泡膨胀程度。准确测量 Pplat 需要患者无吸气努力,同时至少吸气屏气 0.5 秒(经常是 1 秒)。

高气道压可能带来的副作用包括气压伤、容积伤和降低心输出量。气压伤(气胸、纵隔气肿)和容积伤(由于过度通气引起肺组织损伤)和高 Ppeak 有关,跟 Pplat 关系更为紧密。Ppeak 与 Pplat 关系见图5-5。图中示顺应性阻力正常、气道阻力增高、呼吸系统顺应性下降等不同情况时容量 AC 模式下的压力时间曲线。

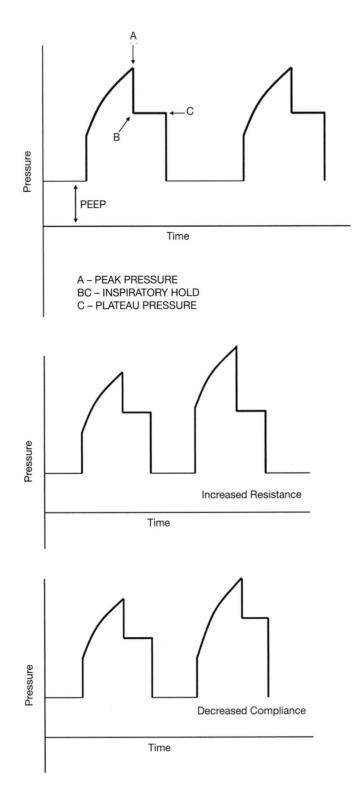

A – PEAK PRESSURE
BC – INSPIRATORY HOLD
C – PLATEAU PRESSURE

Increased Resistance

Decreased Compliance

图5-5　吸气峰值压和吸气平台压之间的关系

缩写:PEEP,呼气末正压。

如前所述，Pplat受肺泡膨胀影响，Ppeak受气管插管管径影响和Pplat影响。容量控制通气时，若潮气量不变，气管插管内径减小会导致峰值压升高，升高的压力用于克服气管插管阻力，此时平台压和肺泡膨胀程度无变化。潮气量不变则吸气末肺泡膨胀程度一致。为避免呼吸机相关肺损伤，应限定吸气平台压小于30 cmH₂O。

当气道阻力增高，潮气量不变时，压力时间曲线显示吸气峰值压升高，升高的压力用于克服增加的气道阻力。吸气屏气测定的平台压不变。当顺应性下降，潮气量不变时，吸气峰值压和平台均升高。若气道阻力不变，则峰值压和平台压差值不变。

如下措施可以降低Pplat：

- 降低PEEP，但是可能会因此降低氧合并加重肺泡塌陷（如PEEP用于改善氧合和肺泡稳定性）。
- 降低VT，可能会由于分钟通气量降低而导致高碳酸血症。
- 通过延长呼气时间降低auto-PEEP（见下一节），可能会导致高碳酸血症。

5.8.2 吸气呼气比和内源性呼气末正压的关系

如果呼气时间太短而不能将气体完全呼出，上一次呼吸残留的气体和下一次呼吸吸入气体在肺内叠加，导致肺过度膨胀及PEEP超过预设值。此呼气末增加的压力称为auto-PEEP或内源性PEEP、隐源性PEEP、偶然性PEEP。有些呼吸机可以通过呼气末屏气测定auto-PEEP。若流速时间波形显示：在下一次呼吸周期前呼气流速不能达到零，则可判定存在auto-PEEP（图5-6）。Auto-PEEP对峰值压、平台压及平均气道压潜在的不利生理影响与PEEP一样。除此之外，高PEEP会减少静脉回流至心脏，导致低血压，及死腔增大引起PCO₂增高，影响氧合（尤其对于非均一性肺疾病）。

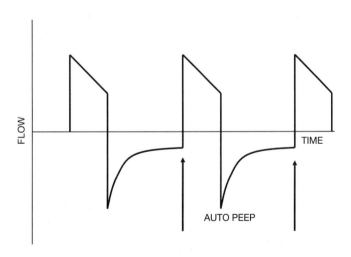

图5-6　显示auto-PEEP的流速-时间波形

缩写：PEEP，呼气末正压

以下措施可以降低auto-PEEP：

- 通过调整预设频率或镇静患者降低呼吸频率。这些干预措施使每分钟吸气时间缩短并增加总呼气时间，这是降低auto-PEEP最有效的方法。
- 降低潮气量，使吸气时间减少呼气时间延长。
- 增加气流速，快速达到预设潮气量允许更长的时间用于呼气。此措施效果不明显，除非初始流速特别低，但也会增加气道压。
- 将减速吸气波形调整为恒定流速吸气波形，这样可以减少吸气时间，延长呼气时间。

前两种干预手段会由于分钟通气量减少而导致高碳酸血症；尽管可以降低auto-PEEP，但是由于分钟通气量降低而导致$PaCO_2$变化较小。当出现严重气体陷闭，若有足够长呼气时间将会改善通气并清除CO_2。专家会诊后，在某些临床情况下，可以允许一定pH范围内的高碳酸血症（允许性高碳酸血症）。此法不适用于颅高压患者，因为高碳酸血症引起颅内血管扩张进一步引起颅内压升高。

5.8.3　吸入氧浓度

长时间暴露于高吸氧浓度会导致肺组织损伤。目前尚不知道引起肺损伤精确吸氧浓度阈值，推荐在最初24小时将F_iO_2降低至50%以下。但是对患者的风险而言，低氧血症高于高吸氧浓度。

机械通气时影响氧合的主要因素有：吸氧浓度、平均气道压(Paw)、潮气量、吸呼比、吸气流速、PEEP、auto-PEEP、吸气暂停和吸气流速波形。对于急性肺损伤(ALI)和急性呼吸窘迫综合征(ARDS)患者，PEEP是决定平均气道压的主要因素。不同参数之间的关系，导致机械通气参数调整的复杂性。

5.8.4　分钟通气量和肺泡分钟通气量

分钟通气量是指一分钟内交换的气体量，等于呼吸频率乘以平均潮气量。机械通气时决定CO_2排出的是肺泡分钟通气量，$VA=(V_T-V_D)f$，V_D是死腔，f指呼吸频率。第四章已经讨论过潮气量、呼吸频率及和其他呼吸机参数的关系。生理死腔是指有通气无灌注的肺单位。生理死腔增大会导致高碳酸血症。通过降低潮气量避免高气道压和（或）降低呼吸频率避免auto-PEEP，因此允许存在低通气或高碳酸血症。肺组织病变或高气道压、低血管内容量、低心输出量均可能增加死腔。

通过$PaCO_2$和pH评估机械通气是否合适。高通气导致$PaCO_2$下降是代谢性酸中毒病因消除后短期代偿的结果。慢性高碳酸血症导致$PaCO_2$基础值升高，通过肾脏代偿（碳酸氢盐重吸收增加）保持pH相对正常。慢性代偿性高碳酸血症患者应当保证足够分钟通气量使得$PaCO_2$在正常水平，尤其要注意pH值，避免严重碱中毒及碳酸氢盐丢失。

5.8.5 湿化

通过呼吸机输送的气体一般是干燥的，上呼吸道被人工气道代替，气体没有加热加湿。机械通气时常规加热和湿化气体，防止黏膜损害和分泌物干燥。可用装置包括被动加湿器(人工鼻)或主动微处理加热加湿系统(加热湿化器)。气道分泌物多、分钟通气量>12 L/min、漏气量>15%潮气量或气道出血的情况下不适宜采用被动湿化。

5.8.6 呼气末正压的设定

对于导致肺泡塌陷或气道陷闭的疾病(如 ARDS)，给予适当的 PEEP 是最基本的治疗策略。PEEP 可打开塌陷肺泡避免肺泡反复开闭引起的肺萎陷伤。ARDS 导致呼吸衰竭时 PEEP 的设定参照表5-8 中 PEEP/FiO_2组合。

对于严重梗阻性肺疾病，应用外源性 PEEP 并设定其值接近 auto-PEEP，可以抵消患者触发呼吸机做的呼吸功。若需要高水平 PEEP 维持氧合，则需要专业人员进行调整。

表5-8	为达到目标PaO_2推荐应用的 PEEP 和 FiO_2组合														
FiO_2	0.3	0.4	0.4	0.5	0.5	0.6	0.7	0.7	0.7	0.8	0.9	0.9	0.9	1.0	1.0	1.0
PEEP (cmH_2O)	5~14	5~14	8~16	8~16	10~20	10~20	10~20	12~20	14~20	14~22	14~22	16~22	18~22	20~22	22	24

注:缩写:PEEP,呼气末正压;FiO_2,吸入氧浓度。

5.8.7 预防性治疗

气管插管是形成静脉血栓、应激性胃溃疡及院内获得性肺炎的高危因素。为防止静脉血栓形成预防性应用抗凝药物和(或)气动加压治疗装置。应用质子泵抑制剂或组胺受体阻滞剂预防应激性溃疡。通过将床头抬高≥30°、做好口腔卫生及每日评估是否可以脱机来降低呼吸机相关肺炎风险(呼吸机集束化治疗)。

5.9 镇静、镇痛和神经肌肉阻断

气管插管和机械通气会导致患者不舒适及焦虑。常应用抗焦虑、镇痛、镇静药物改善患者舒适性及人机同步性。谨慎应用神经肌肉阻断药，应用之前需要咨询专业人员，应用指南参见危重病医学协会编写的《成人危重患者肌松剂应用指南》和 IPAD 指南。非气管插管呼吸衰竭患者需谨慎应用镇静剂。

5.10　特殊类型疾病的机械通气策略

5.10.1　急性呼吸窘迫综合征

📁 **病例**

一名36岁既往体健的男性，因"咳嗽咳痰，发热2日"就诊，入院查胸片提示左下肺渗出，以"社区获得性肺炎"收治住院，开始抗生素治疗，入院当日病情加重，呼吸窘迫不明显，但经皮指脉氧仅维持在83%~89%（吸氧10L/min）。痰培养提示化脓性链球菌（A组），复查胸片较前进展，双肺浸润。后患者因进行性加重的低氧血症而气管插管。

- 对这类患者，如何进行呼吸机的初始设置？

- 在机械通气期间，该采取何种措施减少气压伤？

- 在治疗期间，该进行哪些监测？

ARDS导致肺顺应性下降，肺僵硬膨胀困难引起低氧性呼吸困难（第四章）。ARDS机械通气指南见表5-8和表5-9。因肺顺应性下降或气道阻力增高导致高峰值压和平台压。应用小潮气量（4~6 ml/kg理想体重）通气控制Pplat≤30 cmH$_2$O；允许性高碳酸血症也应达到上述目标。提高吸氧浓度防止低氧血症，当其他干预措施起效后尽早下调吸氧浓度。ARDS患者分流增多，低氧血症严重。PEEP是提高氧合最有效的方法，对于严重低氧血症通常设置PEEP在8~15 cmH$_2$O。高PEEP提示肺损伤严重。由于肺顺应性下降呼气时间减少，ARDS患者很少出现auto-PEEP，但应监测auto-PEEP，尤其是高吸呼比时。表5-9为ARDS患者推荐应用的通气策略。表5-8示F$_i$O$_2$和PEEP推荐组合。

表5-9　ARDS机械通气策略

目标
- PaO$_2$：55~80 mmHg（7.3~10.7 kPa）；
- Pplat：≤30 cmH$_2$O；
- Vt：6 ml/kg PBW；
- pH：>7.15可以接受。

表5-9	ARDS机械通气策略

开始以 8 ml/kg PBW 进行辅助控制通气

- 在4小时内,以每次1 ml/kg下调潮气量至4~6 ml/kg;
- 若Pplat > 30 cmH$_2$O,以每次1 ml/kg下调潮气量至4 ml/kg或pH达7.15;
- 若潮气量4 ml/kg同时Pplat < 25 cmH$_2$O,可以每次1 ml/kg上调潮气量至Pplat达25 cmH$_2$O或潮气量达6 ml/kg;
- 若Vt > 6 ml/kg时Pplat≤30 cmH$_2$O,同时临床应用小潮气量比较困难(如需要增加镇静),则可接受此高潮气量通气。

ARDS患者PEEP的初始设置

- 开始设置PEEP为5 cmH$_2$O,根据表5~8滴定PEEP,每次上调2~3 cmH$_2$O;
- 短时间内肺复张效果不明显;
- 在滴定PEEP或进行PEEP治疗的过程中注意监测血压、心率和PaO$_2$或指脉氧;
- 最佳PEEP设置在8~15 cmH$_2$O。

注意:此指南应用于早期危重患者。医生应对上述情况熟悉,必要时需尽快请专家会诊。

缩写:ARDS,急性呼吸窘迫综合征;Pplat,平台压;PBW,理想体重;Vt,潮气量;PEEP,呼气末正压。

5.10.2　气道梗阻性疾病

 病例

28岁既往哮喘女性患者因哮喘急性发作插管后转入ICU治疗。入院插管后监测气道峰压高达40 cmH$_2$O,平台压在25 cmH$_2$O;6小时后,平台压较前无改变,但峰压上升至55 cmH$_2$O。

- 患者气道压力升高最可能的原因是什么?

- 除机械通气外,对于这名患者该采取哪些治疗来降低气道压力?

- 在气管插管患者中,哪些指标(如气道峰压或平台压)可反映气压伤?

哮喘和慢性阻塞性肺疾病患者机械通气的目的是为了维持氧合,辅助机械通气至气道梗阻得到改善。在气管插管后,气道分泌物增加及小气道梗阻可表现为平台压正常但峰压升高。当出现这种情况时应考虑气道梗阻,而非肺顺应性下降,应当适时给予糖皮质激素及支气管扩张剂以解除气道梗阻。

这些患者进行机械通气可能会产生肺过度膨胀、auto-PEEP和低血压。因此,需要注意平衡呼吸周期、吸气时间及呼气时间。初始Vt应当为6~8 ml/kg,调节分钟通气量使pH值至正常低限。对于容量AC通气,设置吸气流速获得最佳I:E,保证气体完全呼出。此设置降低呼吸堆积和潜在auto-PEEP的可能。

5.10.3 不均一性肺疾病

误吸、挫伤或局部肺炎导致不均一肺疾病或损伤,在机械通气时常常造成不均一气体分布与异常气体交换。因为呼吸机送气沿阻力小的气管进入肺内,首先分布于病变轻(顺应性好)的肺组织并可能造成过度膨胀。病变轻的肺组织过度膨胀而病变重的肺组织扩张不良导致整体通气-血流失调,除了损伤正常肺组织外,还促成或加重低氧血症和高碳酸血症。起始机械通气应进行标准设置,若治疗失败应请专家会诊促进患者治疗。使病变轻微的肺组织位于重力依赖区可以促进肺血流流向该肺组织,以进行更好的通气,此时可能需要其他技术,如单肺通气或专家会诊。

5.10.4 心脏疾病

心肌缺血患者进行机械通气的目的是降低呼吸功和保证心肌氧供。降低呼吸功会减少呼吸肌氧消耗,从而增加心脏氧利用。进行机械通气的心源性肺水肿患者,可通过增加胸腔内压,降低心脏前负荷。收缩期因心脏外胸腔内正压而降低室壁张力,从而降低左室后负荷。

5.10.5 神经肌肉疾病

有外周神经肌肉疾病患者通常有完整呼吸驱动和正常肺组织。这些患者常需要设置高Vt来减轻患者窒息的感觉。需要调整其他呼吸机参数确保正常动脉血pH值。

5.11 机械通气的监测

机械通气患者需要持续监测以评估机械通气的效果和潜在不良作用(表5-10)。动脉血气分析提供氧合、通气和酸碱平衡的相关信息,机械通气初期及病情波动阶段这些信息均至关重要。如果可能,可应用指脉氧监测(第六章)和呼气末监测仪CO_2(用于测量呼气末CO_2),进一步监测患者的病情进展。

表5-10	机械通气推荐监测指标

1. 插管后或病情变化时行胸片检查。
2. 开始机械通气后抽取动脉血气检查,之后根据患者病情间断复查。
3. 测定生命体征并观察患者情况(包括人机同步性)。
4. 必要时测定吸气平台压。
5. 使用脉氧监测仪监测氧合。
6. 设置呼吸机报警监测关键的生理指标和呼吸机参数。

呼吸机安装有精密的报警和监测系统辅助患者管理并发现不良事件。当开始进行机械通气,呼吸治疗师常设置高分钟通气量、低分钟通气量、高吸气压、低呼气潮气量和低压报警。大部分呼吸机可以测定auto-PEEP。

低压报警提示临床医师呼吸环路中存在漏气或未连接呼吸机。高压报警提示压力超过设定的最大峰值气道压,此压力报警值设置常高于患者基础峰值气道压以上 10 cmH₂O。进行容量通气的患者若出现黏膜分泌物增多、气道阻力或肺顺应性突然显著变化,则峰值压会急剧增高。如果容量通气时出现高压报警,则暗示并没有以预设潮气量进行送气,因为在压力报警时吸气终止。相反,在预设压力的通气模式下,气道阻力或肺顺应性变化将触发低呼气潮气量报警。

5.12 开始机械通气后出现低血压的原因

5.12.1 张力性气胸

机械通气一开始即出现低血压,则首先要考虑张力性气胸。查体发现呼吸音降低或消失同时叩诊鼓音则可诊断气胸。可以观察到气管偏离气胸侧,但是对于气管插管患者气管偏离现象不常见。在锁骨中线第二或第三肋间隙中间插入大孔导管或针头进行紧急放气,不应当等待胸片确认后再治疗。插入导管或穿刺进行诊断性治疗:血压上升同时体征恢复正常。插入导管或针头后应当放置胸导管。

5.12.2 胸腔内负压到正压的转变

正常胸腔内压相对于大气压为负压。开始正压通气后,胸腔内压为正。当胸腔内压升高,右房压升高,驱动胸腔外大静脉内血液回流至右心的压力梯度下降。因此,回流至心脏的血液减少,致使左心室前负荷、每搏输出量、心输出量和血压下降。潜在血管内容量不足,加重胸腔内压对心输出量及血压的不良影响。容量复苏用于治疗此常见并发症,通过快速大量输注液体提高胸腔外静脉压,增加静脉回流到右心至血压升高。需要监测氧饱和度,防止过度液体复苏导致肺水肿。机械通气时高平均气道压可能会加重机械通气引起的血流动力学不良反应。

5.12.3 内源性呼气末正压

呼吸机设置和患者相互作用引起呼气不充分而导致auto-PEEP形成。过多的呼气末压力会增加胸腔内压使得静脉回流至心脏减少引起低血压。气道梗阻性疾病患者更倾向形成auto-PEEP，因为需延长呼气时相。

5.12.4 急性心肌缺血/坏死

急性呼吸衰竭及插管本身的应激可能会增加心肌氧需，引起急性心肌缺血、坏死和继发低血压。对于有高危风险的患者需要行心电图和心肌损伤标记物检查评估风险。

重点

- 无创和有创正压通气的首要目标是支持通气和氧合，并在确保患者舒适的情况下降低呼吸功。
- NPPV最佳应用于清醒的、可以配合的、预计呼吸情况在未来48~72小时内可以恢复的患者。
- 根据患者临床情况决定最佳机械通气模式时，需要考虑有创机械通气各个模式的优势和不足。
- 谨慎根据指南开始机械通气，并根据患者的评估和监测结果进行调整。
- 应当仔细评估因吸气压力、吸呼比、F_iO_2及PEEP之间的交互关系而带来的潜在利害关系。
- 吸氧浓度和平均气道压决定氧合，而肺泡分钟通气量决定CO_2交换。
- 在机械通气过程中，需要通过呼吸机报警系统、持续脉搏血氧监测及仔细查体来密切监测患者，而吸气平台压监测、血气和胸片检查则根据临床情况必要时反复进行。
- 较高的平台压与较高的呼吸机相关肺损伤相关，吸气平台压应当低于30 cmH₂O。
- 机械通气后立即发生低血压，需要评估是否存在张力性气胸、胸腔内压静脉回流下降、auto-PEEP或心肌缺血。

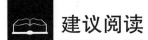

建议阅读

1. Acute Respiratory Distress Syndrome Network. Ventilation with lower tidal volumes as compared with traditional tidal volumes for acute lung injury and the acute respiratory distress syndrome. *N Engl J Med*, 2000, 342:1301-1308.

2. Caples SM, Gay PC. Noninvasive positive pressure ventilation in the intensive care unit: a concise review. *Crit Care Med*, 2005, 33:2651-2658.

3. Fink M, Abraham E, Vincent J, et al, eds. Chapter 66: Controlled mechanical ventilation. In: *Textbook of Critical Care*. 5th ed. Philadelphia, PA: WB Saunders Co, 2005.

4. Fink M, Abraham E, Vincent J, et al, eds. Chapter 67: Patient-ventilator interaction. In: *Textbook of Critical Care*. 5th ed. Philadelphia, PA: WB Saunders Co, 2005.

5. Hess DR, Kacmarek RM. *Essentials of Mechanical Ventilation*. 2nd ed. New York, NY: McGraw-Hill Companies, 2002.

6. Kallet RH, Jasmer RM, Pittet JF, et al. Clinical implementation of the ARDS Network protocol is associated with reduced hospital mortality compared with historical controls. *Crit Care Med*, 2005, 33:925-929.

7. Leisching T, Kwok H, Hill NS. Acute applications of noninvasive positive pressure ventilation. *Chest*, 2003,124:699-713.

8. MacIntyre N. Ventilatory management of ALI/ARDS. *Semin Respir Crit Care Med*, 2006, 27:396-403.

9. MacIntyre N, Branson RD. *Mechanical Ventilation*. Philadelphia, PA: WB Saunders Co, 2000.

10. Marini JJ. Dynamic hyperinflation and auto-PEEP end-expiratory pressure: lessons learned over 30 years. *Am J Respir Crit Care Med*, 2011, 184:756-762.

11. Marini JJ, Gattinoni L. Ventilatory management of acute respiratory distress syndrome: a consensus of two. *Crit Care Med*, 2004, 32:250-255.

12. Murray MJ, Cowen J, DeBlock H, et al. Clinical practice guidelines for sustained neuromuscular blockade in the adult critically ill patient. *Crit Care Med*, 2002, 30: 142-156.

13. Petrucci N, Iacovelli W. Ventilation with smaller tidal volumes: a quantitative systematic review of randomized controlled trials. *Anesth Analg*, 2004, 99:193-200.

14. Tobin MJ. Advances in mechanical ventilation. *N Engl J Med*, 2001, 344:1986-1996.

15. Tobin MJ. *Principles and Practice of Mechanical Ventilation.* Third Edition. McGraw Hill Companies, 2013

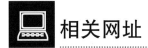 相关网址

Society of Critical Care Medicine/Guidelines. www.SCCM.org.

第六章

氧 供 需 平 衡 和 酸 碱 状 态 监 测

✓ 目的

■ 阐明影响氧供需平衡的决定因素。

■ 识别氧输送障碍。

■ 明确氧供需平衡监测技术的原理和局限性。

■ 阐明酸碱状态监测在重症患者中的应用。

病例

　　一名67岁女性患者，三日前因腹痛、发热及全身乏力入院。一日前诊断为急性胆囊炎，行腹腔镜下胆囊切除术。今日患者出现气短及意识改变，腹部体检，提示穿刺套管处轻度压痛，余无殊。患者脉率136次/分，血压106/55 mmHg，呼吸28次/分，呼吸空气指脉氧饱和度为94%。

　　– 应该立即实施哪些监护措施？

　　– 为明确氧供是否充分，还应进行哪些检查？

6.1 引言

监测永远无法取代治疗，监测所提供的信息也必须结合患者情况和临床判断进行解读，以提供最佳治疗。此外，临床医师必须对监测手段的缺陷和风险-获益比有充分认识。监测手段可以像测量脉搏和体温一样简单，也可以像有创血流动力学及其参数计算一样复杂。实施高风险的有创监测手段前，应当评估该监测是否能够提供足够的信息以指导临床治疗。例如生理应激状态下神经内分泌系统首先影响心率、呼吸频率、血管张力及血压，而解读患者这一系列的异常体征变化则可能需要实施更为复杂的监测手段。本章侧重于介绍在绝大多数医疗机构都能够开展实施的最基本监测技术。

对重症患者进行监护的目的是尽早识别生理功能紊乱并指导临床治疗，从而保证灌注和充足的氧利用，以维持细胞、器官的正常功能。组织利用氧的情况不能直接测量或监测，但通过氧供与氧耗的关系我们可以大致估算出组织器官氧供需平衡的情况。为了更好地认识不同监测手段的作用和局限性，充分掌握氧供、氧耗方面的理论知识十分必要。

6.2 氧输送的原理

氧输送是指输送到组织的氧含量，在重症患者中氧输送是氧供需平衡中最常发生改变的参数。正常情况下，输送氧是组织代谢所需的3~4倍，但对于重症患者，生理紊乱导致的氧输送减少或者组织需氧量增加，可能导致氧供需失衡。此外，在组织层面，足够的氧输送并不总能保证充分的氧利用。氧输送取决于心输出量(血流)和动脉血氧含量，但获得精确的心输出量需进行有创和(或)更为复杂的无创监测技术。充分认识影响血氧含量和心输出量的因素而尽可能减少损伤性的监测手段，才能指导临床医师进行合适的治疗。

6.2.1 动脉血氧含量

动脉血氧含量(CaO_2)是动脉血中血红蛋白结合氧及物理溶解氧的总和。动脉血氧含量的计算公式：

$$CaO_2(ml\ O_2/dl)=[Hb(g/dl)\times1.34\times SaO_2(\%)]+[0.003\ 1\times PaO_2(mmHg)]$$

CaO_2动脉血氧含量，Hb血红蛋白含量，SaO_2动脉血氧饱和度，PaO_2动脉血氧含量。由于血红蛋白与氧气结合能力的差异，每克血红蛋白能够结合1.34~1.39 ml氧气。血红蛋白是组织氧的主要供体，当血液流经毛细血管时血红蛋白能够依据细胞摄氧率释放出与其结合的氧气。当氧供不足或细胞需氧量增加时血红蛋白能够释放出更多氧气，这也是维持正常细胞功能的主要代偿机制之一。氧合血红蛋白解离曲线显示了血红蛋白氧饱和度和血氧分压间的关系(图6-

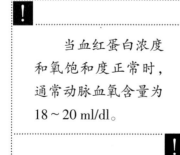

! 当血红蛋白浓度和氧饱和度正常时，通常动脉血氧含量为18~20 ml/dl。 !

1)。当毛细血管内的氧分压降低至40 mmHg(5.3 kPa)，血氧饱和度降低至75%，反映出一定量的氧气已释放到组织。在生理应激情况下，组织水平的血红蛋白氧饱和度能够降低至20%以下，从而给组织提供更多的氧气。酸中毒和发热能够使氧解离曲线右移，降低血红蛋白和氧气的结合能

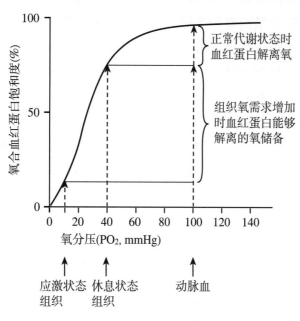

图6-1 氧合血红蛋白解离曲线

氧合血红蛋白解离曲线显示了血红蛋白氧饱和度和血氧分压间的关系。当氧分压为60 mmHg(8.0 kPa)时，血红蛋白氧饱和度接近最大，此时即使氧分压继续上升，血红蛋白氧饱和度也只有轻度增加。而当氧分压低于60 mmHg(8.0 kPa)时，血红蛋白氧饱和度迅速降低。

力，增加组织氧输送。

动脉血氧含量能够通过测量动脉血中血红蛋白浓度及氧合血红蛋白饱和度直接计算得到，因为血液中溶解氧(0.003 1×PaO_2)对氧含量的影响极小。目前临床上无法连续监测血红蛋白浓度，但持续经皮指脉氧饱和度监测能间接反映氧合血红蛋白饱和度，从而反映动脉血氧含量的一个方面。

> **!**
>
> CaO_2的计算值反映动脉中可供利用的氧气量，而不是输送到某一特定组织或被消耗的氧气量。
>
> **!**

6.2.2 心输出量

在动脉血氧含量达到最佳状态时，需要足够的心输出量来确保组织氧输送。心输出量(ml/min或L/min)取决于心率和每搏输出量(图6-2)。每搏输出量是心脏每次左心收缩泵出的血量，取决于心室舒张末期容积和收缩末期容积的差值。影响每搏量的参数有心脏前负荷、后负荷和心肌收缩力。心率加快是增加氧输送的首要代偿机制，对于心率无法加快的患者(如应用β受体阻滞

剂或固定的起搏心率),此代偿能力有限。

心率的测量较为容易,但每搏输出量的测量必须通过特殊的无创、微创或有创手段。通过每搏输出量测量心输出量手段的选择取决于临床医师的经验和医院设备资源的情况。肺动脉导管作为间断测量或连续监测心输出量的有创手段并不常用,并且需要重症医学专业技能。测量心输出量的血流动力学微创手段包括动脉波形和主动脉血流分析。分析动脉波形确定脉压,每搏输出量和心输出量需要行动脉置管,有时还需要行中心静脉置管。经食道多普勒超声能够通过测量降主动脉的血流评估心输出量。无创血流动力学检测通过测量生物电阻抗确定每搏输出量和心输出量。无论选择何种监测手段进行心输出量的测量,临床医师必须认识到其所选择的监测技术的局限性。如果无法直接测量心输出量,可通过监测间接反映心输出量的参数(表6-1)和其他血流动力学指标来大致了解心输出量的情况。

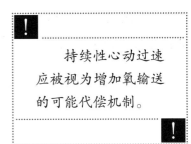

> **!** 持续性心动过速应被视为增加氧输送的可能代偿机制。 **!**

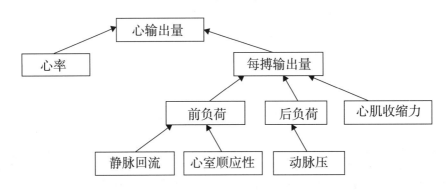

图6-2 心率和每搏输出量对心输出量的影响

表6-1	临床评估影响心输出量的指标
指标	监测方法
心率和心律	脉搏
	经皮指脉氧饱和度
	心电图
前负荷	
● 右心	颈静脉充盈,肝脏增大,低垂部位水肿,中心静脉压
● 左心	劳力性呼吸困难,端坐呼吸
	肺水肿,肺部听诊湿啰音
	肺动脉嵌顿压
后负荷(左心)	平均动脉压
心肌收缩力	心超评估心脏射血分数和每搏量*

*需要专业的训练和技能。

（1）心肌收缩力

心肌收缩力是心肌纤维在心脏收缩期的收缩能力。心肌收缩力受到前负荷和后负荷的影响，因此很难作为一个独立的参数进行测量。其他影响重症患者心肌收缩力的因素还包括：交感神经兴奋性、酸中毒、心肌缺血、炎症介质和血管活性药物。心肌收缩力增强可增加每搏输出量。目前尚缺乏成熟可靠的监测重症患者心肌收缩力的方法。

（2）前负荷

前负荷是心室舒张末期容量（舒张末期容积），其主要取决于静脉回流和心室顺应性。心室的可扩张性（顺应性）和心室所能耐受的容量负荷（静脉回流）是构成Frank-Starling曲线的基础。一般情况下，舒张末期容积增加可导致舒张末期心肌初长度增加，进而增加每搏输出量（图6-3）。由于直接测量舒张末期容积较为困难，临床常用心室舒张末期压力来评估前负荷，用心房压来传递和反应心室舒张末期压力。心房压可通过在中心静脉或肺动脉放置导管直接测量，中心静脉压（CVP）和肺动脉嵌顿压（PAOP）可分别用于评估右室前负荷及左室前负荷。另外，CVP和PAOP也可间接反映舒张末期容积以及心室壁的顺应性。使用床边超声检测随呼吸下腔静脉直径的变化能够帮助判断右心前负荷。

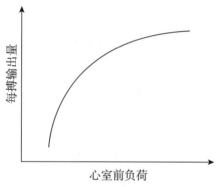

图6-3 心室前负荷和每搏输出量之间的关系曲线

当心室舒张末期容积（前负荷）增加时，每搏输出量常成比例增加。

心室腔的压力和容积的关系取决于心室的顺应性或伸展性。在心肌缺血、脓毒症、心脏瓣膜功能障碍或心动过速时，心室顺应性下降，从而导致舒张期心室无法充分的扩张；心室舒张功能障碍使心室舒张末期容积减少，也能导致心脏充盈压的升高，从而误导临床医师认为已达到足够的前负荷。另外，主动脉内压力的变化（例如张力性气胸、正压通气）也可能影响心脏充盈压。

（3）后负荷

后负荷是克服射血阻力或压力负荷所需的心室壁张力，也就是收缩期心室射血受到的阻力。后负荷越高，心室壁的张力就越高，心脏做功就越多，心肌收缩的效率就越低。左右心室的后负荷通常可根据平均外周动脉压（左心室）、平均肺动脉压（右心室）以及主动脉和肺动脉的阻力来进行估算。

6.3 氧供需平衡的计算

除了氧输送外，组织氧耗情况也能影响氧供需平衡，然而目前对于影响细胞和组织氧利用的因素还所知甚少，临床也缺乏常规直接测量氧消耗的方法。间接计算测量氧消耗需要借助复杂的有创性技术，且这些测量方法也只能反映机体整体的氧利用情况而无法提供特定的组织或器官的氧利用信息。

在重症患者中常用的有效反映整体氧供需平衡的参数包括中心静脉血氧饱和度($ScvO_2$)和乳酸浓度。通过颈内静脉置管或锁骨下静脉置管可持续或间断监测$ScvO_2$，且$ScvO_2$与通过肺动脉置管获得的混合静脉血氧饱和度(SvO_2)有很好的相关性。SvO_2反映来自上腔静脉及下腔静脉并在右心混合的混合静脉血的血氧饱和度。$ScvO_2$和SvO_2反映血红蛋白经过组织毛细血管网回到右心后所结合的氧含量，其与动脉血氧饱和度(SaO_2)的差值可反映氧利用(图6-4)。正常机体$SvO_2>65\%$，$ScvO_2$较SvO_2降低2%～3%，然而对于休克或组织低灌注的患者，由于胃肠道回流的静脉血氧饱和度降低更为明显，$ScvO_2$反而可能较SvO_2高5%～7%。$ScvO_2$值降低提示机体氧供给和氧需求失衡。这种失衡可能由于心输出量减少、血红蛋白浓度下降或者SaO_2降低导致，也可能由于组织氧消耗增加所致。患者可能是由于多个异常导致的氧供需失衡，$ScvO_2$正常情况下也可能存在组织缺氧，这种情况常见于严重脓毒症或某些毒物(如氰化物)中毒。对于重症患者还需要进一步监测乳酸浓度和脏器功能来评估氧供与氧耗之间的关系。

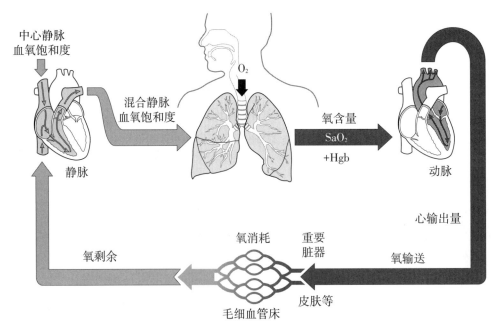

图6-4 影响氧供需平衡的因素

缩写词：Hgb，血红蛋白；SaO_2，动脉血氧饱和度。
氧供需平衡取决于对组织的氧供给以及组织的代谢需求。组织氧利用可通过监测$ScvO_2$和SvO_2获得。

乳酸是另一个反映整体氧供需平衡的指标，是细胞缺氧状态下进行无氧代谢的产物。休克和组织低灌注时血乳酸的增高可能是组织氧供不足的结果，也可能与肝脏代谢异常、血管活性药物应用以及其他因素有关。乳酸浓度反映组织缺氧的敏感性和特异性均不高，但组织低灌注常可导致乳酸升高，而乳酸水平下降常提示目前治疗有效。

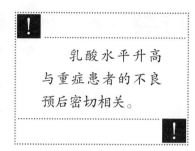

！ 乳酸水平升高与重症患者的不良预后密切相关。！

6.4　氧供需平衡的监测

由于缺乏对某些指标（如心肌收缩力、组织氧消耗）的监测方法，又或者受制于技术和设备（如肺动脉导管、超声心动图），精确地监测氧供需平衡并非易事。然而对于重症患者，通过监测某些指标如血氧饱和度、血压、$ScvO_2$、乳酸和液体反应性，再结合患者临床资料，也能够为评估氧供需平衡提供指导。

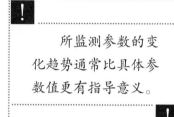

！ 所监测参数的变化趋势通常比具体参数值更有指导意义。！

6.4.1　血红蛋白氧饱和度监测

【原理】

脉氧仪是简便、无创的监测血红蛋白氧饱和度的设备。脉氧仪发出的红光和红外线可以穿透毛细血管床，形成贯穿整个心脏搏动周期的光学信号。这些信号能够反映组织或动静脉血液对穿透光线的吸收情况。通过对这些信号的计算处理可以得出以百分数表示的血红蛋白氧饱和度。虽然氧分压是影响血红蛋白氧饱和度的首要因素，但氧饱和度并不等同于氧分压，也无法反映氧输送和通气是否足够。脉氧仪测得的氧饱和度通常称为指脉氧饱和度（SpO_2），以区别于直接采集动脉血并使用碳氧血红蛋白监测技术获得的动脉血氧饱和度（SaO_2）。脉氧能够用于识别低氧血症，以及滴定吸氧患者的供氧浓度。

【临床问题】

研究证明为了保证氧分压不低于60 mmHg（8.0 kPa），对于浅肤色的患者SpO_2应达到92%，而对于深肤色的患者SpO_2应达到94%。脉氧仪可应用于任何能够可靠捕捉搏动信号的皮肤表面，例如手指、脚趾、耳垂、鼻翼以及嘴唇等部位。表6-2罗列了能够影响脉氧仪信号探测或准确性的因素。脉氧仪通过检测脉动信号也能够显示心率值，该心率值应当与其他方法测得心率值一致，因此在分析指脉氧数据时应首先比较其与其他方法测得心率值的一致性。指脉氧波形与动脉压力波形及每搏输出量密切相关，因此从指脉氧的波形中还能获得额外的血流动力学信息。正压通气时指脉氧波形（脉压）存在变异可能提示低血容量状态和存在容量反应性（参见第七章）。

！ 同一肢体血压袖带充气可导致脉搏波形消失而影响脉氧测量。！

表6-2	影响指脉氧测量准确性的因素
解剖或生理性因素	其他因素
深肤色	应用脂肪乳、丙泊酚(可导致SpO_2增高)
指甲畸形	室内灯光太强
指甲油	电干扰
低体温	探头接触不良
血管收缩	传感器过多的移动
低血压	
局部灌注不佳	
红细胞压积<15%	
高脂血症	
碳氧血红蛋白血症	
心动过速	

6.4.2 血压监测

虽然血压不是直接决定氧供需平衡的因素,但恰当的驱动压对于保证组织氧输送至关重要。依据下列公式血压取决于心输出量及外周血管阻力:

$$血压 = 心输出量 \times 外周血管阻力$$

血压可通过有创或无创方法进行测量。

(1)自动无创血压监测

【原理】

自动血压监测装置常用来间断测量血压值。这些设备使用一种或多种方法来测定收缩压及舒张压,但最常用的方法是示波测量法。依据振荡波的出现、消失以及波幅可直接测量收缩压、舒张压及平均动脉压。对于成人上臂是首选测量部位,其他可选部位包括小腿、前臂或者大腿(此部位测量常引起患者不适)。放置测压袖带时应避开静脉输液的肢端和容易引起循环缺血的部位。恰当的袖带尺寸是测量结果准确的必要条件。袖带尺寸过大会低估真实血压值,而袖带尺寸太小会导致测量值增高。

【临床问题】

正常的血压值并不总能保证足够的组织灌注。自动血压监测装置在某些临床情况下,例如休克、应用升压药、机械通气以及心律失常的重症患者中,其测量的准确度有所下降。寒战、肌肉收缩、肢体大幅度动作均能导致错误的测量结果,而不准确的测量值常可误导临床医师的判断,排除以上情况后需要重复测量,因此对于血流动力学不稳定的患者,通过动脉置管进行有创血压监测优于自动血压监测装置。

（2）动脉置管

【原理】

通过专门的监测模块对留置动脉导管的压力信号进行转换，使得持续监测血压、脉压及平均动脉压成为可能(图6-5)，脉压指收缩压和舒张压之差。留置动脉导管也可用于持续动脉血气分析，因此需要频繁采集动脉血标本和持续动脉血压监测是留置动脉置管的主要适应证。当患者24小时内需要留置的动脉血标本超过4次就应考虑行动脉置管术。通过微小有创血流动力学监测系统，动脉压力监测也可用于评估心输出量、每搏输出量或脉压变异度。

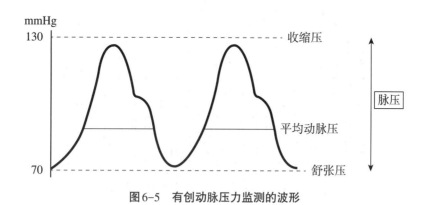

图6-5　有创动脉压力监测的波形

注：当使用有创血压监测时，平均动脉压的计算是基于动脉波形曲线下的面积。

动脉置管最常用的部位(依据成人选择顺序)依次是桡动脉、股动脉、腋动脉和足背动脉。由于肱动脉是终动脉且存在导致手部缺血的潜在并发症，应尽可能避免肱动脉置管。桡动脉和足背动脉置管应选择较短的导管，股动脉和腋动脉置管应选择较长的导管。置管部位应首选存在可替代的侧支循环的血管，且应综合考虑是否可扪及动脉脉搏、患者的全身血流动力学状态及患者独特的解剖和生理学状态。

> **!**
>
> 由于足背动脉直径较细且距离心脏较远，其用于有创血压监测时的可靠性较差。
>
> **!**

【临床问题】

动脉置管绝不能用于输注任何药物和液体，并应持续进行动脉压力监测。如果对动脉内压力监测结果的准确性存疑，应使用人工测压袖带进行验证。进行有创血压监测时，导管/换能器系统的位置应在调零后放置在心脏水平附近。

> **!**
>
> 脉压 = 收缩压 − 舒张压
> 脉压正常值=30～40 mmHg
>
> **!**

某些技术和解剖因素可能影响动脉导管系统测压结果的准确性。如果存在血管变异，或换能器加压冲洗系统、换能器校准或加压管路存在问题，则可能导致动脉波形失真，监测结果可能表现为阻尼过大的穹顶状波形，或者表现为阻尼不足的高尖、"过冲或振铃"样波形。上述因素均能显著影响收缩压和舒张压，但对平均动脉压的影响相对较小。

由于低灌注时血管发生代偿性收缩，因此动脉内血压监测可能无法作为低灌注的敏感指标，这一点与无创血压脉压相似。机械通气患者通过监测动脉压力波形能够获得容量状态的信息(图6-6)。正压通气时由于静脉回流减少，对于血容量不足的患者可能导致每搏输出量减少，而每搏输出量减少又可引起血压下降，在动脉波形上表现为收缩压变异及脉压减小(见6.4.6)。

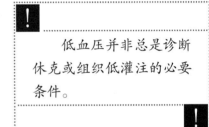

! 低血压并非总是诊断休克或组织低灌注的必要条件。 !

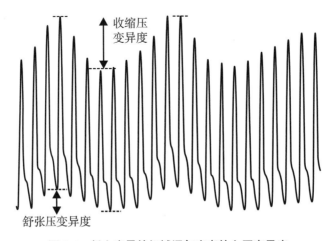

图6-6 低血容量的机械通气患者的血压变异度

注：正压通气时收缩压下降较舒张压下降更为显著，导致脉压降低。

表6-3罗列了动脉置管的可能并发症。通过提高置管技术、选择合适的导管型号、恰当的置管护理以及持续冲洗系统，可显著减少上述并发症。放置动脉导管后应对动脉压力波形进行持续监测，还应设置报警以预防因疏忽导致的导管脱出和失血，并经常检查动脉置管肢体远端的血供状况以避免发生缺血和感染。一旦发现导管远端肢体缺血和穿刺部位的感染，需要立即拔除动脉置管。临床诊疗中，当不再需要留置动脉导管时，应尽早拔除，以降低感染的风险。

表6-3 动脉置管的可能并发症
血肿形成
出血
动脉血栓形成
近端或远端血管栓塞形成
假性动脉瘤
感染
错误的输注液体或药物

6.4.3　右心充盈压及ScvO$_2$监测

通过颈内或锁骨下静脉置管可以监测CVP及ScvO$_2$。表6-4罗列了中心静脉置管术的适应证。为了保证CVP和ScvO$_2$监测的准确性，减少置管过程中的并发症，推荐在留置颈内或锁骨下中心静脉置管后行胸片检查确认导管位置，其尖端应当位于上腔静脉内。

表6-4	深静脉置管的常见适应证
	监测平均中心静脉压
	监测ScvO$_2$
	大量输液的静脉通道
	静脉通道建立困难或需要长期开放
	输注刺激性药物或肠外营养
	血液透析
	放置临时起搏导线
	放置肺动脉导管

确认导管位置正确后测得的CVP可以反映右心室充盈压，进而反映心脏前负荷(舒张末期容积)。CVP正常值是2~8 mmHg，且CVP的测量应在呼气末进行。自主呼吸与机械通气时CVP的波形不完全一致，需要通过临床医师辨别呼气末期、读取相应的CVP值(图6-7)。通常CVP值偏低提示血管内容量和前负荷不足，而CVP值正常或增高则需要谨慎解读。由于胸腔内压力或心室顺应性变化均可影响CVP值，正常或增高的CVP值并不一定意味着前负荷合适或过多，此时尚需要额外的临床检查(如容量反应性)来评估在CVP正常或升高的情况下前负荷是否够。另外，右室前负荷预测值也并不总与左室前负荷相关。

ScvO$_2$可通过血气分析获得，也可使用含脉氧仪的导管进行持续监测。临床指南推荐应用ScvO$_2$联合其他参数评估复苏是否充分。ScvO$_2$正常值通常>65%。

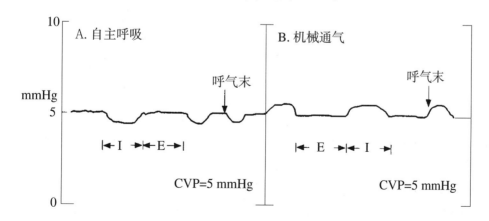

图6-7　典型的CVP波形的周期性变化

注:上图表示随着吸(I)呼(E)气周期性变化的典型的CVP波形。A,自主呼吸时CVP周期性变化:自主吸气时胸腔内压降低,CVP值降低。B,正压机械通气时CVP的周期性变化:机械通气时压力从气道传递到胸腔内和大血管,CVP值增加。垂直箭头表示自主呼吸和机械通气的呼气末期。

6.4.4 左心充盈压监测

右室充盈压常常通过测量肺动脉嵌顿压(PAOP)来评估,而PAOP可由放置肺动脉导管(PAC)测得,但PAC的留置、数据采集及解读均需要经过专门的训练。在评估是否需要放置PAC行有创血流动力学监测时,临床医师应咨询重症医学科医生的意见。如进行单次左室充盈压力测量常可使用心脏超声。

6.4.5 心输出量监测

心输出量对组织氧输送有着决定性的影响。通过热稀释法、经食道多普勒超声检查以及动脉波形的脉搏轮廓描记法,均可进行心输出量的监测,但上述都是有创性的监测手段,需要经过专门训练的医师实行。当无法获得直接心输出量数据时,乳酸浓度和$ScvO_2$也可作为反映组织氧合的指标从而指导治疗,但必须明确的是乳酸和$ScvO_2$反映组织氧合时的特异性相对较低。

6.4.6 液体反应性监测

对于危重患者的诊治,临床医生常常要面对的一个实际问题是更多地液体输注是否能够改善患者心输出量和氧输送? 这种窘境可能不是简单地测量心率、CVP或者血压能够解决的。

机械通气患者氧输送障碍时,心输出量、每搏输出量、收缩压或者脉压明显变化(超过10%~15%),提示需要更多地液体来改善心输出量,或者需要通过降低潮气量或PEEP来减少胸腔内压。随着通气给的每次呼吸正压能够导致静脉回流和右心室前负荷降低。如果右心室依赖于前负荷,正压通气将会导致右心室每搏输出量降低,左心室前负荷和左心室每搏输出量(心输出量)降低(图6-6)。多种设备均可用来监测收缩压、脉压、每搏输出量,但必须考虑到每个设备的局限性,例如充足的潮气量、快速型心律失常和充分的镇静。

被动抬腿试验(PLR)是一项在床旁使用的无创监测技术,用于评估更多的液体是否有益。这个动作是通过将床头从半侧卧的位置放置水平,同时将两条腿抬高到45°来完成的(图6-8)。这个动作使下肢和腹部大约300 ml血液转移到右心。没有液体输注,并且临床效应也是完全可逆的。如果30~60秒的被动抬腿试验能够正价心输出量或每搏输出量,提示病人对液体有反应性。被动抬腿试验在机械通气患者和自主呼吸有吸气努力的患者均是可信的。如果不能监测心输出量或者每搏输出量,被动抬腿试验后血压增加明显提示心输出量增加,而血压不变或者少量增加则没有提示意义。颅内压增高患者不能行被动抬腿试验,腹内压增高患者被动抬腿试验也不可信。

液体负荷试验也可以用来评估患者是否具有液体反应性。等渗晶体液负荷(通常250~500ml)快速输注(5~10分钟)后立即监测心输出量和每搏输出量。如果心输出量和每搏输出量随着液体负荷试验明显增加,提示病人有液体反应性。这个监测技术必须谨慎使用,因为额外的液体可能对患者心脏或呼吸状态是致命的。

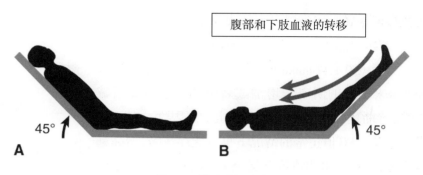

图6-8 被动抬腿试验

6.5 酸碱紊乱

酸碱紊乱在重症患者中很常见，评估酸碱状态有助于明确诊断和(或)指导治疗。代谢性酸中毒常提示存在低灌注，应进一步评估氧供需平衡情况。正确的评估酸碱状态需要对电解质、白蛋白和血气分析结果进行正确解读，并应了解生理状态下机体的正常代偿反应。附录5中案例提供动脉血气和电解质信息用于酸碱平衡分析及确定合适的治疗。

6.5.1 酸碱紊乱评估

分析重症患者的酸碱紊乱情况需要系统的步骤。虽然有数种方法可供选择(碱剩余、强离子差异)，但传统的基于 H^+/HCO_3^- 浓度的床边分析方法仍最为常用。

(1) 测定pH值，明确总的酸碱状态。是否存在酸血症或碱血症？

(2) 如果pH值异常，明确原发因素是代谢性($[HCO_3^-]$改变)还是呼吸性($PaCO_2$改变)。

(3) 如果存在呼吸性障碍，明确是急性还是慢性改变。

(4) 如果存在代谢性障碍，明确呼吸代偿是否充分。

(5) 计算阴离子间隙(AG)。

6.5.2 代谢性酸中毒

内源性酸产生增多并超过肾脏排泄能力(例如酮症酸中毒、乳酸酸中毒)、外源性酸摄入增多(例如服毒)、碳酸氢根丢失过多(例如腹泻)或是肾脏排泄内源性酸减少(例如肾衰竭)，均能导致代谢性酸中毒。代谢性酸中毒时首要的代偿机制是增加分钟通气量来清除CO_2。呼吸性代偿是否充分可通过下列公式进行计算：

$$PaCO_2代偿范围 = 1.5 \times [HCO_3^-] + 8 \pm 2；或是 \Delta PaCO_2 = 1.2 \times [HCO_3^-]$$

代谢性酸中毒时呼吸代偿的极限是$PaCO_2$下降至10 mmHg(1.3 kPa)左右，这提示$PaCO_2$不会降低10 mmHg以上来代偿代谢性酸中毒。

代谢性酸中毒可继续细分为AG正常型或AG增高型。正常情况下未测定的阴离子浓度与未测定的阳离子浓度之差就是AG，可通过下列公式计算：

$$AG=[\,Na^+\,]-([\,Cl^-\,]+[\,HCO_3^-\,])$$

AG的正常值大约为(10 ± 4) mmol/L，但各实验室参考值有所差异。AG值增加提示未测定的阴离子增加或者未测定的阳离子减少。单凭AG值增加诊断代谢性酸中毒存在一定的局限性。对于存在严重低蛋白血症患者，AG值正常的情况下也可能存在AG增高型代酸。对于这类患者，AG的预测值可能低至4~5 mmol/L。白蛋白每降低1 g/dl，AG值就可能下降2.5~3 mmol/L，此时校正的AG值计算公式如下：

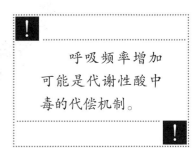

! 呼吸频率增加可能是代谢性酸中毒的代偿机制。 !

校正后AG值 = 计算得到的AG值 + 2.5 × [正常白蛋白水平 – 实际测定的白蛋白水平(g/dl)]

另一种情况，AG值增高也不说明一定存在酸中毒。对于明显碱血症(pH>7.5)的患者，由于白蛋白带有更多负电荷，可能增加未测定阴离子浓度，从而增高AG值。

对于危重症患者，最常导致代谢性酸中毒的原因是乳酸酸中毒、肾衰竭和糖尿病酮症酸中毒。正常AG型称为代谢性酸中毒高氯血症酸中毒，可能是由于胃肠道或肾脏丢失大量的HCO_3^-或者大量生理盐水复苏导致的。

6.5.3　代谢性碱中毒

代谢性碱中毒通常可分为氯离子减少型(低血容量,最为常见)和氯离子增高型(高血容量)，上述两种代谢性碱中毒均可导致血清钾离子水平下降。尿液氯离子浓度测定有助于鉴别两种代谢性碱中毒，氯离子减少型代谢性碱中毒尿液中氯离子 < 20 mmol/L，而氯离子增高型代谢性碱中毒尿液中氯离子 > 20 mmol/L。应用利尿剂是导致住院患者出现低血容量代谢性碱中毒的常见原因。代谢性碱中毒的正常代偿机制是呼吸浅慢、肺通气量下降，但这种代偿是有限的，呼吸代偿时$[\,HCO_3^-\,]$每增高10 mmol/L，$PaCO_2$可能升高6~7 mmHg(0.8~0.9 kPa)，而升高的$PaCO_2$又会刺激呼吸中枢减少代偿作用。对氯离子减少型代碱的治疗措施是补充血容量，而对于氯离子增高型代碱则应评估肾脏–肾上腺轴功能。代碱时还应注意纠正低钾血症。严重的碱中毒可增加病死率，因此需要积极处理。

6.5.4　呼吸性酸中毒

呼吸性酸中毒最常见的原因是肺泡通气量不足。如果是急性呼吸性酸中毒，$PaCO_2$每升高10 mmHg(1.3 kPa)时pH值可下降0.08。由于细胞内非碳酸氢盐缓冲对的作用，急性呼吸性酸中毒时血浆$[\,HCO_3^-\,]$增加幅度很小。$PaCO_2$每升高10 mmHg(1.3 kPa)，$[\,HCO_3^-\,]$仅增加1 mmol/L，直至达到30~32 mmol/L。对于慢性呼吸性酸中毒，$PaCO_2$每升高10 mmHg(1.3 kPa)，pH值可下降0.03，而$[\,HCO_3^-\,]$可增加3.5 mmol/L。对慢性呼吸性酸中毒肾脏的最大代偿极限是使$[\,HCO_3^-\,]$继发性升高至45 mmol/L。若$[\,HCO_3^-\,]$值大于45 mmol/L则提示还存在代谢性酸中毒。呼吸性酸中毒的治疗原则为快速鉴别病因并给予针对性处理。某些情况下，需行气管插管和机械通气来改善肺泡通气。

6.5.5 呼吸性碱中毒

呼吸性碱中毒多继发于多种病因导致的过度通气，对于重症患者应考虑急性肺部病变或酸中毒可能。与呼吸性酸中毒时的代偿相似：急性呼吸性碱中毒时，$PaCO_2$每降低10 mmHg(1.3 kPa)，pH值可上升0.08；而慢性呼吸性碱中毒时，$PaCO_2$每降低10 mmHg(1.3 kPa)，pH值可上升0.03。急性呼吸性碱中毒时$PaCO_2$每降低10 mmHg(1.3 kPa)时[HCO_3^-]仅下降2 mmol/L，而慢性呼吸性碱中毒时$PaCO_2$每降低10 mmHg(1.3 kPa)时[HCO_3^-]可增加5 mmol/L。在酸碱平衡紊乱中呼吸性碱中毒是较为特殊的一个类型，随着病程的延长，pH值可通过自身的代偿机制恢复至正常水平。呼吸性碱中毒的治疗原则首先是纠正原发病，去除引起通气过度的原因。

6.5.6 混合性酸碱紊乱

单一的酸碱紊乱如代谢性碱中毒由一个因素导致，但重症患者多种酸碱失衡可同时存在，称之为混合性酸碱紊乱。例如，感染性休克患者往往同时存在呼吸性碱中毒和代谢性酸中毒。分析混合性酸碱紊乱时有必要采用系统性的方法来辨别酸碱紊乱的类型，并做出正确的诊断和治疗干预。表6-5罗列了有助于评估酸碱紊乱状态的公式。

表6-5	酸碱紊乱的相关公式	
酸碱紊乱类型	**公式**	
呼吸性酸中毒		
急性	pH值下降 $= 0.08 \times \dfrac{(PaCO_2 - 40)}{10}$	HCO_3^-升高 $= \dfrac{\Delta PaCO_2 \pm 3}{10}$
慢性	pH值下降 $= 0.03 \times \dfrac{(PaCO_2 - 40)}{10}$	HCO_3^-升高 $= 3.5 \times \dfrac{\Delta PaCO_2}{10}$
呼吸性碱中毒		
急性	pH值升高 $= 0.08 \times \dfrac{(40 - PaCO_2)}{10}$	[HCO_3^-]下降 $= 2 \times \dfrac{\Delta PaCO_2}{10}$
慢性	pH值升高 $= 0.03 \times \dfrac{(40 - PaCO_2)}{10}$	[HCO_3^-]下降 $= 5 - 7 \times \dfrac{\Delta PaCO_2}{10}$
代谢性酸中毒	AG $= [Na^+] - ([Cl^-] + [HCO_3^-])$ 预计 $PaCO_2 = 1.5 \times [HCO_3^-] + 8 \pm 2$；或是 $\Delta PaCO_2 = 1.2 \times \Delta[HCO_3^-]$	
代谢性碱中毒	$PaCO_2$增加 $= 0.6 - 0.7 \times \Delta[HCO_3^-]$	

氧供需平衡和酸碱状态监测-知识点

- 氧输送取决于心输出量(血流)和动脉血氧含量。
- 血红蛋白是组织氧供的主要载体。
- 正常的心室充盈压并不一定意味着充足的前负荷。
- 在重症患者中常用的反映整体氧供需平衡的参数包括中心静脉血氧饱和度($ScvO_2$)和乳酸浓度。
- $ScvO_2$降低提示氧供需失衡,这种失衡的原因包括心输出量减少、血红蛋白浓度下降或者SaO_2下降,组织氧耗增加也可导致$ScvO_2$降低。
- 脉氧仪能持续监测动脉血氧饱和度,但无法完全反映氧输送的情况。
- 对病情不稳定患者,通过动脉置管持续监测血压优于自动血压监测装置。
- 通过特殊设备监测患者的收缩压、脉压或每搏变异率以及液体反应性,有助于优化患者的心输出量和氧输送。
- 评估酸碱状态有助于明确诊断和(或)进行干预治疗。

拓展阅读

1. Gauthier PM, Szerlip HM. Metabolic acidosis in the intensive care unit. *Crit Care Clin*, 2002, 18:289-308.

2. Kellum JA. Disorders of acid-base balance. *Crit Care Med*, 2007, 35:2630-2636.

3. Marx G, Reinhart K. Venous oximetry. *Curr Opin Crit Care*, 2006, 12:263-268.

4. Whittier WL, Rutecki GW. Primer on clinical acid-base problem solving. *Dis Mon*, 2004, 50:122-162.

5. Mohammed I, Phillips C. Techniques for determining cardiac output in the intensive care unit. *Crit Care Clin*, 2010, 26:355-364.

6. Monnet X, Teboul J-L. Minimally invasive monitoring. *Crit Care Clin*, 2015, 31:25-42.

7. Jubran A. Pulse oximetry. *Crit Care*, 2015, 19:272.

8. Monnet X, Teboul J-L. Assessment of volume responsiveness during mechanical ventilation: Recent advances. *Crit Care*, 2013, 17:217.

9. Monnet X, Teboul J-L. Passive leg raising. *Intensive Care Med*, 2008, 34:659-663.

10. Hartog C, Bloos F. Venous oxygen saturation. *Best Prac Res Clin Anaesthesiol*, 2014, 28:4194-28.

11. Magder S. Central venous pressure: A useful but not so simple measurement. *Crit Care Med*, 2006, 34:2224-2227.

12. Kraut JA, Madias NE. Lactic acidosis. *N Engl J Med*, 2014, 371:2309-2319.

 相关网址

Ortega R, Hansen CJ, Elterman K, et al. Videos in clinical medicine: Pulse oximetry. *N Engl J Med*. 2011;364:e33. http://www.nejm.org/multimedia/medical-videos.

第七章

休 克 的 诊 断 和 治 疗

✓ 目的

■ 明确休克的四种主要分类。

■ 讨论休克复苏的目标。

■ 概括休克治疗的总原则。

■ 描述血管活性药和正性肌力药的生理作用。

■ 讨论少尿及急性肾损伤的诊断及治疗。

📁 病例

患者，男，54岁，因右下肢皮疹伴红肿入院，局部有脓液渗出。查体：体温39 ℃ (101.8 ℉)，心率140次/分，呼吸26次/分，血压110/58 mmHg。

– 还需要哪些信息来判断患者是否存在休克?

– 稳定患者病情初始的干预治疗有哪些?

7.1　引言

休克是由于各种病因导致组织缺氧和灌注不足的综合征。迅速识别休克,早期有效的干预可以防止休克导致的不可逆性损伤、器官功能障碍和死亡。以下的某个或多个机制可能会导致患者组织缺氧和灌注不足:

- 绝对的或相对的全身氧输送降低(心输出量不足、血氧含量降低)。
- 组织灌注不足(组织血流异常分布或灌注压不足)。
- 氧利用障碍(细胞或线粒体功能障碍)。

机体氧供需失衡,氧的需要超过供给导致休克。低血压不能作为休克的诊断标准,尽管休克经常出现低血压。一些休克患者,初始时血压可能是正常的,但是较其基础水平已明显下降,或通过代偿的全身反应维持在正常水平。休克的治疗应以直接改善氧供需平衡和低灌注作为主要终点。

7.2　休克的临床表现

休克患者的表现可能是隐匿的(比如轻微的意识障碍、窦性心动过速),或者容易识别(严重的低血压、无尿)。休克可能是一些潜在疾病的最初表现,或者在疾病进展时出现。对于一些高度怀疑或警戒的临床表现,需要进一步明确是否为休克的早期表现,并尽早开始合适的治疗。各种原因导致机体发生失代偿反应,引起组织氧合和灌注不足,导致了休克的临床表现。远端器官灌注不足导致低血压、意识状态改变、少尿/无尿和其他器官功能障碍。此外,低灌注常合并一定程度的炎症反应,可能会导致器官损伤。实验室检查,例如氧合、血尿素氮、肌酐、胆红素、肝转氨酶和凝血功能的异常,可以直接或间接反映灌注不足。阴离子间隙代谢性酸中毒是最常见的灌注不足表现之一。酸中毒常合并乳酸浓度升高,尽管乳酸诊断休克既不敏感也不特异,但是乳酸浓度是低灌注的一个监测指标,也是评价治疗效果的实用指标(见第六章)。

休克的主要代偿机制是通过复杂的神经内分泌反应,增加组织灌注和氧合。在各种类型休克中,交感缩血管反应调整血流从低氧需求器官(比如皮肤)至氧依赖器官(比如脑和心脏)。代偿性的血管收缩能够在休克早期维持血压,导致舒张压升高,脉压缩小。强烈的血管收缩导致肢端湿冷引起器官灌注不足。低体温也是严重血管收缩的表现之一。分布性休克(见下文)患者经常伴有血管舒张和肢端温暖,但其他低灌注的表现也是经常存在的。交感神经反应性心动过速,反映了机体在休克时试图增加心输出量。呼吸急促可能是对代谢性酸中毒代偿性反应、对肺损伤的反应或对呼吸中枢直接刺激的反应。

> **!** 心源性、失血性以及梗阻性休克时全身血管阻力的增加是机体代偿性维持血压(灌注压)的表现。 **!**

休克的其他变化表现在组织水平上影响氧合的改变。正如在第六章所介绍的,血红蛋白在通过毛细血管时释放更多的氧以满足组织的需求。酸中毒或体温增加,使得氧离曲线右移,有利于血红蛋白结合氧的释放。在各种休克中（第六章），氧摄取增加表现为混合静脉血氧饱和度(SvO_2)或中心静脉血氧饱和度($ScvO_2$)下降。然而，SvO_2数值正常并不意味着组织氧充足，因为一些休克（比如感染性休克)常导致组织或细胞氧利用障碍，以及血流异常分布。

7.3　休克的分类

基于血流动力学的改变，休克分为四类：低血容量性休克、分布性休克、心源性休克和梗阻性休克(表7-1)。详细的病史和体格检查，有助于确定休克的可能病因。但是，许多患者存在不止一类休克(混合性休克)。感染性休克是分布性休克的一种，但是它在液体复苏前可能存在低血容量因素。同样，感染性休克和低血容量性休克可能存在心功能障碍。

表7-1　休克分类		
低血容量性休克		**心源性休克**
失血性休克		心肌病(如心肌缺血)
非失血性休克		机械性(如瓣膜病)
		心律失常
分布性休克		**梗阻性休克**
感染性休克		大面积肺栓塞
肾上腺危象		张力性气胸
神经源性休克(如脊髓休克)		急性心包填塞
过敏性休克		缩窄性心包炎

即使无法使用一些特殊的监测，熟知不同类型休克的常见血流动力学特性，也可以帮助我们开始恰当的治疗。表7-2列举了常见休克的血流动力学特性，但由于患者休克的具体病因、心功能状态及复苏状态不同，可能存在一些变化。

休克类型	心率	心输出量	心室充盈压	系统血管阻力	脉压	$SvO_2/ScvO_2$
心源性休克	↑	↓	↑	↑	↓	↓
低血容量休克	↑	↓	↓	↑	↓	↓
分布性休克	↑	↑ or N[a]	↓	↓	↑	↑ or N[a]
梗阻性休克	↑	↓	↑ or N[b]	↑	↓	↓

表7-2　休克的血流动力学特征

缩写:SvO_2:混合静脉血氧饱和度;N:正常;$ScvO_2$:中心静脉血氧饱和度;
[a] 有可能在复苏早期即下降;
[b] 大面积肺栓塞时左室充盈压可能正常或降低。

7.3.1 低血容量性休克

低血容量性休克是由于出血、胃肠道或泌尿系液体丢失、脱水或第三间隙液体丢失等原因导致的有效循环血量不足的休克。在烧伤、创伤、胰腺炎和其他的严重休克时，间质液体再分布导致的第三间隙液体大量丢失。低血容量性休克的血流动力学表现为心输出量降低，右心室、左心室充盈压(前负荷)降低，以及代偿性血管收缩引起的后负荷(外周血管阻力[SVR])增加。心输出量降低伴随组织氧需求不变或增加，以及潜在的血红蛋白浓度降低(出血)，可导致SvO_2或$ScvO_2$下降。除了常见的临床表现之外，低血容量性休克患者可见颈内静脉的塌陷。

7.3.2 分布性休克

分布性休克的特点是外周血管张力下降丧失(血管扩张)。但是，这些患者往往存在低血容量性休克和心源性休克的原因。分布性休克最常见的是感染性休克，神经源性休克和过敏性休克次之。血流动力学特征通常包括心输出量正常或增加，外周血管阻力降低，心室充盈压正常或降低。如果不进行液体复苏，血管内容量不足，心输出量则会降低。由于组织利用氧障碍或微血管床血液分流，SvO_2或$ScvO_2$通常正常或增加，比如脓毒症。与其他类型的休克不同，分布性休克在液体复苏后血管仍处于舒张状态，常导致四肢温暖、舒张压降低、脉压差增大。颈椎或高位胸椎损伤导致神经源性休克常合并心动过缓而不是心动过速。感染性休克和肾上腺危象时则可能出现发热。

7.3.3 心源性休克

心源性休克常由于心肌受损(缺血、心肌病)、机械或结构缺陷(瓣膜功能衰竭、间隔缺损)或者心律失常引起心脏泵功能衰竭而导致血流量不足。最常见的是，急性心肌梗死或后续并发症导致心源性休克。心源性休克是心脏衰竭最严重的表现，区别于出现低灌注、低血压和需要不同治疗干预的不太严重的慢性心力衰竭(第十章)。心源性休克典型的血流动力学特征是心输出量降低、心室充盈压升高、后负荷(SVR)增加。心输出量降低时，由于组织摄取氧增加，导致SvO_2或$ScvO_2$降低。心源性休克相关的临床表现还包括颈内静脉充盈、肺水肿和S_3奔马律。

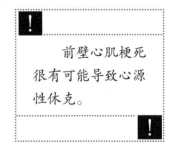

前壁心肌梗死很有可能导致心源性休克。

7.3.4 梗阻性休克

梗阻性休克的共同特点是血液流动受阻，常发生于心脏充盈受损和后负荷过多。心脏压塞会导致右心室舒张功能下降，而张力性气胸会通过阻碍静脉回流限制右心室的充盈。大面积肺栓塞会增加右心室后负荷。血流动力学特征为心输出量降低，后负荷增加，不同病因下其左心室充盈压变化并不相同。心脏压塞时，右心室腔压力、肺动脉压、左心室腔压力在舒张期几乎相等。吸气时收缩压下降超过10 mmHg(奇脉)是临床怀疑患者心脏压塞的最重要的临床表现。依据疾病的发展时间和血管内容量状态的不同，可能出现颈静脉扩张。

7.4 休克治疗的总原则

休克治疗的总目标是增加氧输送或氧利用，以防止细胞和器官损伤。有效的治疗包括：处理潜在的病因、恢复组织灌注、监测以及综合性的支持治疗。恢复灌注的干预措施，主要在于达到足够的血压，增加心输出量，和(或)增加血氧含量。必要时应降低机体氧耗。这些目标通常是通过联合干预来完成的，如图7-1、表7-3。

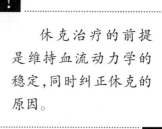

休克治疗的前提是维持血流动力学的稳定，同时纠正休克的原因。

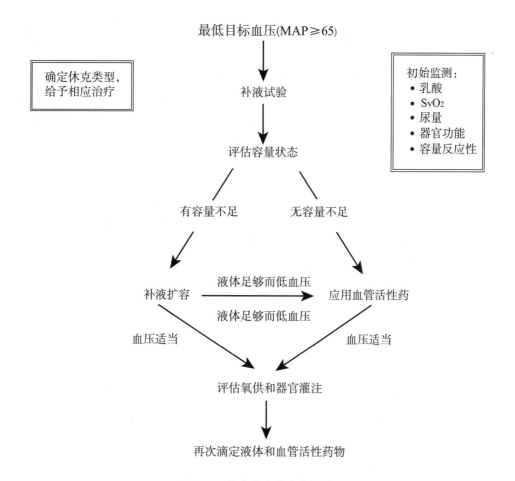

图7-1 休克病人治疗流程图

休克初始治疗的关键包括：实现目标血压、液体滴定和血管活性药物应用，以此来确保足够的容量和大于65 mmHg的平均动脉压。达到初始目标后再用乳酸、尿量，以及其他末梢脏器的临床表现来评估氧供和器官灌注的情况。而容量反应性可能需要有创血流动力学监测或简单的被动抬腿试验评估。

表7-3	休克的治疗
项目	干预
血压	液体复苏、血管收缩药或血管舒张药[a]
心输出量	
前负荷	液体,血管舒张药[a]
心肌收缩力	正性肌力药
后负荷	血管收缩药或血管舒张药[a]
氧含量	
血红蛋白	输血
血氧饱和度	氧疗,机械通气
氧耗	机械通气,镇静,镇痛,退热剂

注:[a] 血管舒张药仅在血压稳定时使用(见原文)。

治疗低血压休克的首要目标是达到维持组织灌注的最低血压(驱动压)。在优化氧输送其他指标的同时,维持驱动压有助于保证心脏和其他器官足够的血流。通常建议将平均动脉压(MAP)≥65 mmHg作为初始目标。对于心肌缺血或慢性高血压的患者来说,可能需要更高的MAP,但是只有当提升血压能转变为增加灌注时才是有益的。否则,更高的血压可能增加心肌的氧耗。在初始复苏后,MAP目标应该在充分评估全身和器官灌注的基础上实现个体化。目标血压的维持通常有赖于液体和(或)血管活性药物的共同作用(稍后讨论)。

休克治疗的下一个目标是优化氧输送。正如第六章概述的一样,优化氧输送可以通过增加心输出量、血红蛋白浓度或者血氧饱和度来实现。在缺乏特定的心输出量监测的情况下,评估心输出量是否恰当取决于休克的病因和低灌注异常的表现(稍后讨论)。心输出量的优化通常有赖于液体和(或)血管活性药物的作用。血液中氧含量的影响因素(血红蛋白和血氧饱和度)较易测量

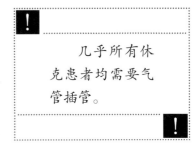

几乎所有休克患者均需要气管插管。

和达标。对某些患者来说,通过输血增加血红蛋白浓度是增加氧输送的最有效方式之一。比如,将血红蛋白浓度从7 g/dl提升至9 g/dl,即使心输出量不变,也可以增加近30%的氧输送。氧疗和机械通气可以提升氧分压,并增加血氧饱和度,但是一旦动脉血氧分压增加至60～70 mmHg(8～9.3 kPa),无法通过继续增加氧分压来获取益处。休克患者氧饱和度的推荐目标是≥95%。

7.4.1 监测

休克患者需要各种监测手段来确定合适的干预措施并评估他们对治疗的反应(第六章)。持续心电监测可用来评估心率和心律的变化。由于无创设备监测的不准确性,休克患者最好使用动脉导管内压力监测有创血压。休克患者还需常规监测指脉氧饱和度。在一些特定的患者,中心静脉

压(CVP)可以反应右心室前负荷，比如一个CVP很低的患者，可以初步判断其血管内容量。通过中心静脉导管监测$ScvO_2$可以帮助反应氧供需平衡，但是$ScvO_2$值正常并不能排除低灌注。肾脏灌注可以通过导尿管监测尿量来监测，推荐目标为$0.5 \sim 1$ ml/(kg·h)。乳酸浓度应当在治疗初期测量，并定期监测。乳酸浓度正常或降低常提示氧供需平衡改善。其他实验室指标也应监测以评估器官功能障碍的恶化或改善。

> 监测指标的动态变化趋势，尤其是给予干预前后的对比常比单一的数值更有价值。

7.4.2 液体治疗

大多数类型的休克初始治疗都是恢复血管内容量。体格检查也许能提供血管内容量状态的有价值信息。除急性呼吸窘迫综合征或弥漫性肺炎或其他导致肺动脉压升高的因素外，弥漫性或散在的湿啰音，与颈静脉怒张一样，均提示心室充盈压增高。低血压患者若肺野呼吸音清晰且颈静脉塌陷，则提示前负荷不足。尽管血压及心率在直立位的改变对评估容量不足的程度有帮助，但对伴有心动过速的低血压患者不建议采取此种方式。应当明确液体丢失的性质和程度，以确定补充液体的类型。第六章描述的监测容量反应性对评估患者是否处于合适的容量状态或许有帮助。

非贫血患者血管内容量不足可以补充晶体或胶体溶液。尽管晶体液分布容积较大，为达到相同的治疗目标，需要更多容量，但同胶体液相比，晶体液较为便宜。等渗晶体溶液，比如乳酸林格氏液或生理盐水，用于容量复苏。5%葡萄糖溶液由于其很快分布于体液中，扩张血管内容量有限，因此不应用于治疗低血容量性休克。基于同样的原因，0.45%盐水用于容量复苏也是不恰当的。胶体溶液包括羟乙基淀粉、白蛋白和明胶。在一些地区，白蛋白应用因价格受到限制，而羟乙基淀粉会增加感染性休克肾损伤患者的风险。对于大多数成人来说，初始治疗可予以晶体液负荷量$500 \sim 1\,000$ ml($10 \sim 20$ ml/kg)或者胶体液负荷量$250 \sim 500$ ml，必要时可在严密监测的情况下重复给予。怀疑或已知心源性休克的患者可以给予更小的负荷量。

除了晶体或胶体溶液之外，浓缩红细胞可用于明显出血或贫血患者以增加携氧能力。在重症患者，血流动力学稳定后血红蛋白维持在$7 \sim 9$ g/dl较为合适。新鲜冰冻血浆应当只用于纠正凝血功能障碍，而不是用于容量复苏。液体输注的优先顺序，首先是复苏液体，其次才是补充正在丢失的部分。随着患者病情的进展，应当使用最接近于患者丢失的体液的液体。

液体复苏的首要目标是纠正低血容量。通常情况下，低血容量的纠正主要表现为心动过速、低血压或少尿得以纠正。而在感染性休克(分布性)、神经源性休克或梗阻性休克时，尽管容量状态正常，但上述临床表现可能依旧未纠正。当患者容量状态已经正常，但仍有低血压或心输出量不足时，或补液扩容试验、被动抬腿试验阴性的患者可考虑使用血管活性药物。过于积极的液体复苏潜在不良影响包括：肺水肿导致的氧合下降、肠梗阻或肠道水肿以及间隔室综合征。因此，在液体复苏时应当反复听诊肺部

> 休克治疗期间没有任何一种单一的血管活性药物或联合用药方式优于其他。

是否存在湿啰音,并监测动脉血氧分压或指脉氧饱和度的变化。患者需要大量液体复苏时,应当考虑监测腹内压(第十三章)。患者存在持续低血压和(或)低灌注,但又缺乏有创血流动力学监测时,液体复苏应当小心谨慎,直到容量负荷试验后血压不再进一步变化时可考虑停止大剂量输注液体。这时提示患者容量状态已经正常,输注更多的液体可能导致有害的影响。进一步纠正低血压或灌注不足可能需要血管活性药物的支持。这种方式的液体复苏对于氧合正常的患者来说风险最小。

7.4.3　血管活性药物

用于休克急性处理的血管活性药物包括血管加压素、正性肌力药、血管扩张剂。血管加压素可导致小动脉收缩,外周血管阻力升高和动脉血压升高。正性肌力药是一种增加心肌收缩力的药物。许多药物具有不止一种血流动力学效应,其结果可能因人而异或因剂量不同而不同。复苏目标的重要性远胜于具体的药物选择。表7-4概述了每一种血管活性药物和它的作用机制。当需要使用血管活性药物时应当咨询重症医学科医生。

表7-4　血管活性药物	多巴胺受体 (↑尿量)	β_1[a]受体 (↑心率)	β_2[b]受体 (↓血压)	α_1[c]受体 (↑血压)
多巴胺 1~20 μg/(kg·min)	1~5 μg/(kg·min)	6~10 μg/(kg·min)		>10 μg/(kg·min)
去氧肾上腺素 (新福林) 1~300 μg/min				+++
去甲肾上腺素 (重酒石酸去甲肾上腺素) 0.01~0.5 μg/(kg·min)		+		++++
肾上腺素 0.01~0.5 μg/(kg·min)		++++	+++	++++
多巴酚丁胺 1~20 μg/(kg·min)		+++	++	
米力农[d] 0.125~0.5 μg/(kg·min)		+++	+++	

缩写词:DA-R 多巴胺受体;UOP 尿量;HR 心率;BP 血压;
程度水平从1+到4+不等;
β_1[a]:肾上腺素能受体,增加心肌收缩力和(或)心率;
β_2[b]:肾上腺素能受体,调节支气管扩张和小动脉舒张;
α_1[c]:肾上腺素能受体,调节小动脉收缩,增加外周血管阻力;
米力农[d]:米力农是一种磷酸二酯酶抑制剂,具有β_1和β_2效应。

（1）去甲肾上腺素

去甲肾上腺素是治疗感染性休克的首选血管活性药物。它是一种强烈的α-肾上腺素能血管收缩药物，效应远强于多巴胺或去氧肾上腺素，同时也具有β₁介导的正性肌力和正性频率的效应。成人去甲肾上腺素开始输注速度为0.05 μg/(kg·min)，调整滴定至预期效果。同其他血管收缩剂一样，由于后负荷和血压升高，心输出量可能下降。在一些充分液体复苏的患者中，去甲肾上腺素通常可以增加肾脏血流。使用去甲肾上腺素后心率增加并不常见。

（2）多巴胺

多巴胺是一种最常使用的血管活性药物，它的正性肌力及血管加压效应呈剂量依赖性。多巴胺不再是治疗感染性休克的首选药物。尽管患者中多巴胺剂量—效应差别很大，但是归纳其剂量和预期效应的关系还是有益的。低剂量输注[1~5 μg/(kg·min)]多巴胺具有适度的正性肌力和正性频率效应。在此剂量范围，它可作用于肾脏的多巴胺能受体，可以增加尿量。但是，并不推荐为保护肾脏而使用多巴胺，因为它并不能防止肾脏功能障碍或改善预后。中等剂量输注[6~10 μg/(kg·min)]多巴胺主要产生正性肌力效应。高剂量输注[≥10 μg/(kg·min)]多巴胺具有明显的α-兴奋效应作用，产生剂量相关的血管收缩。输注剂量≥20 μg/(kg·min)多巴胺与去甲肾上腺素相比通常并无优势，而去甲肾上腺素的血管加压效应更强。多巴胺潜在的副作用包括心律失常（尤其是心房颤动）和心动过速。

（3）肾上腺素

肾上腺素同时具有α-肾上腺素能效应和β-肾上腺素能效应，具有强大的正性肌力和正性频率效应。高剂量时具有血管加压效应。开始输注剂量为0.05 μg/(kg·min)，直至滴定至目标。肾上腺素可以导致心肌氧耗增加，从而限制了其在成人的使用，特别是存在冠状动脉疾病的时候。肾上腺素可增加有氧乳酸的产生，而不是低灌注所产生的无氧乳酸。

（4）去氧肾上腺素

去氧肾上腺素是一种纯α-肾上腺素能血管收缩剂。成人输注起始速度为25 μg/min并调整滴定至目标血压。它的作用机制涉及完全的动脉收缩，因此它最适用于不伴有心肌抑制的动脉扩张状态，比如神经源性休克或者硬膜外麻醉引起的低血压。

（5）血管加压素

血管加压素是一种强效的血管收缩剂，作用于V₁受体产生缩血管作用，具有同去甲肾上腺素类似的效应，可引起血压升高，心输出量减少。成人推荐剂量为0.01~0.04 U/min。高剂量可能会引起缺血性事件发生。对液体复苏及其他血管活性药物无效的难治性低血压休克可考虑使用血管加压素，但是到目前为止暂无证据表明可以降低病死率。还需要进一步的研究来确定血管加压素在休克治疗的作用。

（6）多巴酚丁胺

多巴酚丁胺是一种产生正性肌力效应的非选择性β-肾上腺素能激动剂。常用剂量是5~20 μg/(kg·min)，主要通过调节增加每搏输出量，从而增加心输出量。动脉血压可能仍然保持不变，降低或轻度增加。多巴酚丁胺在低血压患者使用时应小心谨慎，特别是在面对血管内容量复苏不充分的患者，血压可能出现急剧的下降，并出现严重的心动过速。本药具有正性频率效应。

(7) 米力农

米力农是一种磷酸二酯酶抑制剂，可以抑制儿茶酚胺的第二信使——环腺苷酸的分解。因此，米力农具有β-肾上腺素能类似效应的拟交感神经剂。它主要是通过增加每搏输出量增加心输出量，同时通过引起小动脉扩张降低后负荷。因为它能引起明显的低血压，所以低血容量患者应小心使用。

7.4.4　复苏终点

目前并没有用来动态评估休克治疗的终点目标。液体复苏和药物治疗应当基于趋势变化而不是绝对值。

血压、脉搏、尿量是休克复苏中最常用的终点。所有的参数均易于监测，但对于早期发现休克及治疗休克缺乏敏感性和特异性。如果患者处于休克代偿期，那么这些指标有可能是正常的，而有时候尽管已给予恰当的治疗，这些指标仍然是异常的(例如，充分的液体复苏后容量状态充足但是血压仍低、尿量仍少)。同样，对于此前就存在终末期肾功能不全或新出现肾衰竭的患者来说，尿量可能就不是一个可靠的终点目标。

除了应用生命体征、尿量等临床评估指标外，还可以通过心输出量、每搏量评估液体复苏是否达到最佳复苏终点(第六章，监测容量反应性)。但更多有创、复杂的监测技术和方法，比如肺动脉导管，需要用专业的知识去获取、解读和应用。中心静脉血氧饱和度和乳酸作为全身氧平衡的指标，可以帮助监测休克患者及干预的效果，这些指标不用作评估是否需要液体，也不作为循环是否需要药物支持的指标。评估器官功能实验室指标（比如肝肾功能）也是一种复苏终点的评估指标，但是这些指标在24小时内通常没有帮助。

7.5　不同类型休克的治疗

7.5.1　低血容量性休克

低血容量性休克的治疗目标是恢复血管内容量以及防止容量的继续丢失。治疗低血容量性休克应当着力于恢复正常血压、脉搏和器官灌注。初始复苏时，只要给予足够量的液体，胶体或晶体液都是可以选择的，随后液体复苏时应当丢什么补什么。比如，失血就应补充血制品(第九章)，呕吐或脱水患者就应补充晶体液。对于低血压患者，可以选择生理盐水或乳酸林格液等晶体，因为这些液体的渗透压有助于维持血管内容量。在大剂量的液体复苏中，生理盐水输注可能产生高氯性代谢性酸中毒。只有当液体复苏正在进行或者尽管已经给予充分的容量复苏但是低血压仍存在，方可考虑血管活性药物作为暂时措施使用。在没有明显心脏或肺部疾病的患者中，

CVP监测可以帮助指导液体复苏。

7.5.2 分布性休克

感染性休克患者的初始治疗是恢复和维持足够的血管内容量。同其他的控制感染的干预措施（拔除导管、手术、引流、清创）一样，留取血培养和立即给予恰当的抗生素治疗是非常重要的。乳酸应该被常规监测，如有异常可作为复苏效果的评估指标，低血压同时伴有乳酸>4 mmol/L的重症患者具有更高的死亡风险。

初始扩容可以使用等渗晶体或胶体液。感染性休克时常出现血管扩张和弥漫性毛细血管渗漏，因此扩容液体量可能是巨大的。对于严重低血压或需要大量晶体液复苏的患者，可以考虑在初始复苏时应用晶体液联合胶体液进行治疗。若尽管给予充分的液体复苏，感染性休克患者仍存在低血压，推荐初始的血管活性药物为去甲肾上腺素。如果患者对一线血管活性药物反应不佳，那么可考虑肾上腺素。但是需注意的是：目前这些药物还未证明能够改善预后。对于心室前负荷基本正常，但仍存在低灌注和低心输出量的血压正常的患者，可以考虑使用多巴酚丁胺。感染性休克常常发生可逆性的心室舒张功能障碍和射血分数降低。初始MAP < 65 mmHg就需要使用血管活性药物治疗，直至液体复苏达标。当感染性休克患者血压对液体和血管活性药物反应不佳时，可考虑使用皮质激素（氢化可的松200～300 mg/24 h负荷量或持续输注）。过敏性休克治疗时需要容量复苏和皮下注射肾上腺素。在血压非常低或外周灌注不良时，可考虑静脉滴定式使用肾上腺素。如果病情需要（第十二章），通过扩容治疗、静脉注射皮质激素和血管活性药物治疗急性肾上腺皮质功能不全。神经源性休克的治疗见第九章。

7.5.3 心源性休克

心源性休克治疗的主要目的是改善心肌功能。心律失常应及时处理。心肌缺血导致的心源性休克，经皮介入再灌注是治疗的一个选择（见第十章）。心肌缺血时的舒张功能障碍可以降低心室顺应性，增加左室充盈压，导致错误提示心脏前负荷充足。因此，谨慎小心的液体输注试验非常必要（250 ml负荷液体量）。当心源性休克出现血压下降时，根据指征，选择一种具有正性肌力和血管加压效应的血管活性药物治疗（比如去甲肾上腺素或多巴胺）。严重低血压患者（动脉收缩压 < 70 mmHg）应当使用去甲肾上腺素快速提升动脉收缩压。在血压稳定后为调节心肌收缩力可考虑联合使用静脉正性肌力药，比如米力农或多巴酚丁胺（或者多培沙明），目的是减少血管加压效应。如果中等程度的低血压对初始治疗没有反应，下一步应当会诊考虑使用主动脉内球囊反搏（IABP）或左/右心室辅助装置。

后负荷（SVR）对心输出量的影响主要是血流动力学改变，如同发生了慢性充血性心力衰竭。通常情况下，急性心源性休克时机体为维持血管灌注压力，外周血管阻力（SVR）常继发性增高。因此，治疗的目的主要着力于运用血管舒张剂降低后负荷，比如硝普钠，但仅可谨慎适用于血压正常但仍存在低灌注的患者。

当心力衰竭主要表现为心输出量降低、血压基本正常或升高，以及肺毛细血管压力增高引起的低氧血症时，降低心脏的前后负荷有助于改善低氧血症。肺毛细血管压增高是通过临床诊断的。前负荷降低可通过袢利尿剂(呋塞米或布美他尼)和静脉舒张剂(硝酸甘油和吗啡)来完成，而后负荷降低可通过动脉舒张剂(血管紧张素转换酶抑制剂或者偶尔使用硝普钠)。如果血压能够通过正性肌力药物提升至正常水平，但仍出现低心输出量或高肺毛细血管压时，就应当谨慎考虑降低前后负荷。

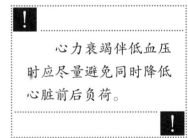

心力衰竭伴低血压时应尽量避免同时降低心脏前后负荷。

7.5.4 梗阻性休克

梗阻性休克患者的治疗首要任务是解除梗阻，维持血管内容量也非常重要。液体复苏可暂时改善患者的心输出量和低血压。正性肌力药和血管加压素在梗阻性休克治疗中的作用微乎其微，即使有作用也是暂时的。肺栓塞是梗阻性休克最常见的原因。治疗主要集中于液体复苏维持心输出量、及时抗凝防止血栓进一步扩大(第十三章)。在罕见的难治性心力衰竭时可能需要溶栓治疗或取栓术。如果出现心脏压塞，心包穿刺可能是救命的措施。张力性气胸必须立即予以针刺排气减压，随后予以胸腔闭式引流处理。

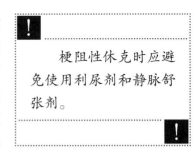

梗阻性休克时应避免使用利尿剂和静脉舒张剂。

7.6 少尿和急性肾损伤

氧供需失衡和各种休克导致低灌注会经常影响肾脏功能。成人少尿定义为尿量小于0.5 ml/(kg·h)，是衡量灌注不足和肾小球滤过率下降的重要指标，持续少尿6小时是急性肾损伤诊断标准之一。相对于实验室指标，少尿能够更早反应肾衰竭。灌注不足会导致肌酐、尿素氮升高，而肌酐、尿素氮是反映肾功能常用的生化指标。急性肾损伤(AKI)是根据肾脏急性病变时肌酐及尿量的变化进行定义的，并根据其数值范围不同进行严重度分级。该定义的关键是根据血肌酐轻微变化(平均血肌酐48 h内增加26.5 μmol/L)或尿量改变预测肾衰竭增加的风险和远期评估。除外原有肾功能损伤或梗阻性因素导致的少尿，与前文其他参数一样，少尿也可以作为休克时复苏指标之一。导致少尿或AKI的因素可分为肾前性、肾性、肾后性，具体分类见表7-5。

表7-5	急性肾损伤少尿的鉴别诊断

肾前性
- 心输出量降低(如容量不足,心力衰竭、心包填塞)
- 外周血管扩张或分流引起血流重分布(分布性休克)

肾性
- 肾小球疾病(肾小球肾炎)
- 血管疾病(如血管炎)
- 间质疾病(如抗生素相关间质性肾炎)
- 肾小管疾病
- 缺血
- 肾毒性药物

肾后性(梗阻性)
- 双侧输尿管梗阻
- 尿道狭窄
- 膀胱出尿口梗阻
- 导尿管梗阻

进行实验室检查有助于急性肾损伤时少尿的肾前因素鉴别(见表7-6)。

表7-6	急性肾小管坏死与肾前性肾衰的实验室检查鉴别	
实验室检查	肾前性	急性肾小管坏死
血尿素氮/肌酐比值	>20	10~20
尿比重	>1.020	>1.010
尿渗透压(mOsm/L)	>500	<350
尿钠(mmol/L)	<20	>40
钠排泄分数(%)[a]	<1	>2

注:[a] 钠排泄分数=([尿钠×血肌酐]/[尿肌酐×血钠])×100。

　　应该用合理系统的方法对休克或其他原因引起AKI或少尿进行治疗,并快速评估患者,寻找肾衰原因,识别并去除可逆性因素,放置尿管及泌尿系B超可以帮助排除大部分是否存在梗阻性因素。休克患者应该放置尿管监测尿量,需要反复检测尿素氮、肌酐、尿量等指标,并应用第六章所介绍的各种检查监测技术评估患者的容量状态,通过补充晶体和(或)胶体提高血管内容量,从而改善肾脏灌注。对于休克患者,我们可能需要应用补液和应用血管活性药物达到目标血压。襻利尿剂可以应用于液体过负荷而血压稳定的患者。尽管转化为非少尿状态并不能改变预后,但这类患者更容易进行容量管理,尤其是伴有严重低氧的急性呼吸衰竭患者。没有证据支持对少尿患者需要应用小剂量多巴胺。一旦证实患者存在少尿或AKI,液体的补充应根据量出为入严格限制(包含不显性丢失液体)。当存在与疾病相关的血管内容量持续丢失时,则需要补液维持足够左心前负荷,如胰腺炎、脓毒症和大面积开放性损伤等就会导致液体大量丢失。

大多数急性肾衰竭并无特殊的治疗,在此期间应保证充足的支持对症治疗。药物剂量需要根据肾小球滤过率的变化及肾脏替代方式进行调整,尽可能避免肾毒性药物的使用。同时应提前预防及避免如细胞外液过负荷、高钾血症、高镁血症等的发生。高钾血症经常可以通过药物治疗、透析(第十二章)等方式纠正,根据肾功能情况调整营养支持。

当尿毒症症状进展,出现液体过负荷、高钾血症或代谢性酸中毒药物治疗无效时,则应进行肾脏替代治疗。间断或持续肾脏替代治疗可实现液体清除(超滤)或溶质清除(透析、血液滤过、血液滤过透析)。根据患者的个体情况(尤其是血流动力学状态)及医疗资源进行治疗方式的选择,建议请肾脏科医师会诊以协助确定最适当的治疗方案。

关键点

要点:休克的诊断和治疗

- 休克的特征是组织灌注不足,氧合功能障碍。
- 根据血流动力学特点,休克可分为低血容量性休克、分布性休克、心源性休克和梗阻性休克。
- 休克的临床表现取决于组织氧合及灌注不足的程度、机体代偿反应及不同病因的特异性表现。
- 恢复灌注在于恢复血压、增加心输出量,优化血氧含量和(或)降低氧需。
- 对大多数类型的休克,首要治疗是使用晶体或胶体液补充血管内容量。
- 根据个体化的血流动力学目标及药物的药理学知识进行血管活性药物的选择。
- 去除急性少尿的可逆性病因,选择胶体和(或)晶体液补充血管内容量。

建议阅读

1. Dabrowski GP, Steinberg SM, Ferrara JJ, et al. A critical assessment of endpoints of shock resuscitation. *Surg Clin North Am*, 2000, 80:825-844.

2. Dellinger RP, Levy MM, Rhodes A, et al. Surviving Sepsis Campaign: International guidelines for management of severe sepsis and septic shock: 2012. *Crit Care Med*, 2013, 41:580-637.

3. Gutierrez G, Reines HD, Wulf-Gutierrez ME. Clinical review: Hemorrhagic shock. *Crit Care*, 2004, 8:373-381.

4. Havel C, Arrich J, Losert H, et al. Vasopressors for hypotensive shock. *Cochrane Database Syst Rev*, 2011, (5):CD003709. doi:10.1002/14651858.CD003709.pub3.

5. Kidney Disease: Improving Global Outcomes (KDIGO) Acute Kidney Injury Work Group. KDIGO: Clinical practice guideline for acute kidney injury. *Kidney Int Suppl*, 2012, 2:1-138.

6. Tharmaratnam D, Nolan J, Jain A. Management of cardiogenic shock complicating acute coronary syndromes. *Heart*, 2013, 99:1614-1623.

7. Vincent J-L, De Backer D. Circulatory shock. *N Engl J Med*, 2013, 369:1726-1734.

8. Cecconi M, De Backer D, Antonelli M, et al. Consensus on circulatory shock and hemodynamic monitoring. Task Force of the European Society of Intensive Care Medicine. *Intensive Care Med*, 2014, 40:1795-1815.

9. Myburgh JA, Mythen MG. Resuscitation fluids. *N Engl J Med*, 2013, 369:1243-1251.

 参考阅读

1. Kidney Disease: Improving Global Outcomes. www.kdigo.org.

2. Surviving Sepsis Campaign. www.survivingsepsis.org.

3. Society of Critical Care Medicine. www.SCCM.org.

第八章

神 经 功 能 支 持 治 疗

✓ 目的

■ 原发性和继发性脑损伤诊治原则和神经损伤的常见机制。

■ 应用颅高压、脑氧输送和氧消耗的概念管理脑损伤患者。

■ 脑损伤的临床诊断和病情评估。

■ 脑损伤的一般性治疗策略。

■ 特定病理生理情况下的管理策略和抉择。

📁 病例

　　患者女性，57岁，因失语、右侧肢体偏瘫80分钟后被送至急救室。既往有高血压、2型糖尿病病史，平时口服阿司匹林、二甲双胍治疗。入院体检：体温37.2℃，心率90次/分，血压180/100 mmHg，呼吸频率19次/分。意识警觉，不能完成指令性动作。神经系统查体：双眼左侧凝视，颜面部上部肌肉活动正常，下部肌肉瘫痪，刺激右侧面部无反应，右侧吞咽发射消失，右侧肢体瘫痪，其余体格检查未见异常。急诊头颅CT未见异常。

　　– 可能是哪种类型的原发性脑损伤?

　　– 此时最应关注的是什么?

　　– 除CT扫描外，应实施哪些监测和治疗?

8.1　引言

原发性脑损伤包括缺血、创伤、出血和缺氧，可单独或合并存在。原发性颅脑损伤机制如表8-1。

表8-1	原发性颅脑损伤常见机制
● 脑创伤	震荡,挫伤,剪切伤,穿透伤和弥漫性轴索损伤
● 脑缺血	全脑(如缺氧致心搏骤停)或局部(如血管痉挛、血管占位、缺血性卒中)
● 炎症	脑膜炎,脑炎
● 占位	脑肿瘤,脑水肿,血肿(如硬膜外、硬膜下或脑实质内)
● 代谢	脑病(如肝性脑病、电解质紊乱、药物、中毒)

目前对原发性脑损伤所致的严重神经损伤或死亡，尚缺乏有效的治疗策略逆转其直接的有害效应。某些情况下，积极外科干预可能部分逆转脑损伤的直接有害效应。与心肌梗死所致的损伤情况相类似，很多脑损伤表现为严重损伤的中心区周围环以半影区，若能防止进一步损伤，半影区脑组织有可能恢复存活。继发性颅脑损伤常见机制如表8-2，其中一些机制也可发生于原发性脑损伤，继发性脑损伤可随时间从原发性脑损伤发展而来。举例来说，颅脑创伤后可发生脑水肿进而压迫脑组织，蛛网膜下腔出血致脑血管痉挛可能诱发区域性脑缺血和缺血性脑卒中，或缺血性脑卒中后继发出血可能导致脑组织受压和进一步缺血。

表8-2	继发性颅脑损伤常见机制
● 低灌注：全脑(如继发于颅内压增高、全身低血压或严重贫血)或局部(如继发于颅压增高、局部脑水肿或血管痉挛)	
● 低氧血症：全身性低氧血症,局部低灌注或组织耗氧量增加(如抽搐、高热)	
● 全身性或局部缺血致电解质或酸碱失衡	
● 自由基生成致再灌注损伤	

8.2　脑损伤管理原则

如同其他疾病和创伤患者，神经功能受损患者治疗的关键是确保充足的氧输送来满足损伤脑组织和未损伤脑组织的需求。最主要的治疗目标是防止继发性脑损伤。初始的治疗团队必须尽早采取密切监测和积极治疗措施，确保防止、最小化或逆转继发性脑损伤，特别是及早防治缺氧和低血压。优化脑组织的氧输送需要关注患者氧合、血红蛋白水平、心输出量和血压。此外，预防和及早治疗发热、癫痫发作、疼痛、躁动和焦虑能使氧消耗最小化。

8.2.1 颅内压增高

颅内压(intracranial pressure, ICP)反映非压缩性的颅腔中各内容物总体积与颅腔总容积的平衡。因为脑被包绕在坚硬的颅骨和较坚韧的硬脑膜中,脑组织和水是非压缩性的,控制各种颅腔内容物容积对于维持脑稳态、调节颅内压和维持脑灌注是非常必要的。要保持颅腔内压力正常,必须使颅内容物总体积与颅腔总容积相适应。当颅内某种内容物的体积增加(如脑)时,必伴有其他内容物的体积缩小(如血)。一旦超出这一代偿容积,就发生颅内压升高,可随即发生脑损伤。除了弥漫性颅内压升高致脑灌注受损外,颅腔内小的压力差也可引起围绕硬脑膜(大脑镰和小脑幕)的脑疝和中线结构移位。颅腔内脑组织移位可损害脑功能(如破坏脑干网状结构诱发意识障碍或昏迷),或导致脑血管受压和卒中。

如果怀疑颅内压升高,应请重症医学科医师或神经外科医师会诊。可能需要插入导管至侧脑室,进行监测和引流脑脊液,也可插入脑组织进行监测(表8-3)。可密切监测颅内压、温度和脑组织氧代谢。测量脑组织氧代谢需要特殊设备和技术,这在多数医院还不能常规进行。不能直接监测时,最初治疗团队必须根据氧供和氧需原则治疗患者。

> **!**
> 颅内压升高压迫动脉和减少脑血流量,对局灶和全脑氧供有重要影响。
> **!**

表8-3	有创颅内压监测的潜在适应证

- 创伤性颅脑损伤
- 急性蛛网膜下腔出血伴脑积水、昏迷或临床情况恶化
- 脑出血破入脑室
- 大块缺血性卒中
- 暴发性肝衰竭
- 弥散性脑缺血/缺氧伴脑水肿进行性加重

8.2.2 低灌注

脑的自动调节功能是指正常情况下,脑的阻力小动脉通过舒张或收缩调控脑血流量(CBF),实现氧输送和氧需的平衡。因此,平均动脉压(MAP)在一定范围内波动时全脑血流量可保持相对恒定。在很多病理情况下,脑血管自动调节功能丧失,可引起局灶或弥漫性脑血管扩张和脑水肿形成,这将导致颅内压进一步升高。脑血流量增加也影响颅内压。

> **!**
> 尽管脑灌注压与脑血流量相关,但脑灌注压变化并不总是导致脑血流量呈相似的变化。
> **!**

脑血流量通常应用脑灌注压(CPP)估计。脑灌注压为驱动脑血流的平均动脉压和减少脑血流量的颅内压压力之差。

$$脑灌注压 = 平均动脉压 - 颅内压$$

MAP和ICP必须在同一位置进行测量，并且要求头部所处的高度相同，才能保证测量的准确性，测量时校正零点设定在外耳道水平。正常脑灌注压在60～100 mmHg。如果颅内压升高而平均动脉压不变，脑血管自动调节功能丧失时，脑灌注压和脑血流量将减少。脑血流量减少可致脑缺血风险增加。临床医师应特别注意患者神志状态改变，因为这很可能提示脑灌注不足。

8.2.3　推荐的治疗策略

为了使脑损伤降至最轻，治疗上首先着眼于将氧需最小化和增加脑血流量及氧输送。表8-4总结了临床上公认的治疗脑损伤和避免继发性脑损伤的策略和指南，注意侧重于氧消耗最小化和氧输送最大化。

表8-4　颅脑损伤管理策略

减少异常氧需

1. 避免发热。发热增加代谢需求，导致神经元损伤和颅内压增加。
2. 避免癫痫发作。中重度创伤性颅脑损伤在第一周可预防性应用抗癫痫治疗,但目前证据不支持在颅脑损伤或其他神经损伤的患者中长期应用。
3. 避免焦虑、躁动或疼痛。抗焦虑、镇静和镇痛治疗可能减轻脑氧消耗。
4. 避免寒战。
5. 尽量减少刺激,尤其是在最初72小时。

增加氧输送

1. 维持恰当的氧合、血红蛋白和心输出量水平,以保证全身氧输送。
2. 保持理想的血压水平。许多原发性脑损伤患者合并高血压,这可能是生理性代偿反应,也可能是有害的。动脉瘤和近期颅内出血的患者尽量避免高血压。然而,血压过低可导致继发性脑缺血。
3. 避免预防性或常规使用过度通气策略,因其可导致脑组织碱中毒和脑血管收缩,减少脑血流。脑疝时短时间应用过度通气联合其他降低颅内压措施可挽救生命。
4. 维持充足的血容量,因为低容量可导致体循环低血压和脑组织低灌注。
5. 颅内压升高患者应使用快速序贯气管插管,可考虑静脉应用利多卡因(1.5 mg/kg)或硫喷妥钠(5 mg/kg),以减轻气管插管时颅内压升高。
6. 蛛网膜下腔出血患者及早应用尼莫地平。

8.3 病情评估

!

及早鉴别缺血性脑卒中和潜在需要外科手术治疗的损伤患者,提供最佳治疗,使继发性脑损伤最小化!

!

在对气道、呼吸和血流动力学进行恰当处理后,应通过神经系统功能评估优先鉴别缺血性、结构性、代谢性和感染性损伤。对于怀疑缺血性脑卒中患者需要立即决定是否需要溶栓治疗,应尽快请神经科医师会诊。进行性增大的脑占位伴明显脑组织移位提示可能需要神经外科尽快评估和干预。最常见的原因是硬膜外、硬膜下和脑实质内血肿。对于颅脑创伤、近期神经外科手术、抗凝治疗、酒精滥用、凝血病和急慢性高血压患者应怀疑颅内血肿。头颅CT扫描等诊断程序可显示脑结构损伤程度。药物治疗可能是临时性处理措施,直至有更明确的治疗选择。

为明确脑损伤的可能结局需要一系列检查。任何异常变化均可能是预示病情恶化的敏感指标,应进行快速和彻底再评估。举例来说,缺乏定位表现的意识状态恶化可能是由于颅内压升高、脑积水、发热、中毒、脑病加重或其他因素所致。

格拉斯哥昏迷评分广泛应用于头颅创伤的初始和后续评估,也可能对评估其他颅脑损伤有益。表8-5列出评分内容。

!

一旦体检或CT提示脑组织明显受压,在等待确定治疗时,应立即开始降颅压治疗!

!

表8-5	格拉斯哥昏迷评分内容	
临床参数	反应	分值
睁眼反应	自行睁眼	4
	呼之能睁眼	3
	刺痛能睁眼	2
	不能睁眼	1
语言反应	能对答,定向正确	5
	能对答,定向有误	4
	胡言乱语不能对答	3
	仅能发音,无言语	2
	不能发音	1
运动反应	按指令动作	6
	刺痛定位	5
	刺痛肢体回缩	4
	刺痛上肢过屈	3
	刺痛四肢过伸	2
	刺痛肢体无动作	1

格拉斯哥昏迷评分 = 睁眼 + 语言 + 运动分数;最高分15分,最低分3分。

临床应连续评估脑干功能和颅神经功能等。双侧瞳孔大小不等可能是脑水平移位的重要征象，常发生于幕上占位引起脑疝之前。不对称性眼球运动、呼吸模式改变或运动功能恶化可能提示颅内占位效应加重，应予立即检查。

当临床表现提示可能存在脑疝时，应立即给予甘露醇或高渗盐水降低颅内压，同时考虑请神经外科医师紧急处理，亦可考虑实施短暂的过度通气治疗。是否重复进行影像学检查或即刻外科干预治疗取决于病变性质、部位和进展情况。

> !
> Cushing 反射包括高血压、心动过缓和呼吸深慢，预示可能发生脑疝！
> !

下列情况建议请神经外科医师会诊：① 存在颅内占位进行性增大的风险；② 开放性或凹陷性颅骨骨折或急性脑室梗阻；③ 证实第四脑室积血、小脑出血或蛛网膜下腔出血；④ 脑脊液外漏。对于非创伤性颅脑疾病(如自发性颅内出血、巨大脑肿瘤或脑脓肿)，如果临床或影像学结果提示明显占位效应(如中线偏移、脑室闭塞、脑干或基底池受压)，也需要紧急请神经外科医师会诊。

颅后窝脑出血或梗死不管意识水平如何均需要请神经外科医师急会诊。尽管这类患者在初始检查可能没什么异常发现，病灶周围进行性肿胀可能需要紧急外科减压治疗。通常，直径超过3 cm的小脑肿块伴脑积水或脑干受压需要减压。

8.4 具体诊断和注意事项

8.4.1 创伤性脑损伤

约25%钝性颅脑创伤患者需要急诊清除硬膜下(图8-1A)或硬膜外血肿(图8-1B)，以减轻对脑的压迫。应考虑尽早请神经外科医师会诊，因为20%严重颅脑损伤患者同时存在颈髓损伤，颈部制动至恰当评估后至关重要。

> !
> 小脑出血伴意识状态改变是外科急症！
> !

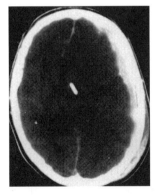

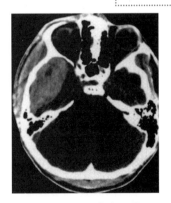

图8-1A　硬膜下血肿　　　　图8-1B　硬膜外血肿

穿透和非穿透性颅脑损伤常伴脑水肿形成、脑挫伤或脑实质出血。由于颅腔不能扩大以适应增加的颅内容积，且脊髓蛛网膜下腔代偿空间有限，因此颅内压常升高。在这类患者中，监测并及时治疗颅内压升高较为重要。

严重创伤性脑损伤管理指南已由脑外伤基金会（Brain Trauma Foundation）基于循证医学证据制定和发布。主要原则和推荐见表8-6。

表8-6	格拉斯哥昏迷评分内容

(1) 遵循复苏ABC原则。

(2) 防治低血压,维持收缩压 > 90 mmHg。维持高于收缩压90 mmHg的平均动脉压可能更合适。理想的平均动脉压水平尚不清楚。

(3) 避免低氧血症[PaO_2< 60 mmHg(8.0kPa)或SpO_2<90%],维持充足氧供。

(4) 保持头和躯干处于轴线位,避免挤压颈部。

(5) 除非患者低血压,否则应保持床头抬高30°～45°。头部抬高可促进静脉回流和脑脊液回流至脊髓腔。调整包括颈托在内的任何可能束缚颈部的设备装置。

(6) 维持$PaCO_2$在35～40 mmHg (4.7～5.3 kPa)。不推荐预防性过度通气治疗。过度通气可作为临时性治疗措施减轻颅内压升高。在颅脑创伤后第一天脑血流量通常减少,在此时期内应避免实施过度通气,以防进一步减少。

(7) 应用生理盐水作为首选输注的液体,勿用低张液。

(8) 积极处理发热,维持体温在正常范围。

(9) 必要的话应用镇静剂控制躁动。镇静药物半衰期宜短,便于持续可靠的进行神经功能评估。

(10) 维持电解质平衡,治疗高血糖和低血糖症。

(11) 监测和治疗凝血功能紊乱。

(12) 提供营养支持,达到所能耐受的全热量支持。

(13) 在创伤性颅脑损伤第一周,可进行适当的预防性抗癫痫治疗。

(14) 存在脑疝征象或无其他因素可解释的神经系统功能恶化患者可考虑甘露醇(0.25～1 g/kg静脉注射)。或高渗盐水(快速给5～10 ml/kg 3%氧化钠),如果考虑这类高渗性治疗应请专家会诊。

(15) 避免应用糖皮质激素。颅脑创伤患者禁用激素。

(16) 颅内压监测:
- 格拉斯哥昏迷评分3～8分,或9～12分合并CT扫描异常的患者。
- CT扫描结果正常但至少存在下列2个因素的患者。
  - 年龄>40岁;
  - 收缩压<90 mmHg;
  - 单侧或双侧去大脑强直或去皮层强直。

(17) 保持充足脑血流量的最低灌注压。目标脑灌注压在50～70 mmHg,尽管自动调节功能完整的患者可能耐受更高值。理想状况是灌注压提供足够脑灌注和氧合,而维持颅内压<20 mmHg。

8.4.2 脑出血

脑出血患者经常有高血压病史。对这些患者血压的控制是有争议的。高血压可导致再出血和脑水肿，但可保证脑灌注。最新研究表明，降低收缩压至140 mmHg可以改善预后。如果怀疑颅内压升高，建议请专家会诊协助管理血压。首选药物包括拉贝洛尔和尼卡地平。血管扩张剂使用存在争议，但应避免使用可引起颅内血管扩张的药物(如硝普钠、硝酸甘油)。

血肿扩大经常发生，尤其是服用抗凝剂、合并肝病或血小板减低的患者。一些神经外科医师可能考虑清除血肿，特别是年轻、临床情况恶化、合并巨大脑叶出血或外科可治疗的出血灶（如动脉瘤、动静脉畸形或海绵状血管瘤）。深部基底节出血不一定需要外科手术治疗(图 8-2A)，而少量出血不需特殊治疗(8-2B)。

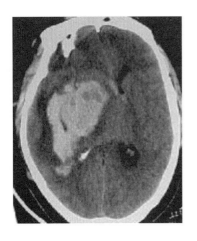 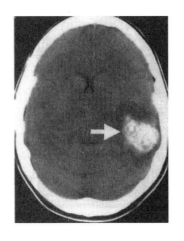

图 8-2A　CT扫描显示右侧基底节脑出血，中线移位，脑室扩大

图 8-2B　CT扫描显示左侧顶叶少量出血

8.4.3 蛛网膜下腔出血

依据病史特征("一生中最剧烈的头痛")和CT检查结果通常可明确诊断蛛网膜下腔出血（图8-3）。可应用 Hunt 和 Hess 分级等评估系统来评价检查结果和预后，但不改变初始治疗策略，概括起来见表8-7。早期动脉瘤再破裂可造成致命性后果，故初始治疗目的在于降低再破裂风险。现有美国心脏协会/美国卒中协会(AHA/ASA)发表的指南指导诊疗。有必要迅速请有经验的诊疗中心会诊。不论病情严重程度，几乎所有蛛网膜下腔出血患者均应尽快让病情稳定下来，并评估是否可快速转运至这类中心进行处理。

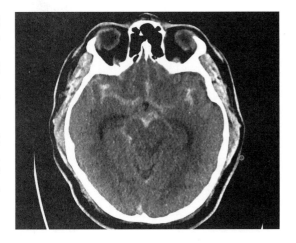

图8-3

表8-7	蛛网膜下腔出血治疗原则

- 坚持复苏ABC理念。

- 在手术治疗之前,及早控制血压。在动脉瘤被夹闭或闭塞之前,再出血是蛛网膜下腔出血早期主要的并发症。可应用多种静脉降压药物控制血压,优先选择拉贝洛尔和尼卡地平。尽量避免应用硝普钠,因其倾向诱导脑血管扩张。应用其他降压药时,注意尼莫地平对血压的影响。

- 口服尼莫地平(60 mg,每4小时1次)(某些国家有静脉制剂),应避免低血压。

- 维持正常血容量。有些人主张适当增加血管内容量。由于循环儿茶酚胺水平升高,可发生严重心肌损伤。因此,有必要监测心律失常和心功能。

- 低钠血症经常发生,应注意避免。静脉补液优选生理盐水。低钠血症更多见于脑性盐耗综合征,而不是抗利尿激素分泌不当综合征(SIADH)。SIADH治疗需要容量限制,而脑性盐耗综合征则不需要。这两类病人均有不恰当的尿渗透压升高,故尿渗透压不能作为SIADH的标志。如果给脑性盐耗综合征补盐治疗,少量高渗盐水可能是必要的。低钠血症应缓慢纠正,过快积极纠正有可能导致中枢性脑桥脱髓鞘综合征。

- 快速评估动脉瘤位置,积极请神经外科和(或)神经介入放射科医师会诊,进行手术夹闭或闭塞。

- 在有能力进行动脉瘤夹闭、闭塞和脑血管痉挛治疗的中心治疗。

缩写:SIADH,抗利尿激素分泌不当综合征。

8.4.4 缺血性脑卒中

　　缺血性脑卒中通常由血栓栓塞阻塞动脉所致。在发病3～4.5小时内静脉应用重组组织型纤溶酶原激活剂(recombinant tissue plasminogen activator, rtPA)显著改善1/3患者预后。对于大动脉堵塞的患者(图8-4),8小时内进行动脉内取栓可以使60%患者的预后改善。

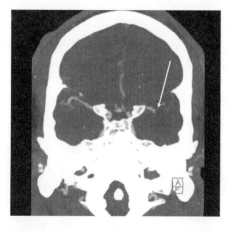

图8-4　CTA显示左侧大脑中动脉堵塞
(箭头位置)

症状开始的时间或患者处基线水平的最后时间点可用于确定患者是否适合溶栓治疗。在最初

CT扫描排除脑出血后，应考虑在4.5小时内静脉应用0.9 mg/kg重组组织型纤溶酶原激活剂(剂量的10%静脉注射超过1分钟，余90%的药物在1小时内静脉输注)。对应用rtPA治疗非出血性脑卒中不熟悉者，在溶栓治疗前应立即请神经科会诊。对于大动脉栓塞患者，无论是否进行rtPA治疗，动脉内取血栓都是重要的选择。目前已有美国心脏协会/美国卒中协会(AHA/ASA)发表的指南指导诊疗。

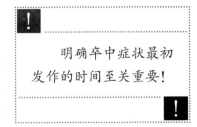

! 明确卒中症状最初
发作的时间至关重要! !

支持性治疗包括血压控制。尽管早期常常出现血压升高，但在没有特殊处理情况下卒中初始数小时后血压通常下降。没有证据提示什么水平的血压需要紧急干预。美国心脏协会/美国卒中协会(AHA/ASA)对溶栓治疗患者的血压控制水平做了一些推荐意见(表8-8)。对于不适合溶栓的患者，除非收缩压>220 mmHg、舒张压>120 mmHg或存在靶器官损伤证据(如肺水肿)，否则不宜紧急降压治疗。如果患者有降压治疗指征，在卒中发作最初24小时血压应谨慎降低约15%。

表8-8 重组组织型纤溶酶原激活剂治疗患者的血压控制[a]

血压	治疗
治疗前	
SBp > 185 mmHg 或	拉贝洛尔10~20 mg静脉注射(1~2次)
DBp >110 mmHg	尼卡地平5 mg/h静脉输注,滴定至目标血压(最大剂量15 mg/h); 达到目标血压水平则减至3 mg/h
治疗后	
SBp >230 mmHg 或	拉贝洛尔10~20 mg静脉注射,可每10~20分钟重复,至最大量300 mg
DBp >121~140 mmHg	拉贝洛尔10 mg静脉注射,随后2~8 mg/min维持 尼卡地平5 mg/h静脉输注和滴定(最大剂量15 mg/h)
SBp 180~230 mmHg 或	拉贝洛尔10 mg静脉输注,可每10~20分钟重复,至最大量300 mg
DBp 105~120 mmHg	拉贝洛尔10 mg静脉注射,随后2~8 mg/min维持

缩写:SBp,收缩压;DBp,舒张压;Bp,血压。
注:[a] 经Wolters Kluwer Health 许可改编。Adams HP, del Zoppo G, Alberts MJ, et al. Guidelines for the early management of adults with ischemic stroke. Stroke, 2007, 38: 1655-1711.

急性脑卒中不宜予普通或低分子肝素紧急抗凝治疗。对于静息制动的患者应预防性应用肝素防止静脉血栓栓塞，但开始治疗的恰当时机并不清楚。在排除脑出血后，大多数患者在卒中发作24~48小时内推荐应用阿司匹林，但不推荐应用氯吡格雷。严重脑水肿(往往发生在最初72小时内)或缺血区内广泛出血可能需要紧急去骨瓣减压手术治疗。

8.4.5 缺氧性损伤

相对性缺氧可由于气道损伤、全身性低氧血症、低灌注或其他因素所致，可能是其他损伤的一部分。缺氧也可能是原发性脑损伤(如心脏骤停)。原发性低氧血症或低灌注可直接导致神经损伤。

初始治疗主要是维持最佳氧输送。尽管有许多药物和治疗方案的研究，却没有被证实是有益的，也没有证实缺氧性脑损伤所致不良预后会随时间而改善。心脏骤停的昏迷患者应用全身性亚低温[33 ℃(91.4 °F)]治疗12～24小时能改善神经系统功能。目前，对不能从事简单指令性动作患者进行低温治疗也被大家所接受。现有美国心脏协会(AHA)和国际复苏联络委员会制定的指南指导临床诊疗。

8.4.6 代谢异常，急性感染和癫痫发作

对初始复苏后意识障碍的成年病人，在即刻血糖水平未知的情况下，应考虑使用50%葡萄糖液(50 ml 静脉注射)和硫胺素(100 mg 静脉注射)防治低血糖症和韦尼克脑病。如果怀疑镇痛剂中毒，可考虑静脉应用纳洛酮。其他代谢异常，如电解质紊乱(急性低钠血症、高钙血症等)、肝衰竭、尿毒症，也可导致昏迷。头痛或意识不清伴发热、颈强直、白细胞升高，提示脑膜炎或脑炎，应抽取脑脊液进行常规、生化和细菌学(培养和革兰氏染色)检查。如果临床检查结果提示颅内占位或颅内压升高，应在腰椎穿刺前进行CT扫描。

> !
> 在缺乏视乳头水肿或局灶性神经系统异常体征时，可在无CT扫描情况下进行腰椎穿刺术评估有无脑膜炎。
> !

若CT扫描显示颅内占位或弥漫性脑水肿，腰椎穿刺有可能诱发脑疝，应予延迟进行。当怀疑可能感染时，应在影像学检查前就给予恰当的抗细菌和抗病毒治疗，因为及早抗感染治疗对于细菌性脑膜炎或脑炎是挽救生命的治疗措施。除非抽取血培养会延误抗生素的使用，否则抗生素治疗前应留取血培养。如果因其他原因推迟腰椎穿刺术，也应及时给予抗生素治疗。成人的治疗建议见第十一章，儿童的治疗建议见第十六章。

> !
> 因神经肌肉阻滞剂会影响癫痫发作的观察，因此对存在癫痫发作风险的患者应尽可能避免应用神经肌肉阻断剂。
> !

急性脑损伤后癫痫发作会增加脑氧耗，常导致颅内压升高。应尽快给予抗癫痫治疗终止癫痫发作。很多抗癫痫药物具有潜在的镇静效应，静脉应用抗癫痫药物可抑制呼吸功能，此时需要合适的支持治疗。此外，抗癫痫治疗时也可发生低血压，为维持平均动脉压和脑灌注压需要补液和(或)使用升压药。

在持续或反复癫痫发作时应静脉应用苯二氮䓬类药物。癫痫持续状态应请神经科医师急会诊，并应用劳拉西泮0.1 mg/kg。如果没有静脉通道，也可以选择给予咪达唑仑肌内注射(0.15 mg/kg)，用于难治性癫痫持续状态的抗癫痫药物包括丙泊酚[3 mg/kg 负荷剂量，然后1～5 mg/(kg·h)静脉维持]或咪达唑仑[0.2 mg/kg 负荷剂量，然后1～20 μg/(kg·min)静脉维持]，并进行脑电图监测和其他ICU监护。经这些药物治疗后稳定的患者，加用苯妥英或磷苯妥英可能有助于防止癫痫再发。

8.4.7 脊髓损伤

清醒的颈椎损伤患者常感觉颈部疼痛和无力。对于存在呼吸衰竭、不伴面瘫的肢体无力、低

血压伴心动过缓、难以维持正常体温的昏迷患者，应怀疑存在颈髓损伤。C4以下颈髓损伤，自主呼吸可能是正常的，但也可能很快进展为呼吸衰竭，因此必须密切监测。

胸髓损伤时上肢肌力可能正常，但可出现下肢无力。依据损伤节段的不同，患者可有低血压伴心动过速或血压的异常波动。

初始处理应包括固定(颈托、脊椎矫正板)，并请神经外科医师急会诊，但病人进入急诊室后不能仅仅只给予固定，应用甲强龙(methylprednisolone)治疗是有争议的，应会诊讨论。

CT扫描时无需移除固定装置。

8.4.8　急性呼吸衰竭的其他神经系统原因

合并存在全身无力状态(如重症肌无力、格林-巴利综合征)的患者除呼吸肌无力外，还可能出现上呼吸道通畅性受损和气道自洁能力受损。这类患者在潮气量下降报警范围前可能需要气管插管进行气道保护。肺活量以及负压吸气形式的监测非常重要。肺活量<20 ml/kg的患者应转运至ICU加强治疗，可能需要早期气管插管。即使没有$PaCO_2$升高，但当患者存在呼吸急促和胸闷时就应该考虑气管插管。具有充分气道保护能力的患者，当出现肺不张导致的低氧时，可考虑持续气道正压通气。诊断不明确时应请神经科医师会诊，静脉注射免疫球蛋白或血浆置换治疗可能会减缓或阻止疾病的进展和促进康复。

自主神经功能紊乱在格林-巴利综合征患者较为常见，可导致血压和心率明显波动，必要时考虑静脉药物治疗。

8.4.9　脑死亡标准与器官捐献

尽管临床内外科团队做出了最大努力，但重度颅脑创伤、脑梗死或出血仍可导致全脑和脑干功能丧失。不同国家和机构，脑死亡评估和器官捐献指南有所不同。关于脑死亡和器官捐献更多的信息见附录6。

关键点

关键要点

- 脑损伤可由原发性和继发性损伤因素所致。防止继发性脑损伤是初始治疗至关重要的目的。
- 低血压和缺氧是脑损伤患者发生继发性损伤最重要的机制。
- 优化氧输送、控制氧消耗是所有类型脑损伤的一般性治疗原则。
- 初始治疗的重要原则/指南适用于所有类型原发性脑损伤，并有助于防止有害的继发性脑损伤。
- 血压控制取决于最初脑损伤类型。然而，任何急性脑损伤患者血压过低有可能诱发继发性缺血。
- 对于脑损伤患者避免预防性或常规采用过度通气。有脑疝征象或其他因素不能解释的神经系统功能恶化可考虑应用甘露醇和过度通气治疗。
- 应用生理盐水作为首选输注的液体，维持正常血容量。
- 急性脑损伤患者癫痫发作应首先静脉应用苯二氮䓬类药物终止发作，随后静脉输注负荷剂量的苯妥英或磷苯妥英。

建议阅读

1. Bleck TP. Bacterial meningitis and other nonviral infections of the nervous system. *Crit Care Clin*, 2013,29:975-987.

2. Boland TA, Lee VH, Bleck TP. Stress-induced cardiomyopathy. *Crit Care Med*, 2015,43:686-693.

3. Brain Trauma Foundation, American Association of Neurological Surgeons, Congress of Neurological Surgeons, AANS/CNS Joint Section on Neurotrauma and Critical Care. Guidelines for the management of severe traumatic brain injury. 3rd ed. *J Neurotrauma*, 2007,24(suppl 1):S1-S106.

4. Brophy GM, Bell R, Claassen J, et al. Guidelines for the evaluation and management of status epilepticus. *Neurocrit Care*, 2012,17:3-23.

5. Busl KM, Bleck TP. Neurogenic pulmonary edema. *Crit Care Med*, 2015,43:1710-1715.

6. Callaway CW, Donnino MW, Fink EL, et al. Part 8: Post–cardiac arrest care: 2015 American Heart Association guidelines update for cardiopulmonary resuscitation and emergency cardiovascular care. *Circulation*, 2015,132(suppl 2):S465–S482.

7. Chesnut RM, Bleck TP, Citerio G, et al. A consensus-based interpretation of the Benchmark Evidence from South American Trials: Treatment of Intracranial Pressure Trial. *J Neurotrauma*, 2015,32:1722-1724.

8. Connolly ES, Rabenstein AA, Carhuapoma JR, et al. Guidelines for the management of aneurysmal subarachnoid hemorrhage: a guideline for healthcare professionals from the American Heart Association/American Stroke Association. *Stroke*, 2012,43: 1711-1737.

9. Diringer MN, Bleck TP, Claude Hemphill J 3rd, et al. Critical care management of patients following aneurysmal subarachnoid hemorrhage: recommendations from the Neurocritical Care Society's Multidisciplinary Consensus Conference. *Neurocrit Care*, 2011,15:211-240.

10. Hemphill JC, Greenberg SM, Anderson CS, et al. Guidelines for the management of spontaneous intracerebral hemorrhage: a guideline for healthcare professionals from the American Heart Association/American Stroke Association. *Stroke*, 2015,46: 2032-2060.

11. Kamel H, Navi BB, Nakagawa K, et al. Hypertonic saline versus mannitol for the treatment of elevated intracranial pressure: a meta-analysis of randomized clinical trials. *Crit Care Med*, 2011,39:554-559.

12. Kotloff RM, Blosser S, Fulda GJ, et al. Management of the potential organ donor in the ICU: Society of Critical Care Medicine/American College of Chest Physicians/Association of Organ Procurement Organizations Consensus Statement. *Crit Care Med*, 2015,43:1291-1325.

13. Jauch EC, Saver JL, Adams HP Jr, et al. Guidelines for the early management of patients with acute ischemic stroke: a guideline for healthcare professionals from the American Heart Association/American Stroke Association. *Stroke*, 2013,44:870-947.

14. Powers WJ, Derdeyn CP, Biller J, et al. 2015 American Heart Association/American Stroke Association focused update of the 2013 guidelines for the early management of patients with acute ischemic stroke regarding endovascular treatment: a guideline for healthcare professionals from the American Heart Association/American Stroke Association. *Stroke*, 2015,48:3020-3035.

15. Rossetti AO, Bleck TP. What's new in status epilepticus? *Intensive Care Med*, 2014,40:1359-1362.

16. Shemie SD, Hornby L, Baker A, et al. International guideline development for the determination of death. *Intensive Care Med*, 2014,40:788-797.

17. Silbergleit R, Durkalski V, Lowenstein D, et al. Intramuscular versus intravenous therapy for prehospital status epilepticus. *N Engl J Med*, 2012,366:591-600.

18. Torbey MT, Bösel J, Rhoney DH, et al. Evidence-based guidelines for the management of large hemispheric infarction: a statement for health care professionals from the Neurocritical Care Society and the German Society for Neurointensive Care and Emergency Medicine. *Neurocrit Care*, 2015,22:146-164.

19. Vahedi K, Hofmeijer J, Juettler E, et al. Early decompressive surgery in malignant infarction of the middle cerebral artery: a pooled analysis of three randomised controlled trials. *Lancet Neurol*, 2007,6:215-222.

20. Walters BC, Hadley MN, Hurlbert RJ, et al. Guidelines for the management of acute cervical spine and spinal cord injuries: 2013 update. *Neurosurgery*, 2013,60 (Suppl 1):82-91.

推荐网站

1. Society of Critical Care Medicine/Guidelines. www.SCCM.org.

2. Brain Trauma Foundation. http://www.braintrauma.org.

3. Brain Attack Coalition. http://www.stroke-site.org.

4. Neurocritical Care Society. http://www.neurocriticalcare.org.

第九章

创伤与烧伤的基础支持

 目的

■ 创伤患者的早期优先分配。

■ 严重创伤的早期处理。

■ 影像学检查帮助识别严重创伤。

■ 创伤后患者异常生命体征的识别与处理。

■ 烧伤的早期处理。

■ 手术指征和(或)转上级医院的指征。

病例

患者，中年男性，因驾驶轿车与卡车相撞后被送至医院急诊。患者驾车时没有系安全带，碰撞后被抛出。患者言语不清，口腔分泌物不能吐出。血压90/60 mmHg，心率125次/分，呼吸35次/分。患者存在股骨开发性骨折，骨折断端在不断出血，同时有头皮裂伤出血。左胸部及上腹部可见局部皮肤青紫、肿胀。

患者处于昏睡状态，四肢可以自主活动，皮肤湿冷。

– 初步检查提示什么?

– 最需要紧急处理的是什么?

9.1 引言

本章节内容并不是要替代美国外科学会高级创伤支持(ATLS)课程,而是介绍对创伤患者的关键性评估和处理。对于经常救治创伤患者的急救人员需要进一步学习高级创伤生命支持课程或接受类似的培训。

9.1.1 创伤导致的死亡

在美国,创伤仍然是1~44岁人群的主要死因。创伤患者在三个阶段内容易出现死亡:第一阶段是受伤的数秒至数分钟内。在这一早期阶段,导致死亡的原因主要是严重的颅脑损伤、高位脊髓损伤、气道梗阻,或者是心脏、主动脉或其他大血管破裂。由于这类损伤极其严重,几乎没有患者可以被成功救活,降低上述创伤导致死亡发生的唯一途径是避免发生损伤。第二阶段是受伤后数分钟至数小时内。这些患者死亡的主要原因包括硬膜下和硬膜外血肿、血气胸、实质脏器破裂(肝脏或脾脏)、骨盆骨折或其他损伤导致的失血量过大。患者受伤后需要进行快速评估并处理上述损伤,这一阶段被称为抢救的"黄金时期"。第三阶段发生在受伤并经过首要处理后的数天至数周,这一阶段导致死亡的主要原因是全身性感染及多脏器功能衰竭。

创伤的处理包括三个原则。最重要的一条,威胁生命的损伤必须首先处理。第二条,首先给予抢救措施而非纠结于明确诊断。第三条,在处理急性损伤的早期并不一定需要掌握患者详细的病史。

9.2 创伤的处理

严重创伤患者的早期处理需要评估及治疗同时进行。首要目标是保证重要器官的氧供,以有机会针对随时威胁生命的损伤进行评估及处理(初步评估)。患者的初步处理以快速评估及重要器官功能复苏同时进行为起点,紧接着进行再次评估(从头到脚的检查),最后开始确定的治疗方案。该流程按照ABCDE步骤治疗创伤患者,通过快速评估气道、呼吸、循环、功能障碍、暴露情况来指导危及生命的损伤的处理(表9-1)。

表9-1 创伤的初步评估

气道(Airway):时刻警惕并预防颈椎损伤;

呼吸(Breathing):通气和氧疗;

循环(Circulation):控制出血;

功能障碍(Disability):简要的神经系统查体;

暴露/环境(Exposure/environment):暴露检查部位的同时注意避免低体温。

针对所有的严重创伤患者，在处理过程中需要尽早请外科医师会诊。将严重创伤患者转运至具有创伤诊治中心的医疗机构对患者的存活至关重要。当外科医师不能及时到达或者当患者等待转运时，仍然需要进行时时的评估(第三次评估)及处理。

9.2.1　首要评估：初始评估及复苏

（1）气道和呼吸

如果患者能够通过言语交流，通常气道不太可能立即出现问题，但必须进行反复的评估。严重颅脑损伤患者(GCS评分≤8分)通常需要建立保护性人工气道。患者无目的的不自主活动则提示患者需要立即进行气道保护。

> **!**
> 对于颅脑损伤、休克、颜面部骨折患者需反复确保气道通畅。
> **!**

气道需要首先进行评估。气道梗阻的评估包括看到可以引起气道梗阻的异物和颜面部、下颌骨或气管/喉软骨的骨折。患者在急诊经过初步处理后仍然可能出现气道梗阻。口咽腔的出血往往警示患者需要进行气道保护。

钝性损伤后，气道处理时需要按有颈椎不稳定骨折及韧带损伤时气道处理的原则进行。按照第二章所述进行气道开放、氧疗及保证通气。如果在影像学检查明确是否存在颈椎骨折之前需要气道开放，开放气道时(气管插管、气道开放的辅助装置及外科气管切开)需要考虑到个人的经验技术、可以获得的工具类型、患者因素、损伤情况等因素。如果患者出现窒息或病情急剧恶化，有效的面罩辅助通气可以挽救生命。在头颈轴线固定装置的情况下，尝试常规方式的经口气管插管。从患

> **!**
> 如果患者烦躁，并且需要建立人工气道，则需要进行快速诱导插管。
> **!**

者的头侧或侧面协助固定来保证头颈呈一条直线。一位施救者以患者枕部为支撑点，无论牵引与否，均使用双手托起下颌角维持颈部处于轴线位置。当确保颈部固定后，可以移开颈托以进行气道处理。在再次戴上颈托以及确定气管内导管或其他气道装置安全之前，必须一直保持颈部呈轴线位置。如果无法建立安全的气道，则有指征使用喉罩、气管食管双腔导管或者进行外科环甲膜切开。

【气道管理的要点】

颜面部骨折不是紧急处理气道的指征，除非存在大量出血或者大量分泌物堵塞气道无法清除，同样颜面部骨折不需要进行紧急气管插管。然而，下颌骨骨折，由于常常合并软组织损伤，导致气道不通畅，需要密切关注。如果存在颜面部中部骨折或者颅底骨折，避免进行经鼻气管插管。

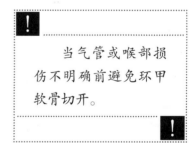

> **!**
> 当气管或喉部损伤不明确前避免环甲软骨切开。
> **!**

关于气道管理的详细知识可参照本书第二章节。

【关键损伤】

由于许多创伤可能直接影响患者通气和氧合功能，因此需密切关注，及时处理。气胸通常由肋骨骨折所致，往往需要进行胸腔闭式引流。所有胸片证实存在气胸的患者在全身麻醉时需要放置胸腔闭式引流管。张力性气胸的评估与治疗详见第5章。开放性气胸往往合并软组织损伤，需要进行缝合并放置胸腔闭式引流管。体格检查以及胸部影像学检查可以发现血胸，失血量迅速达到1 000~2 000 ml或每小时 > 200 ml的出血是开胸止血的指征。

胸片检查往往存在肋骨骨折的漏诊，然而，在体格检查中，如果发现肋骨上方存在浮动，则提示或确定存在肋骨骨折。对于肋骨骨折，可给予镇痛治疗，避免患者因疼痛而不敢呼吸，从而保证通气量。多根多处肋骨骨折导致的连枷胸可见胸壁矛盾呼吸(例如吸气时骨折部位向内凹陷)。一般情况下，连枷胸往往合并骨折下面的肺组织挫伤、疼痛以及低氧血症。

(2) 循环

 病例

患者，年轻男性，由于上腹部损伤入急诊，不清楚具体导致损伤的工具。入急诊室时收缩压90 mmHg，伴心动过速。通过输液后收缩压可以上升至100 mmHg以上，但是输液一旦停止，血压即出现下降。患者焦虑，四肢冰凉。

– 患者可以诊断为休克吗？

– 目前最主要的问题是什么？

– 推荐如何治疗？

创伤患者休克的最主要原因是出血，最初的处理包括通过双腔静脉导管输注等渗液体(2L温的乳酸林格液或生理盐水) 以及压迫止血。液体输注的目标是维持正常血压并纠正心动过速，保证充分的组织灌注(第七章)。如果患者没有颅脑损伤，但由于大量出血需要手术时，应积极补液将收缩压维持在90~100 mmHg直至手术控制出血。控制血压会促进血栓形成，但一旦血压恢复正常仍然有再出血的风险。当存在低灌注，血管塌陷使得建立外周静脉通路受限时，则应建立中心静脉通路(7F、8.5F、9F导管是理想的通路)，也可

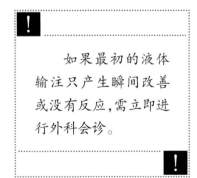

!
如果最初的液体输注只产生瞬间改善或没有反应，需立即进行外科会诊。
!

以考虑经大隐静脉或者骨髓输注。通过胸片、骨盆平片、超声快速评估（FAST）、诊断性腹腔灌洗等方法来判断可能的出血原因，包括血胸、腹腔内出血等。如果患者血流动力学稳定，除非有

明确的手术指征，均应行腹部及骨盆CT检查，查找损伤部位。如果血流动力学不稳定，则不应该进行搬动进行CT检查。在复苏的同时积极控制出血，并监测有创动脉血压。不建议进行盲目结扎血管来控制出血，以避免毗邻组织的损伤。

如表9-2所示，可以通过患者的收缩压、心率、呼吸频率和意识状态来估计出血量。美国外科学会推荐将脉压差减小作为低灌注的一个标志。对于正常成年人，循环血容量占体重的7%（70 ml/kg），儿童则为8%～9%（80～90 ml/kg）。出血量在1 200 ml以下时可以仅表现为心率增快，而血压正常。Ⅱ级出血时休克不严重，但需要进行晶体复苏。Ⅲ级出血表现为血压下降，需要输注晶体液和胶体液。Ⅳ级出血往往危及生命，需要采取积极的措施来恢复血容量及红细胞数量，同时控制出血。根据患者的反应而不是根据出血分级表来调整治疗。患者对液体复苏的反应分成三类：第一类患者通过小剂量液体复苏即可以恢复正常的生命体征；第二类患者一开始对液体复苏有反应，但随时间延长或液体输注速度减慢，生命体征再次恶化，需要进行继续积极的液体复苏并评估及处理出血的原因；第三类患者即使经过积极的液体复苏，生命体征仍没有改善，需要急诊手术治疗。这类患者常存在活动性出血，若不紧急外科或介入干预，病死率极高。

表9-2	出血分级[a]			
	分级			
参数	Ⅰ	Ⅱ	Ⅲ	Ⅳ
失血量(ml)[b]	>750	750～1500	1500～2000	>2000
失血量(占总血量)	>15%	15%～30%	30%～40%	>40%
收缩压(mmHg)	正常	正常	降低	降低
脉搏(次/分)	<100	>100	>120	>140
呼吸频率(次/分)	14～20	20～30	30～40	>35
意识状态	焦虑	兴奋	模糊	昏睡
脉压差	正常或升高	降低	降低	降低
尿量(ml/h)	>30	20～30	5～15	无尿
液体复苏	口服或输注晶体	输注晶体	输注晶体和胶体	输血和晶体

注：[a] 得到美国外科学会的许可。美国外科学会创伤分会。创伤的高级生命支持：学生课程指南(第8版)，芝加哥：美国外科学会，2008。
[b] 体重按照80 kg来进行计算。

对于创伤合并休克的患者，可给予等张液体进行复苏，但补液量不应超过1～2L。若给予液体复苏后循环仍不稳定，需早期输注红细胞。创伤患者需要紧急复苏时很难获得交叉配血完全配型的血液，但是在大多数医院，一旦申请血液后，15～20分钟内可以获得非完全配型的血液并安全的输注。如果是无法获得特殊类型血液，而患者情况不稳定，可以输注O型阴性的红细胞。

> **!**
>
> 袋装红细胞的枸橼酸可以结合钙离子，在患者输注大量红细胞时会导致凝血功能障碍。需要补充钙离子并监测血浆游离钙的水平。
>
> **!**

> **!**
> 大量失血患者(3小时内失血>全身血量的50%)在输注红细胞时往往需要经验性输注新鲜冰冻血浆和血小板。
> **!**

如果还是无法获得,可以输注O型阳性的红细胞。

对于需要大量液体复苏的患者,建议早期给予包括红细胞、新鲜冰冻血浆、血小板和冷沉淀的复合液体复苏。在这种情况下,治疗最重要的是控制活动性出血。外科手术常常是首选的控制出血的手段,而对于合并出血或血肿的严重骨盆骨折,还可以考虑介入治疗的手段。许多创伤诊疗中心都有规范的补液流程以保证合并血流动力学不稳定的危重患者可以快速地获得血制品输注。越来越多的证据表明,对于严重失血的创伤患者,需控制晶体液的用量,而积极输注血制品可能改善患者预后。另外,近期有研究表明,复苏时给予新鲜血液输注可降低凝血障碍的风险,从而使患者获益。

(3) 活动障碍/低体温

急诊后进行快速神经系统评估,包括意识状态、瞳孔大小及对光反射、单侧定位体征以及脊髓损伤水平等。格拉斯哥(GCS)评分可以用来简单、快速地评估意识水平并预测患者预后(尤其适用于快速评估)。意识水平的下降反映了脑灌注的降低或者是颅脑的直接损伤,同时需要考虑低血糖、酒精、麻醉剂以及其他药物的影响。意识状态改变时,需要立即重新评估氧合、通气以及灌注的情况。意识状态改变时,如果没有明确原因,则按照存在颅内病变来进行处理。如果患者气管插管处于镇静状态,在患者病情允许的情况下,需要评估患者是否存在脊髓和颅骨损伤。

在初始液体复苏阶段,需要预防及控制低体温。创伤患者暴露在室外环境中常常会出现低体温,当使用室温的液体以及冷的血制品进行液体复苏、去除衣物进行体格检查、休克状态下失去正常的体温调节或使用其他药物的情况下,体温则会进一步下降。低体温可以导致凝血功能障碍、血管麻痹,直接影响预后,必须积极预防及干预。可以通过输注温暖的液体、机械通气时对气体进行加温、提高房间温度、盖保暖的被子以及使用加热装置等方法提高体温。

(4) 监测

心率、血压、脉压、呼吸频率、血液酸碱度、体温、尿量等指标是否改善是评估液体复苏是否充分的有效指标。从开始复苏时就需要关注上述指标并反复评估。指脉氧是监测创伤患者血红蛋白氧合状况的良好指标,但不能反映通气情况。其他的代谢指标如血乳酸、碱剩余、pH值可以用来辅助判断患者的灌注情况。通过毛细血管充盈度、血肿形成以及外周动脉搏动判断肢体灌注情况。

对于创伤患者应立即放置尿管监测尿量,以反应肾脏灌注,男性患者怀疑存在尿道损伤时(如尿道口有血液流出、阴囊血肿、直肠指检发现前列腺异常等)是放置导尿管的禁忌。很多时候,尿道逆行造影可用于快速诊断尿道损伤。

（5）失血性休克

在复苏过程中，需要判断导致低血压的可能原因。在体表出血得到控制后，需要寻找其他潜在的出血部位。最常见的出血部位为胸腔、腹腔、骨盆以及长骨周围的软组织。

① 血胸：胸部 X 线检查（如果血流动力学稳定最好是直立位或者头高脚低位）可以协助明确是否存在胸腔内出血。超声检查也能够迅速发现是否存在胸腔积液或心包积液。存在血胸时，需要放置胸腔闭式引流管，并复查胸片，明确导管尖端位置、出血的量以及肺复张的情况。值得注意的是，如果胸管短时间内引出血量超过 1 500 ml 或者引流大于 200 ml/h 持续 2~4 小时，需要开胸止血。对于大量血胸患者，可以通过无菌收集胸管引流的血液进行自体血回输。

② 腹腔内出血：腹部体格检查往往不能发现腹腔内的急性出血，尤其对于下胸部创伤、肋骨骨折、脊髓损伤、中毒以及意识改变的患者。任何有躯干被直接打击或减速伤等钝性伤，以及躯干贯通伤的患者，必须要考虑腹腔脏器及血管的损伤。尽管 FAST 检查流程在大多数情况下已经取代了多普勒，但超声和多普勒检查仍可以方便有效的明确创伤患者是否存在腹腔内出血。经过培训的人员通过 FAST 流程，可以准确的发现腹腔内积血，发现需要立即进行外科评估的损伤并决定是否需要进行外科干预。对于情况相对稳定的患者，腹部 CT 检查可以协助明确出血的来源。腹腔内出血常见的原因是脾脏和肝脏破裂，其他内脏损伤或腹膜后血肿。患者如果生命体征不稳定则不建议行 CT 检查而需要外科干预控制出血。

③ 骨盆出血：通过体格检查以及骨盆平片评估骨盆的稳定性，来早期明确是否存在严重骨盆骨折。骨盆骨折（开放性损伤或者垂直性骨折）患者具有极高的大出血风险，通常是静脉出血。尽快充分的液体复苏恢复血容量是骨盆出血的首要处理方式，同时使用床单紧紧裹住骨盆或其他方法包绕骨盆进行压迫止血。如果骨折后解剖结构允许，可以通过使用外部支具进行固定，同时在处理早期请骨科医师会诊。骨盆骨折相关的动脉出血，增强 CT 检查时可以看到造影剂的外漏。如果怀疑患者存在骨盆骨折相关的动脉损伤导致的持续性低血压时，可以考虑介入方法进行骨盆血管造影并进行血管栓塞。约 10% 的骨盆骨折患者需要进行血管造影术明确出血部位或进行治疗。近期研究表明，介入手段同样可用于骨盆骨折、血肿的病人。

④ 长骨骨折：长骨骨折患者往往伴随局部受损的软组织出血。肱骨和股骨骨折造成的出血量约为 1~3 个单位。如果患者存在多个长骨骨折，则很容易造成严重后果。对患者局部软组织肿胀程度及肢体周径进行反复检查，有助于骨折患者的评估。

⑤ 体表出血：体表出血可以非常凶险（如动脉的撕裂），但可以通过直接压迫来控制出血。其他损伤如头皮裂伤，也会导致大量出血但可能被忽视。通过及时的局部直接压迫、简单的缝合，以及针对肢体出血使用止血带可能是挽救生命的重要措施。将血压袖带充气使得压力高于收缩压是简单有用的方法之一。肢体出血使用止血带必须经过外科医师会诊，以避免缺血性损伤。在一些特定的情境，如战场或集体暴力事件，早期积极地使用止血带可有效止血，降低死亡风险。

（6）非失血性休克

创伤患者非失血性休克的鉴别诊断包括梗阻性休克（张力性气胸、心包填塞），心脏钝性伤，气体栓塞，以及急性脊髓损伤引起的神经源性休克。颅脑损伤很少引起低血压，而一旦发生，则预示着患者即将死亡。

① 张力性气胸：张力性气胸时随着胸腔压力增高，压迫肺实质，导致纵隔移位引起血流动力学紊乱及肺功能障碍。张力性气胸极其凶险，不能等待胸片检查来明确诊断。张力性气胸时可以观察到患侧肺部呼吸音减弱及反常呼吸，患者出现呼吸窘迫、血氧饱和度下降、心率增快，有时候可以出现颈静脉怒张。

> ! 如果怀疑气管插管的患者有张力性气胸，可以将机械通气改为人工球囊通气来评估呼吸阻力的增加。 !

当气胸患者合并低血容量时，往往没有典型的颈静脉怒张。在复苏抢救室内，往往很难观察到非常显著的呼吸音改变，而气管移位经常在后期才出现，不能协助早期诊断。对于成人，经左锁骨中线第二肋间穿刺放气是挽救生命的紧急措施，随后放置胸腔闭式引流管进行充分引流。

② 心包填塞：心包填塞的典型临床表现(低血压、心音遥远、颈静脉怒张和奇脉)，往往会被噪音以及低血容量所掩盖。超声是及时发现心包积液的重要手段。如果存在顽固性休克，持续的中心静脉压升高以及具有出现心包积液高危风险的贯通伤时(两乳头间、肋骨上缘、锁骨下)，需要经过心前区进行心包穿刺术。如果没有外科医师在现场，需要及时使用针头或导管进行穿刺引流。有少部分胸部贯通伤的患者存在心脏表面损伤，甚至合并心脏表面动脉破裂，及时诊断这些损伤可通过外科手段对损伤动脉进行修补。

③ 心脏贯通伤：对于前胸部受到高速撞击，并出现无法解释的低血压及心律失常，或者少部分患者出现的心源性休克，需要高度怀疑心脏贯通伤。如果怀疑心脏贯通伤，在急诊即需要进行心电图检查。心脏贯通伤心电图的改变往往不特异，可以表现为期前收缩、束支传导阻滞、房颤、无法解释的窦性心动过速，以及ST段改变等。如果存在心动过速之外的异常情况，则需要进行24小时监测心律变化。血流动力学稳定且没有心律失常的患者不需要进行进一步的心脏评估与观察。低血压

> ! 右心室是心脏贯通伤中最常见的损伤部位，在没有肺水肿的情况下，液体复苏是早期纠正低血压的初始治疗。 !

的患者需要进行超声心动图检查评估心脏功能。肌钙蛋白(TnI)对于诊断心脏贯通伤有一定帮助。治疗包括纠正酸中毒、低氧血症、电解质紊乱、恰当的液体管理，以及恶性心律失常的药物治疗。

血流动力学不稳定时可以考虑使用正性肌力药物。需要特别注意的是要明确顽固性的低血压是否由活动性出血所导致。患者在心脏损伤后可能会继发急性心肌梗死，心肌梗死后同样也会导致创伤(例如高处坠落、机动车事故等)。

④ 神经源性休克：当存在颈髓损伤或高位胸髓损伤(T6以上)引起交感神经离断时容易出现神经源性休克，以低血压伴随心动过缓为特征。迟缓性瘫痪、肢体的腱反射消失以及阴茎异常勃起是常见的神经系统表现。低血压的处理包括液体复苏，如果输液不能逆转低血压时使用缩血管药物(去氧肾上腺素、去甲肾上腺素、多巴胺)。当心动过缓导致血流动力学不稳定时可以使用阿托品。

9.2.2　再次评估：其他损伤诊断与治疗

绝大多数急性创伤的患者通过积极可以复苏恢复血流动力学稳定。初步评估需要尽快明确致命性的损伤，而下一步的目标则是进行再次评估，发现和治疗其他损伤。这一步的评估可以保证患者合理的分诊到手术室、放射科或者ICU。

（1）病史

患者的病史主要包括：受伤的具体经过及机制、基础疾病、目前的用药情况、过敏史，以及是否使用破伤风免疫治疗。

（2）体格检查

针对患者进行全面的体格检查，检查颅骨确定是否存在隐匿的损伤。颅底骨折的表现包括局部鼓室积血、脑脊液鼻漏或耳漏，Battle征（乳突部皮下积血）和熊猫眼征。触诊颜面部骨、下颌骨以及颈部是否存在骨折以及捻发音。对于头部损伤患者，需要再次使用GCS评分以及初始评估时的主要神经系统查体进行评估（第8章）。检查眼球外展运动以排除神经和肌肉损伤。颈部查体需要注意是否存在颈静脉怒张、气管位置异常及皮下气肿。颈部的疼痛以及颈椎局部的肿胀提示需要进一步X线（详见放射学评估）、CT或磁共振检查。

胸部的听诊和触诊要注意胸壁的柔软度及有无捻发音。需要让患者转动体位，以便胸椎和腰椎触诊可以发现一些其他损伤。对于贯穿伤的患者，需要排除隐蔽部位的入口或者出口，比如腋窝、宫颈、腹股沟区。腹部的触诊听诊检查同样重要。对于骨盆的检查，要进行分离试验、挤压试验以及轻度晃动，对于清醒且无痛觉异常的患者进行上述骨盆检查无明显疼痛足以排除骨盆的严重骨折。对于直肠检查需要注意有无出血及保证可以触及前列腺。会阴部及阴囊血肿或者尿道出血可能提示泌尿系损伤，此时插入导尿管风险很大。四肢检查包括感觉、运动情况，以及神经血管的完整性。

（3）实验室检查

最基本的检查包括血细胞计数、电解质、血糖、血酒精浓度，以及进行毒物排查。任何具有低血容量表现的患者需要进行血型以及凝血功能检查。有些患者需要进行动脉血气分析评估通气及灌注情况（是否存在酸中毒）。腹部钝性创伤患者，血清淀粉酶的升高提示存在胰腺及小肠损伤。如果怀疑横纹肌溶解，需要检查肌酸激酶。红细胞压积不能迅速反应患者的容量状态，出血后血管内外的

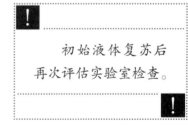

初始液体复苏后再次评估实验室检查。

液体需要几个小时进行重新分布，之后红细胞压积才能反应失血。一般来讲，红细胞压积下降3%相当于丢失1单位的血。血乳酸水平及乳酸清除效率可帮助指导治疗、预测患者预后。

（4）放射学评估

① 一般情况：评估多系统的钝性创伤，首先需要检查到胸1水平的颈部侧位片，仰卧位的胸部X线片以及仰卧位的骨盆平片，为进一步干预以及进一步检查提供依据。骨盆平片对于早期判断是否存在严重骨折及后续指导骨盆粘着减少出血至关重要。

② 头：对于颅脑损伤的患者或者意识水平下降或改变的患者均应行头颅CT检查，许多中心还

会同时进行颈部CT检查。

③ 脊柱：初步的颈椎侧位片对于判断是否存在严重骨折具有重要意义，直接影响进一步的处理并为颈髓损伤的诊断提供依据。一张高质量的颈部侧位片可以发现很多不稳定性骨折。颈椎侧位平片最普遍的问题是不能够提供C7～T1的全面视角，不能有效观察枕部的情况。绝大多数中心可针对显示不清或者怀疑有损伤的部位进行CT检查。如果怀疑患者存在颈髓损伤，在进行上述检查前保证颈部制动，并进行仔细的体格检查明确是否存在局部压痛。核磁共振成像有利于发现椎间盘、脊髓和韧带的损伤。如果确定存在颈椎骨折，必须再次进行脊柱影像学检查，因为约10%的患者会继发不连续的椎体纵行骨折。如果胸腰椎的触诊有表面压痛，或皮肤表面存在淤斑及其他表现，或体格检查无法进行，或受伤的机制高度提示存在胸腰椎的损伤，需要进行胸腰椎正侧位片检查。胸腹部的CT检查常常可以通过重建来发现胸腰椎的损伤，不需要额外的平片检查。

神经系统查体未发现阳性体征并不能完全排除脊髓损伤的可能性，出现下列几种情况时仍需考虑患者是否存在脊髓损伤：

■ 对于神志清楚、警觉、没有神经系统症状及颈部疼痛的患者，一般不考虑存在颈髓损伤，无需进一步影像学检查。但对于这部分患者，需警惕是否存在其他可能间接导致颈髓损伤的外伤。

■ 早期CT检查可帮助诊断颈髓损伤，对于存在头部外伤的患者，建议加做颈部CT检查。

■ 当患者出现截瘫、四肢麻痹等症状时，则认为患者已出现脊髓损伤，需要请外科医生会诊。

■ 若患者存在颈髓损伤导致的神经功能障碍，需请脊柱外科医生会诊。

■ 排除脊柱的骨质损伤并不能排除韧带损伤的可能，对于此类患者，建议行MRI检查进一步明确诊断。

④ 胸部：一旦排除脊柱损伤后，进行直立位(或头高脚低位)胸片检查，明确是否存在气胸、血胸、纵隔增宽或不规则(主动脉损伤)、骨折，并确定导管的位置。如果是横向的冲击或减速伤，胸片检查不能排除是否存在主动脉损伤。但如果胸片显示纵隔增宽，受伤机制也符合主动脉损伤的特点需要怀疑动脉损伤。螺旋CT检查可用来明确是否存在主动脉损伤以及其他胸部损伤。主动脉的CT三维成像已经基本代替主动脉造影来发现是否存在主动脉损伤。

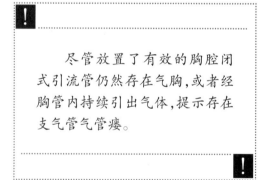

尽管放置了有效的胸腔闭式引流管仍然存在气胸，或者经胸管内持续引出气体，提示存在支气管气管瘘。

⑤ 腹部：腹部平片无法提供有效的信息。对于血流动力学稳定的创伤患者，需要进行腹部及骨盆的CT检查以及使用超声按照FAST流程进行评估。如果腹腔CT提示存在腹腔游离积液，则进行FAST检查。在一些特殊情况下，多普勒仍然有用，但基本已经被腹部及骨盆CT和FAST流程代替。

⑥ 泌尿生殖道：如果存在血尿，需要进行CT或其他检查明确原因。这些检查可以提供腹腔、腹膜后的解剖细节信息，也可以提供肾脏直接损伤的证据。如果体格检查提示存在泌尿道损伤的可能，在插导尿管之前需要进行尿道造影。如果怀疑膀胱破裂则进行膀胱摄片检查。通常不需要进行静脉肾盂造影。

⑦ 骨折：根据患者的主诉以及体格检查行肢体X线检查（正侧位）。X线片范围应该包括损伤部位上面和下面的关节。

（5）其他情况

放置鼻胃管进行胃肠减压可以降低吸入性肺炎的风险，然而如果存在面部骨折或者怀疑有颅底骨折时，应经口放置胃管。胃管内引出血液可能是隐匿性胃及十二指肠损伤的唯一表现，提示需要进一步检查，需要常规进行破伤风预防（表9-3）。除非有特定的证据，不需要全身使用抗生素治疗，但以下三种情况可以除外：

- 患者进行持续颅内压监测或胸腔穿刺术导管置入期间需要覆盖革兰阳性菌；
- 腹部贯通伤伤后24小时内需要覆盖需氧的革兰阴性杆菌及厌氧菌；
- 开放性骨折需要覆盖革兰阳性菌至24小时，并请骨科评估专科情况。

育龄女性患者除非有活动性出血，在行影像学检查之前需要询问怀孕的可能性或者检查人体绒毛膜促性腺激素水平。对于情况不稳定的妊娠患者，要把母体的复苏和稳定放在首要位置。妊娠中晚期的患者需要在背部垫东西抬高躯体右侧，避免压迫下腔静脉。值得注意的是，做上述操作之前必须检查脊柱和盆骨，有无疼痛或压痛，如果有可能提示骨折。切记在给予患者最佳治疗方案的同时需要给予胎儿最优化的治疗，必要时需要产科医师协助诊治（第14章）。

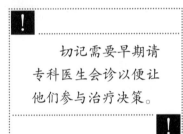
切记需要早期请专科医生会诊以便让他们参与治疗决策。

另一个重要的方面是对于有开放性伤口的病人要给予充分的破伤风预防。要确认和更新病人的疫苗使用情况，对于免疫情况不清楚或有破伤风感染高风险污染伤口的病人，应考虑使用破伤风免疫球蛋白（表9-3）。

表9-3	常规伤口管理中的破伤风预防建议[a]			
破伤风类毒素使用历史	清洁的小伤口（破伤风感染风险小[b]）		其他伤口[b]（破伤风感染风险大[c]）	
	Tdap 或 Td[b]	TIG[d]	Tdap 或 Td[b]	TIG[d]
未知或<3剂	是	否	是	是
剂量≥3剂	否[f]	否	否[g]	否

Tdap:破伤风类毒素,减量的白喉类毒素,百日咳疫苗;Td:破伤风类毒素与减量的白喉类毒素—成人剂量0.5ml;TIG:破伤风免疫球蛋白(成人剂量:250IU)

[a] 对于已经完成三次初始破伤风疫苗注射且5年内曾注射过含破伤风类毒素的疫苗的患者,创伤后无需重复注射含破伤风类毒素的疫苗。

[b] 小于7岁的儿童,推荐使用Tdap,若存在百日咳疫苗的使用禁忌,则推荐使用Td。7~9岁的儿童及大于65岁的老年人,推荐使用Td。10~16岁的儿童及成人,如果没有使用过Tdap或无百日咳疫苗的禁忌证的,相对Td更优先推荐使用Tdap,对于大于7岁的患者,若因为年龄的因素或Tdap不能使用,推荐使用Td。

[c] 如(但不限于)被污物、粪便、土壤和唾液污染的伤口;穿刺伤口;或撕裂、导弹、碰撞、烧伤和冻伤引起的伤口。

[d] 没有TIG时,可给予马破伤风抗毒素

[e] 如果仅给予三次液体类毒素,则需追加一次吸附的类毒素注射。虽然液体类毒素已经批准使用,但实际很少使用。

[f] 是,如果距离上次破伤风类毒素制剂注射超过10年。

[g] 是,如果距离上次破伤风类毒素注射超过5年,多次推注不需要,可能会导致更大的副作用。

9.2.3 第三步评估:持续性评估

 病例

中年男性,因车祸伤致持续性、多发性肝破裂。同时合并肠系膜撕裂,已行肠切除术,术中对小肠远端进行闭合,并在腹腔进行填塞以控制肝脏静脉性出血。患者目前仍需要积极的液体复苏,同时由于凝血功能障碍需要输注血制品。转入ICU数小时后,患者出现气道压升高和尿量减少。

– 患者气道压升高的可能原因有哪些?

– 患者尿量减少的原因是什么?

在危及生命和四肢的损伤得到控制、代谢紊乱得到纠正后,有必要进行定期的系统评估,以识别隐匿性损伤。

(1)颅脑损伤

颅脑损伤患者的评估是一个持续的过程,需要神经外科医师的早期介入。包括GCS评分、瞳孔的大小和反应、单侧神经定位体征的存在或缺失等系列评估都是极其重要的。在发现阳性体征后应立即给予处理并记录。

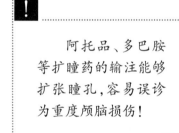
阿托品、多巴胺等扩瞳药的输注能够扩张瞳孔,容易误诊为重度颅脑损伤!

头颅CT可为临床提供有用的信息,但管理这类患者的关键在于及时发现体格检查的异常。持续的复苏可有效避免继发性脑损伤,尤其是当患者在重症护理中出现低血氧或低血压时,这些继发性的打击可进一步影响患者预后(第8章)。

(2)肺部损伤

创伤患者在受伤时通常胃部是充盈的,容易合并误吸。酸性的胃内容物能够在早期导致化学性肺炎,而后期易合并感染性肺炎或急性呼吸窘迫综合征。早期不推荐应用抗生素治疗,但纤支镜灌洗是必要的。

胸壁损伤可出现迟发性的气胸或血胸。此外,肺挫伤导致的急性呼吸窘迫综合征在受伤的12~48小时后才有典型表现。因此,应对此类患者进行持续评估,包括体格检查、血氧或动脉血气分析、胸片和呼吸力学参数等。

(3)心脏损伤

急诊室和ICU的创伤患者应该进行持续的心电图和血压监测。持续的血压监测可作为一个指标,这在第六章已经讨论。对于积极复苏后的创伤患者,电解质紊乱可以导致心肌收缩功能障碍和心律失常。常见的电解质紊乱包括高氯血症、高钾血症、低钾血症、低镁血症和低钙血症。

（4）腹部损伤

镇痛药物的应用或神经损伤影响了早期腹部查体的准确性。钝性损伤时空腔脏器穿孔的诊断较困难。立位胸片的膈下、左侧卧位片的肝区或腹部CT发现游离气体，均提示需要急诊手术探查。腹部CT还可提供腹膜后的损伤情况。对于正在进行头颅CT颅脑损伤患者，在没有手术指征的神经损伤时，可以考虑行腹部CT检查，避免腹部查体的不准确性。但需要警惕的是，CT检查结果阴性并不能完全排除隐蔽性出血的可能。

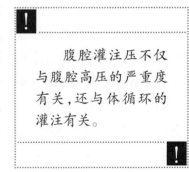

腹腔灌注压不仅与腹腔高压的严重度有关，还与体循环的灌注有关。

腹腔间隔室综合征是容易被忽略的情况。常发生于各种原因导致腹腔内压升高，包括腹腔或腹膜后出血、腹水积聚、大量液体复苏后继发性腹腔脏器水肿、或张力性腹部手术等。增加的腹内压一方面可降低心输出量，收缩血管床和肾脏；另一方面使膈肌上移，导致胸腔的容积减少和顺应性下降。胸膜腔容积的减少易发生肺不张，同时对于机械通气的腹腔高压患者，需要提高气道压才可维持固定的潮气量。血管床的收缩减少了肝脏和肾脏的血流，导致器官功能障碍。需要注意的是，腹腔高压还可导致颅内压升高。

（5）骨骼肌损伤

四肢神经和血管的评估是一个持续的过程。对于反应性较差的患者，如果出现四肢肿胀和张力增高，应该进行密切监测以警惕骨筋膜室综合征的发生；对于反应较好的患者，系列的体格检查是重要的监测手段，骨筋膜室综合征的经典体征包括疼痛、面色苍白、无脉、感觉异常和(或)麻痹。脉搏的缺失出现较迟。最有意义的早期体征是疼痛，但疼痛程度与病情严重程度常不相符。对于合并意识障碍的患者或查体不可靠时，可使用标准测量器对骨室内的压力进行监测，当压力大于30 mmHg时可考虑行筋膜间室切开术。

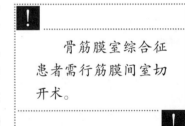

骨筋膜室综合征患者需行筋膜间室切开术。

当患者是从其他损伤中恢复，或意识状态转清时，应该反复多次进行骨骼肌肉检查，以识别新发的疼痛或硬度改变。平片可以识别隐匿性骨折。常容易被忽视的骨折部位包括：肩胛骨、胸椎和腰椎、骨盆、踝、腕。

当患者存在大量肌肉损伤；或长期制动导致组织受压；或存在血管闭塞(使用止血带或骨筋膜室综合征)时，应该考虑挤压综合征。当发生挤压综合征时，大量肌细胞裂解，释放肌红蛋白、钾、磷、钙。临床主要表现为心律失常、肾衰竭、代谢性酸中毒和低血容量。在挤压肌肉组织恢复灌注之前，应在院前先进行水化治疗。缺血肢体血运重建术、筋膜间室切开术，或释放止血带可实现缺血再灌注。再灌注恢复之前，可按1~2 L或10~15 ml/(kg·h)进行生理盐水输注。高钾血症时应密切监测心脏体征。在灌注恢复后，继续水化治疗保证尿量超过3~4 ml/(kg·h)，避免血色素相关性肾损伤的发生，同时可应用碳酸氢钠、甘露醇等辅助治疗。

（6）其他

复苏是一个持续的过程。传统的复苏终点包括正常的血压、心率、尿量，但这些指标并不能完全反应休克是否已纠正。在休克代偿期尽管存在组织低灌注等情况但生命体征可能表现正常。

乳酸的浓度和酸性代谢产物的清除可以为液体复苏提供更明确的终点。上述指标恢复正常的时间可预测患者预后。在受伤后的24小时内，可进行补液、红细胞输注、或血管活性药物使用等复苏策略。持续的代谢性酸中毒或血乳酸浓度的升高是出现并发症的早期指征，并发症主要包括活动性出血或腹腔间隔室综合征等。

在受伤的第一个24～48小时内应实施损伤控制性外科手术（早期仅限于控制出血和空腔脏器破裂溢出物的清除），后期再进行明确的外科手术。许多创伤患者能够从延迟的、明确的手术中获益，特别是在持续稳定的时期内对骨折的修复。是否继续进行手术应该由初次手术的外科医师、重症医师和其他相关医师统一会诊讨论后决定。

> **!**
>
> 对于开放性骨折，许多患者能够从早期稳定治疗、后期手术修复中获益。早期稳定治疗包括清洗、扩创和外固定。
>
> **!**

复苏期间内周期性的评估非常重要。当患者病情稳定后，所有的静脉通路应该重新评估。因为在急诊置管时不能保证完全无菌来预防导管相关感染，许多管路需要重新更换。如果中心静脉导管没有使用指征，应该拔除。

9.3 烧伤：早期评估和稳定

 病例

年轻男性，因汽油桶爆炸后烧伤入院。患者双前臂全层被烧伤，脸部有电弧灼伤的痕迹。患者没有呼吸窘迫表现，在受伤后没有输注任何液体。尽管没有腹部烧伤，但患者主诉腹痛。家属回忆患者被爆炸冲击至树桩中。你被要求在跟进患者在烧伤病房中伤口的早期护理。

- 患者早期评估的先后顺序是什么？

- 患者存在的最大风险是什么？

9.3.1 一般情况

烧伤是导致死亡的重要原因之一。对于住宅火灾，烧伤死亡的最常见原因是室内起火引起的烟雾吸入。对于其他形式的烧伤，年轻人和老年人容易受累。而对于儿童，烫伤最为常见。成年人在工作场所容易发生电灼伤和化学性烧伤。影响烧伤死亡率的因素包括皮肤烧伤的面积、患者的年龄、是否存在吸入性损伤。不能因为烧伤而忽视其他潜在创伤。严重烧伤的早期评估和治疗与创伤类似，包括初始和二次评估。

9.3.2 气道/呼吸

气道的初始评估需参与受伤的过程来进行。存在烟雾吸入性损伤高风险的患者，多数曾暴露于充满火焰和烟雾的密闭环境中。随着暴露时间的延长，烟雾吸入损伤的风险会显著增加。烟雾吸入引起损伤的机制主要包括三个方面：颗粒损伤、有毒副产物损伤和直接热损伤。火灾的烟火和烟雾中的颗粒可引起反应性气道损伤，导致支气管痉挛；有毒副产物可以对肺泡组织和能量代谢途径产生直接细胞毒性作用，或与血红蛋白结合，减少细胞内氧的利用；直接的热损伤可引起口、鼻腔、上呼吸道的肿胀。

吸入性损伤的诊断一般是结合临床症状和纤维支气管镜发现的体征来诊断。临床症状包括面部烧伤、口腔黏膜干燥、鼻毛烧灼、口鼻腔烟灰沉积和其他与气道反应性加重相关的症状。支气管镜的检查结果包括：黏膜水肿、溃疡、上皮脱落、黏液阻塞等。入院时胸片多为正常，同时低氧血症也不明显。确诊为吸入性损伤的三个阶段：

- 在火灾现场出现的急性低氧血症和窒息；
- 受伤后的最初几小时到几天内发生的上呼吸道和肺部水肿的加重；
- 暴露于热刺激和化学刺激后继发的感染并发症（如肺炎）。

吸入性损伤的治疗以支持性治疗为主。如果怀疑患者吸入一氧化碳，应该提供100%氧浓度的氧疗，并且早期给予气管插管，特别是对于即将转移的患者。对于这类患者，尽管早期的气道评估无插管指征，但肺部和喉部的损伤能够在短期内迅速进展。此外，吸入性损伤增加了机体对容量的需求，在受伤早期应给予积极的液体复苏。临床应用琥珀酰胆碱时应警惕高钾血症的发生；同时气道的湿化有助于分泌物的清除，减少气道干燥引起的损伤。

> **!**
>
> 在室内空气下，碳氧血红蛋白的半衰期是4小时；但在100%氧浓度的情况下，半衰期只有30分钟。
>
> **!**

9.3.3 循环

小面积烧伤（<20%体表总面积TBSA）患者的生命体征通常是正常的。对于大面积烧伤（>20%体表总面积）患者，由于大量细胞因子、白细胞介素和血管活性胺的释放，导致弥漫性的毛细血管渗漏和第三间隙液体积聚。烧伤创面液体丢失和间质水肿共同导致有效循环血容量减少，出现体循环血压的降低。复苏后采用的Parkland公式（稍后讨论）是以在较长的时间内允许大量液体输注为前提的。复苏时应采用大口径的外周静脉导管（必要时可通过烧伤部位），复苏首选的液体为乳酸林格液。

9.3.4 烧伤的评估

烧伤的初始评估与创伤类似，完成初始评估（ABCDE）后，由头部到脚趾进行仔细的体格检查。将患者的衣服去除，以确定烧伤的面积的大小；检查后使用毛毯覆盖，以减少热量的丢失。

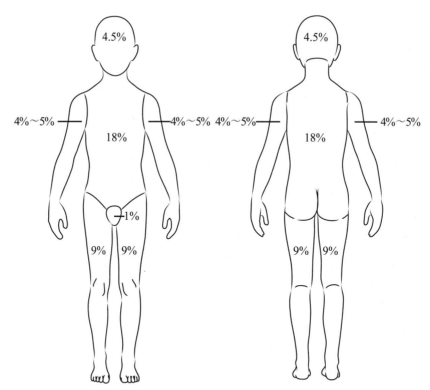

图9-1 烧伤面积估算9分法

主要适用于成人及大于15岁的儿童。

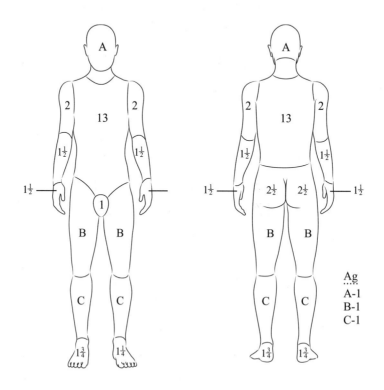

图9-2 Lund-Browder量表

对于小于15岁的儿童,Lund-Browder量表是用于估算烧伤面积的最准确的方法。

根据病史，明确患者可能合并其他部位的损伤，结合创伤指南对患者进行全面的评估。

（1）烧伤的深度

包括三种烧伤深度

- Ⅰ度烧伤（浅层）：红斑、疼痛；
- Ⅱ度烧伤（部分全层）：红肿、水疱、创面渗液、疼痛明显；
- Ⅲ度烧伤（全层）：白色、焦痂、无痛。

Ⅲ度或全层烧伤包括表皮和真皮全层，需要外科手术植皮重建。累及深层结构的烧伤，包括肌腱、肌肉和骨骼，称为Ⅳ度烧伤。

（2）烧伤面积（九分法）

九分法通常用来评估TBSA中发生烧伤的面积(图9-1)。头部和上肢各代表9%的TBSA；前后躯干和下肢各代表18%的TBSA；会阴代表1%的TBSA。此外，患者的手掌面积相当于1%的TBSA，可以用来评估小或者不规则的烧伤部位。对于小于15岁的儿童，可用Lund-Browder图表来评估烧伤面积(图9-2)。

Lund-Browder 量表

年　龄	0	1	5	10	15	成年
A-头部(正面或背面)	$9\frac{1}{2}$	$8\frac{1}{2}$	$6\frac{1}{2}$	$5\frac{1}{2}$	$4\frac{1}{2}$	$3\frac{1}{2}$
B-1 大腿(正面或背面)	$2\frac{3}{4}$	$3\frac{1}{4}$	4	$4\frac{1}{4}$	$4\frac{1}{2}$	$4\frac{3}{4}$
C-1 小腿(正面或背面)	$2\frac{1}{2}$	$2\frac{1}{2}$	$2\frac{3}{4}$	3	$3\frac{1}{4}$	$3\frac{1}{2}$

9.3.5 复苏

烧伤性休克患者合并严重的低血容量，包括细胞间质和细胞内组分均受累。毛细血管通透性增加是发生烧伤性休克的重要原因之一。对于小面积烧伤，水肿高峰期多发生在受伤后的8~12小时；对于大面积烧伤，多发生在受伤后的12~24小时。血浆容量的丢失与间质水肿和细胞外液的增加有关。同时间质水肿会受到复苏期间液体输注的影响。液体和电解质的补充应该以恢复组织器官灌注和电解质平衡为目的。烧伤患者液体和电解质的丢失为隐性丢失，无法获得准确的定量的结果。同时，对于烧伤患者，

> ！
>
> 对于严重烧伤患者，液体计算公式为早期液体复苏量提供了依据，但尿量仍是评估复苏效果的重要指标。
>
> ！

应该尽快开放静脉通路并留置导尿管。美国烧伤协会推荐2~4 ml/kg/% 总体表面积的液体输注，以正常范围低限的比例进行复苏可以减轻水肿和腹腔间隔室综合征等血管外并发症的发生，TBSA的计算只适用于Ⅱ度或Ⅲ度烧伤。推荐乳酸林格式液进行复苏。晶体液的一半在伤后8小时内输入，后16小时输入另一半。临床上反映液体复苏程度的指标包括：正常的血压、心率和尿量。

成年人的尿量应在0.5~1 ml/(kg·h)，儿童在1.5 ml/(kg·h)。同时，动脉血气中的pH、碱剩余和血乳酸等水平同样可以指导液体复苏。但进行液体复苏时同样需要警惕过度复苏，因为液体过多可加重水肿，导致烧伤损伤加剧。

四肢的环形烧伤可以使烧伤局部发生明显水肿，同时由于烧伤的缩窄型伤口使得底层组织肿胀明显，甚至压迫血管，影响四肢和组织的灌注，需要对四肢和趾肢端进行紧急的焦痂切开术。对于腹部和胸壁的大面积烧伤，当间隔室综合征逐渐加重导致循环及呼吸功能障碍时，需要躯干削痂或腹部减压。当出现上述问题时，应该立即寻求外科干预。

9.3.6 一氧化碳吸入

在密闭环境中发生的火灾，应该考虑一氧化碳中毒的可能。常规的血氧饱和度检测仪不能检测一氧化碳，反而会显示出高水平的氧饱和度。因此，当怀疑一氧化碳中毒时，动脉血气中的碳氧血红蛋白水平可以进行鉴别。高流量100%氧浓度的氧疗是一氧化碳中毒患者的主要治疗策略，该治疗能够缩短血浆中碳氧血红蛋白的半衰期。对于合并高碳氧血红蛋白(> 25%)或存在显著神经系统和心血管系统毒性的患者，推荐早期进行高压氧治疗，但目前仍需要证据支持。

9.3.7 烧伤伤口

首先由清创医师对局部伤口中无活性的组织和水疱进行清创处理。在转移至烧伤中心或外科会诊之前，伤口无需特别处理。对于污染严重的伤口，可以对局部进行清洗和无菌辅料覆盖。如果患者不能迅速转运至烧伤中心，有必要应用磺胺嘧啶银(或其他抗生素软膏)和密闭辅料对伤口进行处理，以防止伤口热量的丢失。

9.3.8 其他

当患者存在呕吐，需要气管插管或烧伤面积大于20%时，需留置鼻胃管为大面积烧伤患者提供充分的营养支持。静脉应用阿片类药物以控制疼痛。患者身上的戒指和手镯会引起局部组织的受压，在复苏早期应该去除。烧伤可引起破伤风感染，应该进行破伤风的预防和处理(表9-3)。

9.3.9 特殊类型的烧伤

(1) 化学性烧伤

化学性烧伤可以由酸(例如清洁产品、工业应用产品)，碱(例如氢化钠、氰化钾和氨)，或有机化合物(例如石油产品)引起。烧伤的严重程度与接触物种类、浓度和接触时间相关。早期处理中最重要的是迅速将患者移出烧伤现场，随后脱去衣物。将身体上干燥的残留物去除，并立即用大量清水冲洗创面。禁止使用中和剂，因为它们可能会增加烧伤的严重度。

皮肤与石油产品(如车祸现场溢出的汽油)接触后，会发生快速皮肤渗漏和迟发型多器官功能衰竭。同样，处理原则是迅速将患者从现场移除。地方性的烧伤中心均可对化学性烧伤进行处理。

（2）电烧伤

电烧伤是以多种临床症状为特点的综合征。当接触电压小于1 000 V时，会产生类似于其他皮肤烧伤的低电压损伤。当接触电压大于1 000 V时，会出现皮肤以及深部组织的损伤。

触电时三种类型的皮肤损伤：

- 存在入口和出口，烧伤部位通常是局限的，累及深部组织，发生在与电源和地面接触的部位(通畅是手和脚)；
- 皮肤损伤可能是继发于患者原发损伤的电弧损伤，如强光灼伤或衣服着火后的火焰伤；
- 电流通过组织引起的深部组织损伤，包括肌肉、神经和血管床等损伤。

警惕气胸、气道受损、心脏骤停和继发于跌倒和肌肉剧烈收缩的钝性伤。电击伤后肌肉间室压力会升高，需要筋膜切开术，而不仅仅是切痂。如果尿中出现肌红蛋白或肌酸激酶浓度升高，应维持足够的循环血容量以保证尿量在3～4 ml/kg/h，直到横纹肌溶解被纠正。患者在电击伤后可能会出现肠梗阻。电击伤患者应该进行心电图检查。

电击伤患者早期处理最重要的是清除坏死组织，并对深部组织间隔室进行切开减压，特别是肌肉。以4 ml/kg/%总体表面积皮肤损伤的比例进行复苏，维持尿量在0.5～1 ml/kg/h，但对于合并横纹肌溶解的患者应当增加尿量。积极的液体复苏能够增加色素的滤过、并稀释铁元素，因为过量的色素和铁元素可以引起肾毒性。碱化尿液可以减轻肾毒性，尽管缺乏研究支持。如果存在大面积皮肤软组织损伤，应该考虑外科干预。同时，与其他烧伤一样，感染是主要并发症，其他潜在的问题包括心肌和血管损伤、脑病、白内障和肠穿孔。

雷电击伤可能是能直接接触到的最强电流。由于持续时间非常短暂，大部分损伤是局部的。早期的心跳和呼吸骤停是雷电击伤死亡的主要原因。积极的基本和高级生命支持可能挽救这类患者。

9.4 转诊和转运

对于创伤患者，早期的外科干预是非常重要的。这要求患者到达后外科医生会立即到床旁。对于头部损伤的患者，推荐早期的神经外科干预。

现场分流和转移患者的指南一般按照生理、解剖和运动风险为标准来推荐转诊或转运。这些参数同样可以决定创伤外科医生的干预。部分标准见表9-4和表9-5。

如果不能进行恰当的外科干预，应该尽早转移至邻近的创伤或烧伤救治中心，同时不应该因为影像学检查而延迟转移，除非接收方的医生要求这些检查结果。创伤中心应该与转运人员讨论患者潜在的问题和对策。

重症患者转运过程中常见的问题包括：转运前气管插管失败、对患者需要的转运救治中心错误的评估、转运前患者病情没有得到稳定。未识别的活动性出血、延迟性的张力性气胸和可逆/可预防的二次脑损伤同样需要考虑。

表9-4	现场分诊和转移的指征

生理指标

- GCS评分小于13
- 动脉收缩压<90mmHg
- 呼吸频率<10或>29次/分(一岁内婴儿<20次/分)

解剖/损伤指标

- 头颈部、躯干和四肢近端的穿透伤
- 胸廓不稳定
- 手腕或踝关节近端离断
- 大于2根长骨骨折
- 粉碎性、毁损性或动脉搏动消失的肢端损伤
- 骨盆骨折
- 开放性或深部颅骨骨折
- 导致感觉异常的损伤

损伤的机械性标准

- 坠落高度
    - 成年人：>20 ft(一层楼约10 ft,20 ft约为6 m)
    - 儿童>10 ft或儿童身高的2~3倍(10 ft约为3 m)
- 车祸伤高风险因素
    - 侵入：>乘员侧的12英寸(30.5 cm)；>任何一侧的18英寸(45.7 cm)
    - 从汽车抛出(部分或全部)
    - 同一车厢内的死亡
    - 车辆监测数据与高风险损伤一致
- 汽车 vs.行人/自行车：抛出、运行或有严重影响(时速>20 mph,约为32 km/h)
- 摩托车碰撞时速>20 mph(32 km/h)

患者相关指标

- 年龄大于55岁
- 年龄大于65岁且存在收缩压<110mmhg
- 老年患者的坠落伤
- 儿童创伤
- 使用抗凝药物或纤溶功能异常
- 烧伤
- 妊娠>20周
- 急诊指挥人员的判断

表9-5	患者转运至烧伤中心的ABA标准[a]

- Ⅱ度烧伤大于10%TBSA
- 任何年龄阶段的Ⅲ度烧伤
- 烧伤累及头、手、脚、生殖器、会阴或主要关节
- 患者高龄或存在重大合并症
- 电烧伤或化学性烧伤
- 烟雾吸入性损伤
- 患者同时合并创伤和烧伤
- 无儿童烧伤患者护理经验的医院
- 怀疑烧伤是由于儿童或老人被虐待所致
- 烧伤患者出现迟发性伤口感染或存在感染的证据

注：[a]引用表3已征得美国外科医师协会同意,本表选自美国外科医师协会创伤分会制定的烧伤中心手术治疗,参考文献：*Resources for Optimal Care of the Injured Patient.* Chicago, IL: American College of Surgeons, 2006, 79–86.

创伤和烧伤的基础支持

关键点

- 创伤患者管理的首要目标是通过ABCDE的评估顺序识别并治疗危及生命的损伤。
- 钝性伤发生后,应该假设存在不稳定的颈部脊髓损伤,对气道进行保护。
- 张力性气胸的诊断应基于临床标准而不是胸片。
- 出血是受伤后发生休克的主要原因,早期经验性的予晶体液输注使血压正常、纠正心动过速并维持器官灌注。
- 一般来说,当晶体液的输注 > 50 ml/kg 时,可考虑血制品的输注。未匹配的特殊类型的血制品可以安全输注。
- 二次评估包括从头部到脚趾的检查,以识别并处理潜在的危及生命的损伤。
- 对于头部损伤同时合并意识水平降低的患者,CT扫描是早期评估的必要手段。
- 烧伤的复苏与Ⅱ度和Ⅲ度的烧伤面积成比例,同时复苏液体可通过灌注的指标(如尿量)进行滴定。
- 密闭环境烟雾的吸入性损伤使患者发生上气道和肺部损伤的风险增加,同时在早期没有特征性表现。
- 对于需要高水平护理的患者进行早期的外科干预和转运。
- 不应该因为影像学检查而延迟转运,除非接收方医生要求这些检查结果。

建议阅读

1. American College of Surgeons Committee on Trauma. *Advanced Trauma Life Support for Doctors (ATLS): Student Course Manual.* 9th ed. Chicago, IL: American College of Surgeons, 2012.

2. American College of Surgeons Committee on Trauma. Guidelines for the operation of burn centers. In: *Resources for Optimal Care of the Injured Patient.* Chicago, IL: American College of Surgeons, 2006,79-86.

3. Bagley LJ. Imaging of spinal trauma. *Radiol Clin North Am,* 2006,44:1-12.

4. Brain Trauma Foundation. Management and prognosis of severe traumatic brain injury. *J Neurotrauma,* 2007,24(Suppl 1):i-S106.

5. Chan O, Wilson A, Walsh M. Major trauma. *BMJ,* 2005,330:1136-1138.

6. Cheatham ML, Malbrain ML, Kirkpatrick A, et al. Results from the International Conference of Experts on Intra-abdominal Hypertension and Abdominal Compartment Syndrome, II: Recommendations. *Intensive Care Med,* 2007,33:951-962.

7. Elliott DC. An evaluation of the end points of resuscitation. *J Am Coll Surg,* 1998,187:536-547.

8. Herndon DN, ed. *Total Burn Care.* 3rd ed. Philadelphia, PA: Saunders-Elsevier Inc, 2007.

9. Johnson JW, Gracias VH, Schwab CW, et al. Evolution in damage control for exsanguinating penetrating abdominal injury. *J Trauma,* 2001,51:261-271.

10. Holcomb JB, Jenkins D, Rhee P, et al. Damage control resuscitation: Directly addressing the early coagulopathy of trauma. *J Trauma,* 2007,62:307-310.

11. Mattox KL, Moore EE, Feliciano DV, eds. *Trauma.* 7th ed. New York, NY: McGraw-Hill, 2012.

12. Morrison CA, Carrick MM, Norman MA, et al. Hypotensive resuscitation strategy reduces transfusion requirements and severe postoperative coagulopathy in trauma patients with hemorrhagic shock: Preliminary results of a randomized controlled trial. *J Trauma,* 2011,70:652-663.

13. Pryor JP, Braslow B, Reilly PM, et al. The evolving role of interventional radiology in trauma care. *J Trauma,* 2005,59:102-104.

14. Rhee P, Nunley MK, Demetriades D, et al. Tetanus and trauma: A review and recommendations. *J Trauma*, 2005,58:1082-1088.

15. Rossaint R, Bouillon B, Cerny V, et al. Management of bleeding following major trauma: An updated European guideline. *Crit Care*, 2010,14(2):R52.

16. Sarrafzadeh AS, Peltonen EE, Kaisers U, et al. Secondary insults in severe head injury: Do multiply injured patients do worse? *Crit Care Med*, 2001,29:1116-1123.

17. Latenser BA. Critical care of the burn patient: the first 48 hours. *Crit Care Med* 2009, 37,2819–26.

18. Society of Critical Care Medicine. *Fundamental Disaster Management*. 3rd ed. Mount Prospect, IL: Society of Critical Care Medicine, 2009.

19. Stengel D, Bauwens K, Sehouli J, et al. Emergency ultrasound-based algorithms for diagnosing blunt abdominal trauma. *Cochrane Database of Syst Rev*, 2005,(2):CD004446. doi: 10.1002/14651858.CD004446.pub2.

20. Sasser SM, Hunt RC, Faul M, et al; Centers for Disease Control and Prevention. Guidelines for field triage of injured patients: Recommendations of the National Expert Panel on Field Triage, 2011. *MMWR Recomm Rep*, 2012,61(1):1-21.

21. American College of Surgeons. Hartford Consensus Compendium. *Bulletin of the American College of Surgeons*, 2015,100(1S):1-88.

 参考网站

1. Society of Critical Care Medicine. www.sccm.org

2. American Burn Association. www.ameriburn.org

3. Burn Surgery. www.burnsurgery.org. Brain Trauma Foundation www.braintrauma.org

4. American Association for the Surgery of Trauma. www.aast.org

5. Centers for Disease Control and Prevention – Data & Statistics. www.cdc.gov

6. Eastern Association for the Surgery of Trauma. www.east.org

7. Trauma.org. www.trauma.org

8. World Society of the Abdominal Compartment Syndrome. www.wsacs.org

9. American College of Surgeons. www.facs.org

第十章

急 性 冠 状 动 脉 综 合 征

✓ 目的

■ 识别急性冠状动脉综合征患者的心电图改变和各种特征性的临床表现。

■ 概述非 ST 段抬高型急性冠脉综合征（NSTE-ACS）和 ST 段抬高型心肌梗死（STEMI）的诊断
标准及处理原则。

■ 明确确诊 STEMI 患者及高危 NSTE-ACS 患者进行再灌注治疗的适应证及时机。

■ 阐述心肌梗死的并发症及相应的治疗措施。

📁 病例

患者，68 岁，男性，既往有长期吸烟史、糖尿病和高血压病史，无明显诱因下突发胸痛，
合并呼吸困难及发汗。入急诊时患者的生命体征为：血压 158 / 94 mmHg，心率 98 次/分，呼吸
28 次/分，吸空气时 SpO_2 97%，除轻度出汗和可闻及第四心音外，无其他阳性体征。

– 还需要完善哪些检查来明确患者是否患有 ACS？

– 该患者需要何种治疗措施？

10.1 介绍

急性冠状动脉综合征(ACS)是指一组提示急性心肌缺血的临床综合征。包括不稳定型心绞痛(UA)、非ST段抬高心肌梗死(NSTEMI)和ST段抬高心肌梗死(STEMI)(图10-1)。各种类型的ACS常有类似的临床表现,心电图中ST段是否抬高是区别各类型ACS的重要手段。对于伴有ST段抬高的ACS患者,需立即考虑再灌注治疗。

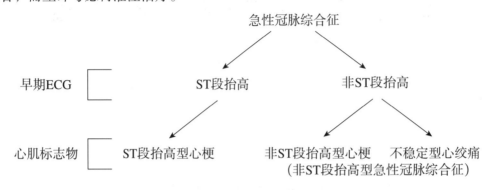

图10-1　急性冠脉综合征的分类

缩写:ECG,心电图;NSTE-ACS,非ST段抬高型急性冠脉综合征;MI,心肌梗死。
急性冠状动脉综合征根据早期ECG和心肌标志物来辨别。

不稳定型心绞痛(UA)和NSTEMI同属于非ST段抬高型急性冠脉综合征(NSTE-ACS),但两者缺血和心肌损伤的严重程度不同。心肌损伤导致的心肌标记物水平升高是NSTEMI的重要诊断标准。对于大部分UA和NSTEMI患者,常规推荐使用药物治疗,但对于高危患者,仍应考虑侵入性的再灌注治疗。UA和NSTEMI特征性的病理改变均为不同程度的冠状动脉堵塞导致心肌氧供不能满足自身代谢的需要。冠状动脉粥样斑块破裂、腐蚀可导致炎症反应、血小板聚集、血栓形成及远端血管被微血栓堵塞,血管堵塞的程度及持续时间不同可出现不同的临床表现。少部分心肌缺血还可能由严重的贫血、低氧血症引起。

医院应建立专业的团队(包括初级保健医师、急诊医师、心脏科医师、护士及其相关人员人)来根据循证医学的证据对不同症状的ACS患者进行分类。对病人的治疗措施也需根据最新、最佳的循证医学证据进行调整。

ACS的危险因素包括冠状动脉病变的危险因素(表10-1)和既往的心肌缺血事件。

有其他疾病病史的患者发生ACS的概率增加,且临床表现常不典型。仅根据最初的临床表现很难明确ACS的诊断,常需结合后续临床表现、ECG结果及实验室检查结果才能最终诊断ACS。初始体格检查应该包括生命体征的监测、是否存在颈静脉怒张、肺部和心脏听诊结果、末梢循环情况及神经损伤检查,可帮助明确ACS的诊

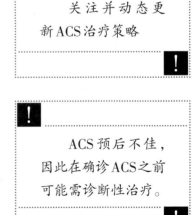

关注并动态更新ACS治疗策略

ACS预后不佳,因此在确诊ACS之前可能需诊断性治疗。

断，并评估组织低灌注的程度。

表10-1	冠状动脉病变的危险因素	
有心肌梗死的家族史		肥胖
高血压		糖尿病
吸烟史		其他血管疾病
高脂血症		久坐的生活方式
高龄		可卡因/苯丙胺服用史
绝经后期		

10.2　非ST段抬高型急性冠脉综合征

目前对于存在典型心肌缺血型胸痛而心电图无ST段抬高的患者，常考虑诊断为NSTE-ACS，但仍需排除其他胸部疼痛的原因（表10-2）。动态监测患者的心电图变化及心肌损伤的生物标记物，病人随后被诊断为NSTEMI或UA。

表10-2	持续胸痛的鉴别诊断
	急性心肌缺血
	心肌炎
	肥厚性心肌病或胃肠道功能紊乱
	过度通气
	骨性疼痛或胸廓疾病
	动脉瘤
	心包炎
	气胸、肺栓塞、胸膜炎等
	大动脉狭窄
	心因性疼痛

Adapted with permission from the Agency for Healthcare Research and Quality. Braunwald E, Mark DB, Jones RH, et al. Unstable angina: diagnosis and management. AHCPR Publication 94-0602. Rockville, MD: Agency for Health Care Policy and Research and National Heart, Lung, and Blood Institute; 1994.

10.2.1　诊断

对于一般患者而言，典型的胸痛症状、既往有冠状动脉病变史、高龄及高危因素的存在常提示有心肌缺血的可能性。这类患者除可闻及第四心音外，常无其他阳性体征，但应尽早在院外行12导联的心电图检查可协助诊断和治疗；若院外未行ECG检查，则应在入院的10分钟内完善ECG

> !
> 对于女性、肥胖者等症状不典型的患者,有新发的气促、左束支传导阻滞时应考虑 ACS 可能。
> !

检查。心绞痛发作时,若同时 ECG 出现 ST 段压低(图10-2),对 ACS 的诊断有重要的提示意义。然而,部分患者的 ECG 可表现正常,或仅表现为 T 波倒置或 T 波高尖,此时应结合既往病史、体格检查结果及心肌标记物水平对患者的预后(包括猝死及发生心肌缺血的风险)进行评估(表10-3)。

目前已有几项危险分层系统在进行开发与验证,以期预测 NSTE-ACS 患者发生心源性猝死及心肌缺血事件的风险。GRACE 2.0 评分(http://www.gracescore.org/WebSite/default.aspx?ReturnUrl=%2f)需要手机应用及计算器的辅助,而 TIMI(心肌梗死溶栓风险)评分(http://www.mdcalc.com/timi-risk-score-for-uanstemi)可在床边操作(表10-4)。根据 TIMI 评分,高危患者六个月病死率高达6%以上,而中危患者六个月病死率在 3%~6%,但此类风险评估受医疗区域、治疗手段及再灌注方式的影响。BNP 也可提供一定的诊断价值,其他相关检查,如血红蛋白含量、红细胞压积、电解质、甲状腺功能及动脉血氧饱和度,可预测缺血性心血管事件的诱发因素,比如贫血、代谢失衡、内分泌异常、发热、感染或炎症。

表10-3	心源性猝死或非致死性心肌缺血的危险因素[a]		
	高危 (下列条件中至少符合一项)	中危 (无高危因素且至少符合下列条件中的一项)	低危 (无高危、中危因素且至少符合下列条件中的一项)
	• 持续胸痛(>20分钟) • 肺水肿,闻及 S_3 或啰音 • 低血压 • 心动过缓或过速 • 年龄>75岁 • 静息时心绞痛伴 ST 段动态改变>0.05 mV • 肌钙蛋白升高(>0.1 ng/ml)	• 胸痛(>20分钟)已缓解 • 静息时胸痛<20分钟或硝酸甘油可缓解 • 年龄>70岁 • T 波倒置>0.2 mV • 病理性 Q 波 • 肌钙蛋白轻度升高(<0.1 ng/ml)	• 胸痛发作频繁、疼痛加剧、持续时间延长 • 轻度活动即出现胸痛 • 疼痛发作时 ECG 无改变 • 肌钙蛋白正常

注:[a]Adapted with permission from the Agency for Healthcare Research and Quality.[5] Braunwald E, Mark DB, Jones RH, et al. *Unstable Angina: Diagnosis and Management*. Rockville, MD: Agency for Health Care Policy and Research and National Heart, Lung, and Blood Institute. US Public Health Service, US Department of Health and Human Services; 1994. AHCPR Publication 94-0602.

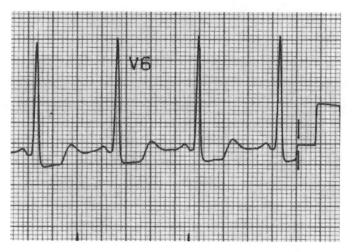

图 10-2　非 ST 段抬高型急性冠脉综合征时的心电图变化

注：不稳定型心绞痛时 V_6 导联 ST 段显著压低

表 10-4	心源性猝死或非致死性心肌缺血的危险因素

每项 1 分

- 年龄≥65 岁
- 已知的冠脉状动脉疾病（冠脉狭窄≥50%）
- ST 段压低至少 0.5 mm
- 最近 24 小时内心绞痛发作至少 2 次
- 最近 7 天内服用阿司匹林
- 有至少三项冠脉病变的危险因素（家族史、高血压、高血脂、糖尿病、吸烟）
- 血清心肌标志物水平升高

风险水平	评分	发生恶性心脏事件概率
低	0~2	5%~8%
中	3~4	13%~20%
高	5~7	26%~41%

　　如果设备及专业技术允许，临床可在床边行经胸超声心动图检查来明确是否存在异常室壁运动，从而提示既往或当前是否存在心肌缺血事件。该项检查还可用于评估左心室功能、识别瓣膜功能不全和（或）心包积液。

10.2.2 治疗

　　胸痛病人的治疗措施包括改善灌注、减少心肌耗氧量和增加心肌的氧输送，而明确NSTE-ACS的诊断及纠正心肌缺血应放在所有治疗的首位。NSTE-ACS患者应收住于具有心功能监护设备的专门病房，并嘱患者平静休息(见图10-3处理流程)。对于存在呼吸困难(吸空气，血氧饱和度<90%)及有心力衰竭或休克表现的患者，应立即给予鼻导管吸氧(2~4 L/min)。有证据表明氧合正常的心肌缺血患者常规给氧会产生不良反应，包括冠脉血管阻力增加、血流减少及死亡风险增加。去除发热、贫血、低氧血症、感染、高血压、焦虑、甲状腺功能亢进、心律失常或拟交感神经药物摄取(例如可卡因、安非他明)等因素外，需进行下一步的治疗措施，包括缓解疼痛和抗心肌缺血、抗血小板聚集/血栓形成、进行风险分层以及考虑微创再灌注治疗。

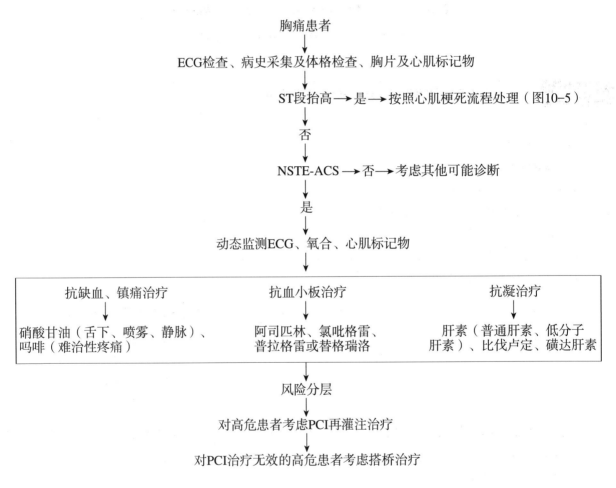

图10-3 非ST段抬高型急性冠脉综合征的处理流程

缩写：NSTEMI，非ST段抬高型心肌梗死；NSTE-ACS，非ST段抬高型急性冠脉综合征；ECG，心电图；MI，心肌梗死；LMWH，低分子肝素；PCI，经皮冠状动脉介入。

1. 缓解疼痛与镇痛

缓解疼痛是NSTE-ACS患者早期治疗的一个重要组成部分，其目的主要为减轻心肌缺血，并缓解患者的焦虑、恐惧。缓解疼痛常使用硝酸酯和阿片剂的组合。常用的抗心绞痛药物、有效稳定不稳定型心绞痛患者症状的药物见表10-5。治疗目的是改善心肌缺血，但需同时避免低血压及反应性心动过速。对于持续存在心肌缺血合并不适症状的患者，舌下硝酸甘油的剂量可为平时的3倍或改为喷雾式硝酸甘油。当患者收缩压 < 90 mmHg或较基础值下降30 mmHg，则不考虑使用硝酸酯类药物；其他硝酸酯类使用禁忌证包括心率<50次/分、心率 > 100次/分而不伴有其他心衰症状和高度怀疑右室心肌梗死。另外，若舌下含服硝酸甘油或使用硝酸甘油喷雾制剂疗效不佳，对于持续性缺血患者可考虑静脉用硝酸甘油。使用硝酸甘油出现明显血压下降的主要机制为硝酸甘油可使静脉扩张、静脉血容量增加，此时输注晶体液可纠正低血压。如果平均动脉压较基础值降低超过25%或血压正常的患者收缩压降低到 <110 mmHg，则不应再增加硝酸甘油的剂量，而应考虑使用第二类抗心绞痛药物。在静脉使用硝酸甘油24小时后发生血流动力学波动，应考虑使用其他药物。在心肌缺血症状改善后，应在12～24小时内减少硝酸甘油剂量，或更换为口服、喷雾的剂型。对于24小时内服用磷酸二酯酶抑制剂(48小时服用他达拉非)导致勃起功能障碍的患者，硝酸甘油禁用。吗啡是心肌缺血相关的难治性心绞痛的首选初始镇痛药物，而非类固醇抗炎药(阿司匹林除外)和COX-2抑制剂具有增加负面心血管事件的潜在风险，不建议加用或应停用，尤其对于长期住院患者。

表10-5	抗心肌缺血的治疗		
药物	口服剂量	喷雾剂量	静脉剂量
硝酸甘油	0.3～0.4 mg/片,舌下含服,最多3片;收缩压<90 mmHg时禁用	每5分钟予0.4 mg喷雾,最多1.2 mg;收缩压<90 mmHg时禁用	初始剂量10 μg/min,必要时每3～5分钟可增加10 μg/min;出现血压下降或剂量达200 μg/min时不应再增加剂量
吗啡			必要时1～5 mg/5～30 min
β受体阻滞剂			
普萘洛尔	20～80 mg/6～8 h		一次0.5～1 mg
美托洛尔	50～100 mg/12 h		5 mg/5 min,直至累计剂量15 mg
阿替洛尔	50～200 mg/24 h		5 mg/10 min,直至累计剂量10 mg
卡维地洛	6.25 mg/12 h,根据症状调整用量,最大剂量25 mg/12 h		
地尔硫䓬	30～60 mg/6～8 h		

对于无禁忌证的ACS患者，应在第一个24小时内口服β受体阻滞剂(表10-6)。目前尚无证据支持对疑似NSTE-ACS的患者静脉使用β受体阻滞剂，但对于存在进行性胸痛伴高血压或心动过速的患者，可口服β受体阻滞剂。对于心源性休克(年龄>70岁，心率>110次/分，收缩压<120 mmHg或晚期出现)风险较高的患者考虑静脉使用β受体阻滞剂。

研究表明，非二氢吡啶类钙通道阻滞剂(如地尔硫䓬或维拉帕米)并不能降低心肌梗死的风险，只有当没有使用禁忌(如显著左心功能不全)，且患者不能耐受或使用β受体阻滞剂，或硝酸甘油和β受体阻滞剂联用也不能改善症状时，可考虑使用非二氢吡啶类钙通道阻滞剂。

表10-6　ACS患者β受体阻滞剂应用的禁忌证

- 心率<50次/分
- 中重度的左心功能不全(失代偿)
- 存在休克或发生心源性休克风险高
- 显著的Ⅰ度房室传导阻滞(PR间期>0.24 s)
- Ⅱ度或Ⅲ度心脏传导阻滞(无心脏起搏器)
- 收缩压<90 mmHg
- 末梢低灌注
- 支气管痉挛性疾病(哮喘或COPD)

---

2. 抗血小板治疗

抗血小板和抗凝药物(表10-7)由于可激活微血栓中的血小板及纤溶系统，避免富含血小板血栓的形成，因此在NSTE-ACS的治疗中占有重要地位。目前有三类抗血小板药物可使存在心肌缺血的患者获益：阿司匹林、二磷酸腺苷酶抑制剂(氯吡格雷、普拉格雷和替卡格雷)和糖蛋白(GP)Ⅱb/Ⅲa受体抑制剂。药物治疗的强度与对病人的风险评估相关，且药物治疗需考虑早期侵入性治疗。对于

> ！
> 阿司匹林改善的肌梗死生存、降低发病率。
> ！

所有NSTE-ACS患者，应给予162～325 mg的非肠溶阿司匹林(咀嚼片)，若患者无阿司匹林过敏，应该尽早、甚至入院前就应给患者服用，并且持续不间断服用。当患者存在服用阿司匹林禁忌证时，可选择氯吡格雷或替卡格雷作为替代性的抗血小板药物。对于考虑早期介入或保守治疗的患者，在服用阿司匹林的基础上应加用氯吡格雷或替卡格雷，以降低心血管死亡、心肌梗死和中风的风险。另外，对于拟行PCI治疗的患者，也需服用氯吡格雷、普拉格雷或替卡格雷，但是对于具有中风病史及出血风险增加的病人，普拉格雷禁用。对于二磷酸腺苷抑制剂的选择需要咨询心血管专家。指南建议二磷酸腺苷抑制剂服用至少12个月。

对于高危患者(有持续缺血、肌钙蛋白水平升高)，若选择非侵入性的治疗方案，可能需要额外的GPⅡb/Ⅲa抑制剂来进行抗血小板治疗。然而，当选择双重抗血小板治疗(阿司匹林和二磷酸腺苷酶抑制剂)时，GPⅡb/Ⅲa抑制剂的抗凝作用也会受到抑制。药物的选择与是否应用需要咨询

表10-7	ACS患者抗血小板聚集药物的应用
抗血小板聚集的药物	
阿司匹林	初始162~325 mg咀嚼片或直接吞咽,后续每日至少口服81~325 mg
二磷酸腺苷抑制剂	
氯吡格雷	溶栓或保守治疗的患者,负荷剂量300 mg口服,PCI术患者口服300~600 mg,维持剂量75 mg/d
普拉格雷	对于拟尽早PCI治疗且无明显出血风险的STEMI或UA/NSTEMI患者,负荷剂量60 mg口服,维持剂量10 mg/d(体重<60 kg,5 mg/d);无研究支持STEMI患者行纤溶治疗
替格瑞洛	对于拟尽早PCI治疗的NSTE-ACS或STEMI患者,可予负荷剂量180 mg口服替代氯吡格雷,维持90 mg,每日2次;无研究支持STEMI患者行纤溶治疗

缩写:PCI,经皮冠状动脉介入;STEMI,ST段抬高型心肌梗死;NSTE-ACS,非ST抬高型急性冠脉综合征。

专科医师,但应用GPⅡb/Ⅲa抑制剂前需明确基础的凝血功能状态及血小板水平。

3. 抗凝治疗

对于NSTE-ACS患者,阿司匹林与抗凝药物联用比单用阿司匹林更有效。药物的选择应考虑到缺血的风险和出血并发症以及患者肾功能情况。对于选用保守治疗方案的ACS患者,排除抗凝禁忌证后应尽快给予低分子量肝素或普通肝素、比伐卢定及磺达肝素。若患者随后拟行PCI治疗,除磺达肝素外应加用额外的抗凝剂以防止导管内血栓的形成。普通肝素的抗凝作用可持续至少48小时,依诺肝素或磺达肝素的药效可持续整个住院时间(8天)。如果拟行紧急侵入性治疗,应尽快给予普通肝素、依诺肝素、比伐卢定抗凝治疗。对于使用肝素的患者,需持续监测血小板计数。若存在肝素诱导的血小板减少,则阿加曲班是另外一种可替代肝素的抗凝药物。较普通肝素,比伐卢定具有较少的出血并发症风险。即使服用华法林抗凝的患者仍然需要抗血小板治疗,但一般并不需要肝素抗凝或肝素替代剂,除非该患者的国际标准化比值小于2.0。

4. 再灌注治疗

溶栓剂在NSTE-ACS患者应用没有显著的功效。多数NSTE-ACS患者可先稳定保守治疗,并进行进一步的风险分层和(或)侵入性治疗(心导管)。早期介入治疗的适应证为NSTE-ACS而无严重合并症、顽固型心绞痛、血流动力学或电生理学不稳定,或介入治疗的高风险指标可见表10-8。病情难以缓解或有严重合并症的病人可向专家进行咨询。早期再灌注与PCI或冠状动脉旁路移植术(CABG)可使NSTE-ACS和休克患者受益。

表10-8	NSTE-ACS患者早期侵入性治疗的高风险指标

顽固型心绞痛

保守治疗后仍有反复发作的静息性心绞痛

血流动力学不稳定

存在心力衰竭的症状及体征

存在新发或加重的二尖瓣返流的症状及体征

持续存在的心动过速或心室纤颤

预后风险极高(高的TIMI或GRACE分数)

肌钙蛋白水平的一过性变化

新发的ST段压低

缩写:TIMI,心肌梗死中的溶栓;GRACE,全球注册急性心脏事件。

5. 其他干预手段

NSTE-ACS患者若存在肺水肿证据或左心室射血分数<40%,排除禁忌后应在第一个24小时内给予血管紧张素转换酶(ACE)抑制剂或血管紧张素受体阻断剂(ARB)。另外排除禁忌后要立即开始持续应用他汀类药物。对于左心室射血分数<40%,糖尿病或心衰同时应用血管紧张素转换酶(ACE)抑制剂和β受体阻断剂的患者也可选择醛固酮阻断剂。而对于所有ACS患者,应详细记录风险因素,包括体重减轻以及戒烟情况。

10.3 ST段抬高型心肌梗死

STEMI患者有较高单支冠状动脉完全被血栓栓塞的可能性,心内膜表面的心肌15分钟内即可出现心肌坏死,若6小时内未建立侧支循环或行再灌注治疗,则心肌梗死区域向心外膜发展。心肌梗死的进展程度与建立侧支循环的时间和心肌耗氧程度相关,STEMI患者的早期诊断和治疗与病死率密切相关。

10.3.1 诊断

STEMI患者通常存在长期胸痛相关的症状,但有些病人心肌梗死无胸痛表现(无声梗死/缺血)或表现为其他相关的症状,如呼吸困难和疲劳。对于高危病人,即使无STEMI典型症状,体检结果无特异性,也应怀疑STEMI发生的可能,并根据并发症新发心律失常及心电图变化来诊断。

对于表现为窦性心律的STEMI患者,常可在听诊时闻及第四心音(S_4),这提示在心室充盈末期左心顺应性下降,两肺底闻及湿啰音也是对病情的一种提示。简单、有侧重的体格检查有助于明确诊断,并对STEMI患者可能出现的并发症进行评估。另外还应进行神经系统检查来明确意识情况及是否存在脑卒中。

对怀疑ACS的患者，尽可能在入院前即完善12导联心电图检查，以便入院后得以快速分诊、治疗。另外，对存在胸部不适或其他不典型症状的患者也应行12导联心电图检查排除ACS。在无QRS异常的混杂因素（即束支传导阻滞、起搏、左心室肥厚、预激综合征）的前提下，男性若心电图显示两个或两个以上相邻导联ST段抬高 > 2 mm（图10-4），女性若V_2-V_3导联ST段抬高≥1.5 mm和（或）其他相邻导联≥1.0 mm，则可诊断STEMI。

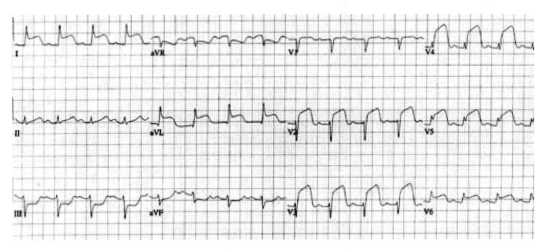

图10-4　前侧壁心肌梗死的心电图表现

注：前壁（$V_2 \sim V_4$）和侧壁（I、aVL、V_5、V_6）心肌梗死时心电图检查提示ST段弓背向上抬高，这是ST段抬高型心肌梗死的典型心电图改变。

常规12导联心电图提示右室心肌梗死的STEMI患者应加做右心导联的心电图，以确定是否存在ST段抬高型右室心肌梗死。对于心电图检查提示新发的左束支传导阻滞或心肌缺血表现的患者，应给予与STEMI患者类似的治疗措施。若患者初始心电图检查不支持STEMI的诊断，但患者临床表现高度怀疑STEMI，应每5~10分钟复查动态心电图或给予连续12导联心电图监测（如果条件许可），以尽早发现ST段变化。

临床工作中若对患者的STEMI诊断存在疑问，超声心动图可显示局灶性室壁运动异常而提供有效信息，且血清心梗特异性肌钙蛋白升高亦可协助诊断，但心肌标记物的升高有延迟现象，因此对于再灌注治疗的病人，心肌标记物水平不能直接反应心脏血管的再灌注情况。

10.3.2　治疗策略

对于高度怀疑或确诊的STEMI患者，应首先确保患者的生命体征平稳，并尽早避免梗死范围进一步扩大和恢复冠脉血供（图10-5）。需立即请专科会诊。与其他危重疾病的患者相比，STEMI患者的治疗需要个性化，治疗过程中需考虑各项措施的绝对和相对禁忌证，并对并发症的风险进行评估。患者治疗措施的选择常受医院医疗水平及设施的限制，但转送病人至设备齐全、技术成熟的医院又存在出血、口服药物不能准时服用的风险，因此需综合考虑。

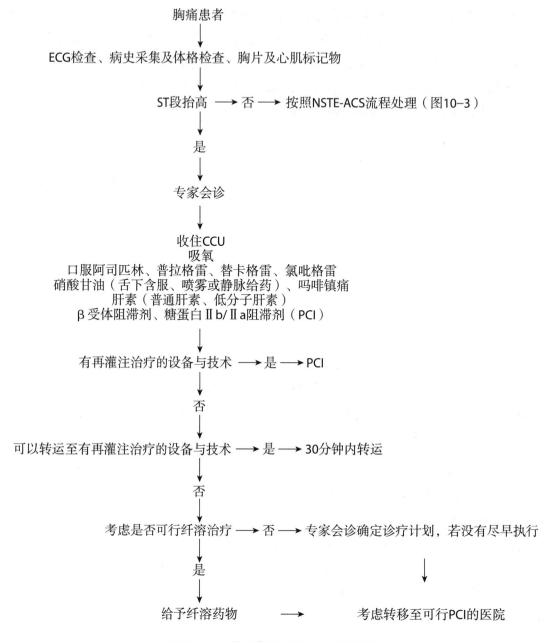

图10-5 ST段抬高型心肌梗死的处理流程

（1）早期治疗

STEMI的早期治疗与NSTE-ACS的治疗相类似，主要包括完善12导联心电图、心肌特异性肌钙蛋白以及相关的实验室检查，对于存在呼吸困难、低氧血症、心脏衰竭或休克患者，立即给予氧疗、适当镇痛、考虑再灌注治疗。所有患者均应立即给予阿司匹林，加用负荷剂量及随后维持剂量的氯吡格雷、替卡格雷作为双重抗血小板治疗，可降低部分患者病死率和主要血管事件的发生率，抗凝药物普通肝素或比伐卢定也应立即使用。静脉硝酸甘油对于STEMI患者和持续性胸痛、高血压或心力衰竭患者有益，除非收缩压＜90 mmHg。一般不常规使用静脉β受体阻滞剂，但若

STEMI患者合并快速心律失常或高血压且没有禁忌证时可考虑使用。

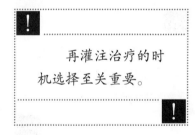

再灌注治疗的时机选择至关重要。

（2）早期再灌注治疗

冠脉的早期再灌注治疗可改善STEMI患者生存率，而再灌注治疗的手段包括PCI、纤溶或外科手术。如果可及早进行，PCI为首选，再灌注治疗依赖医疗单位齐全的设备及成熟的技术。

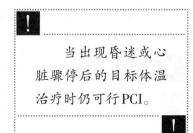

当出现昏迷或心脏骤停后的目标体温治疗时仍可行PCI。

① 经皮冠状动脉介入治疗：PCI术包括冠脉成形术、金属或药物支架植入术及冠脉注射药物防止血栓形成。PCI术具有更高的梗死相关冠状动脉的开放率及更低的再缺血、再梗死及死亡发生率。目前治疗主张STEMI患者出现症状的12小时内可由有经验的医师行PCI术，或者即使时间已超过12小时，但患者有进行性心肌缺血的临床或心电图证据，也可行PCI术。理想状态下，从患者就诊至导管室进行球囊扩张应控制在90分钟内。

与传统的纤溶治疗手段相比，PCI治疗的禁忌证少，且出血风险较低，对于存在严重心脏衰竭或心源性休克的患者仍可考虑行PCI治疗，且PCI治疗是确诊STEMI的金标准。当不能进行PCI治疗时，应在30分钟内启动其他再灌注治疗措施。

研究表明，越高死亡风险(大面积心梗、心脏衰竭或血流动力学不稳定、既往有心梗病史或急性左束支传导阻滞)的患者越能从PCI治疗获益。同样，纤溶治疗的风险越高，选择PCI治疗越能获益。但是，若准备PCI治疗或转运至其他医疗机构需较长时间，则应优先考虑纤溶治疗。出现症状3小时内即进行纤溶治疗的患者出血的风险相对较低，因此可从纤溶治疗中获益。而对于那些出现症状3～12小时内且能较快转运至可行PCI治疗的医疗机构的患者，仍推荐PCI治疗而非纤溶治疗；即使患者行纤溶治疗失败，仍可考虑转运至另一医疗机构行PCI治疗。

PCI治疗前的预处理应包括所有上文概述的ACS治疗策略。对于STEMI患者，建议在PCI术前使用腺苷二磷酸酶抑制剂和抗凝剂(肝素、比伐卢定)。一旦决定行PCI治疗，应立即使用负荷剂量的氯吡格雷、普拉格雷或替卡格雷。PCI治疗过程中可能需追加肝素。比伐卢定的使用与是否给予普通肝素无关。糖蛋白Ⅱb/Ⅲa抑制剂一般不作为常规药物使用，仅特定病人可给予糖蛋白Ⅱb/Ⅲa抑制剂进行抗血小板聚集和抗凝治疗。STEMI的侵入性治疗需注意以下问题：动脉穿刺操作相关的并发症、不良反应、造影剂和抗血栓药物的选择、技术并发症、再灌注损伤。

无论选择何种再灌注治疗手段，尽早由有经验的医师进行治疗至关重要。已纤溶治疗2～3小时的患者再进行PCI术发生并发症的风险增加，因此不常规推荐使用。若ACS患者发生心脏骤停，应启动急性心梗或冠状再灌得局部治疗方案，其中包括目标性体温治疗(TTM)。即使未出现ST段抬高，治疗ACS应考虑进行医疗或干预治疗。

② 纤溶治疗：如果无法在120分钟内进行PCI，应考虑行溶栓治疗。症状出现6小时内进行溶栓治疗前需考量梗死面积大小，但症状出现12小时后选择溶栓治疗则可使患者获益。治疗过程中医生必须权衡溶栓治疗对每个患者的益处和潜在风险。对于那些无溶栓禁忌证的患者(表10-9)，应尽快给予

静脉溶栓治疗，目前常用的溶栓治疗药物可见表10-10。冠脉再通的指标包括症状缓解、血流动力学或心电活动趋于稳定、治疗60～90分钟后复查的心电图中ST段较初始心电图下降至少50%。若纤溶治疗失败或治疗过程中出现心源性休克或严重心衰，应尽快将STEMI患者转运至具备PCI治疗技术的医疗机构。即使血流动力学稳定或成功再灌得STEMI患者也可选择转运至其他医疗机构，但在转运前所有患者均需给予抗血小板聚集和抗凝治疗。

> ！
>
> 　　理想状态下，患者入院后30分钟内即应进行溶栓治疗。
>
> ！

表10-9	纤溶治疗的禁忌证

绝对禁忌证

近期出现颅内出血

存在脑血管损伤或畸形

3个月内有缺血性脑卒中病史

对溶栓药物过敏

3个月内有严重的颜面部或头部外伤

存在颅内赘生物

怀疑有动脉解剖异常

有活动性出血或凝血功能异常

2个月内有颅内或脊髓手术

严重不可控制高血压(对紧急治疗无反应)

相对禁忌证

严重的难以控制的高血压(血压>180/110 mmHg)

有慢性严重高血压病病史

缺血性脑卒中病史>3个月或存在颅内病变

近期使用抗凝药物

创伤或CPR(>10分钟)病史

近3周内有较大手术治疗

既往使用链激酶/尿激酶:过敏或使用时间超过5天

消化道溃疡活动期

近期有过内出血(近2～4周内)

凝血功能异常(肝功能异常、使用抗凝剂)

动脉或中心静脉穿刺术后难以压迫止血

孕妇

表10-10	ST段抬高型心肌梗死纤溶治疗的使用药物
链激酶	30~60分钟内给予150万U
阿替普酶	负荷量15 mg静脉给药，维持剂量0.75 mg/kg（最大剂量50 mg）30分钟，后面调整剂量0.50 mg/kg（最大剂量35 mg）60分钟
瑞替普酶	2分钟内静脉给药10 U，休息30分钟后继续2分钟内静脉给药10 U
替奈普酶	根据体重调整静脉给药剂量：<60 kg，30 mg；60~70 kg，35 mg；70~80 kg，40 mg；80~90 kg，45 mg；>90 kg，50 mg

③ 后续治疗：接受PCI治疗的患者，无论是否行血管成形术，或有无支架植入，均应给予阿司匹林、腺苷二磷酸抑制剂（氯吡格雷、普拉格雷或替卡格雷）以及抗凝治疗。氯吡格雷或其替代剂的使用应与心脏专科医师进行讨论，因为植入支架种类不同，服用氯吡格雷的维持时间也不一样。绝大多数患者仍需肝素抗凝。凝血酶的直接抑制剂比伐卢定可替代肝素应用。使用纤维蛋白溶解酶原活化剂溶栓治疗后，仍需给予肝素抗凝，以保证再通的血管至少维持开放48小时。在溶栓治疗中依诺肝素优于普通肝素，因为给予普通肝素抗凝过程中，需随时调整输注速率以保证活化部分凝血酶原时间在正常值的1.5~2倍，而使用链激酶溶栓治疗的患者后续无需肝素抗凝。肝素抗凝的适应证包括壁内血栓或超声心动图检查怀疑存在血栓但又未进行PCI或溶栓治疗的患者。阿司匹林（81~325 mg/d）需持续服用；氯吡格雷则是选择延迟行PCI治疗的患者需服用的抗血小板药物。建议心肌梗死伴高血压、或心力衰竭的患者静脉使用硝酸甘油。STEMI患者若无再发心肌缺血、心力衰竭或心律不齐，那么卧床休息时间不应超过12~24小时。

STEMI患者在病情稳定后24小时内即可开始口服β受体阻滞剂。长期口服β受体阻滞剂可降低患者恶性心脏事件的发生率，因此排除禁忌后应推荐患者长期口服β受体阻滞剂（表10-6）。

使用ACEI类药物可降低STEMI患者的病死率。当患者出现左心功能不全（射血分数 < 40%）、前壁梗死或肺淤血时，应在第一个24小时给予低剂量的ACEI口服，除非低血压（收缩压 < 100 mmHg）或其他禁忌存在限制ACEI的使用。若患者不能耐受ACEI，可选择ARB类药物代替。患者入院后应早期开始大剂量他汀类药物治疗。

长效钙通道阻滞剂是复发性心肌缺血的有效辅助治疗，但不是第一线治疗。对于急性心肌梗死患者，即释硝苯地平片禁用；对于合并左心功能不全和心力衰竭的STEMI患者，地尔硫草和维拉帕米禁用。

对于心肌梗死积极治疗后仍出现持续性心绞痛、心源性休克、充血性心脏衰竭、心动过速甚至反复室颤的病人，需立即请专家会诊或转送到上一级医院治疗。

10.3.3 并发症

心肌梗死最常见的早期并发症包括心力衰竭、心源性休克、心肌缺血和(或)心梗复发和心律失常。要尽早请专科会诊以获得进一步干预的处理意见。

(1)心力衰竭和心源性休克

对于可能存在并发症的STEMI患者,床旁评估患者的血流动力学状态(表10-11)可明确是否需进一步血流动力学监测及干预措施。Killip分级在Ⅰ级和Ⅱ级患者暂时不需要进一步的血流动力学监测;而Ⅲ级患者若对药物治疗反应不佳,则应考虑进一步血流动力学监测;对Killip Ⅳ级的患者应立即给予血流动力学监测。对于Killip Ⅲ级或Ⅳ级的患者,应向心脏专科医师咨询治疗方案,必要时转上级医院治疗。对于高危患者,进一步的血流动力学监测可帮助尽早发现可导致休克的并发症,如乳头肌断裂或功能障碍、室间隔缺损及心包填塞。

表10-11	急性心肌梗死血流动力学的Killip-Kimball分级
分级	临床表现
Ⅰ	无呼吸困难,体格检查基本正常
Ⅱ	无呼吸困难,体格检查可闻及两下肺湿啰音或S_3
Ⅲ	呼吸困难,体格检查可闻及两下肺湿啰音或S_3,无低血压
Ⅳ	心源性休克

心力衰竭患者的药物治疗需结合患者的临床表现和血流动力学状态。对于动脉收缩压>100 mmHg及低心排的患者,可使用血管扩张剂治疗,静脉注射硝酸甘油或硝普钠静脉注射[剂量0.3～1 μg/(kg·min),根据患者临床表现每10分钟调整剂量]均可使用。但若患者动脉压降低或心输出量不能满足机体需要,可予多巴酚丁胺强心治疗,初始剂量1～2 μg/(kg·min),后面根据患者症状调整剂量,最大剂量不超过15 μg/(kg·min),米力农是另一类增强心肌收缩力的药物。虽然其经常合并低血压,但较多巴酚丁胺其致心律失常效应低。在经济条件允许的情况下,左西孟旦对心源性休克患者具有血流动力学益处。绝大多数心衰患者还应使用袢利尿剂来减轻肺水肿,呋塞米(20～40 mg静脉或口服,每2～4小时)是最常用的袢利尿剂,但血压下降的患者慎用利尿剂。

收缩压<90 mmHg和低心排即可诊断心源性休克,低血压的患者应给予去甲肾上腺素维持血压,一旦收缩压已经稳定到至少90 mmHg,可以加用多巴酚丁胺进一步增加心输出量,并适当减少缩血管药物的剂量。

部分心脏泵衰竭的患者对药物治疗反应性差,可予辅助装置治疗。装置可以维持血流动力学稳定,为PCI或冠状动脉搭桥手术提供条件。需要专家咨询来确定这些是否可行该类干预。

有证据表明,36小时内即发生休克的STEMI患者,无论MI发生多久行PCI治疗均可降低患者病死率。若STEMI患者仅一根或两根血管阻塞,则首选PCI治疗;但有三支病变或显著左主干病变的患者应选择冠状动脉搭桥手术。出现症状的12小时内即发生严重的心力衰竭和(或)肺水肿的患者也是紧急PCI治疗的适应证。

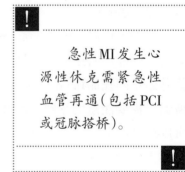

急性MI发生心源性休克需紧急性血管再通(包括PCI或冠脉搭桥)。

- 右心室梗死或缺血。

一些患者心力及低心排衰竭主要表现为右心室功能异常,而右心衰竭突出表现为右心房和右心室舒张末期压力升高。右心衰竭的患者一般都表现为低血压、肺野清晰、颈静脉扩张。ECG常提示下壁梗死,或仅表现为V₁导联或其他心前区导联的ST段抬高。对于怀疑右室梗死的患者,加做右心导联的心电图常可发现特征导联(V_4R)的ST段抬高。右心室梗死或缺血的初始治疗包括充分补液直至血压稳定。同时还需维持电解质在正常水平,避免出现心动过缓或心脏传导阻滞。治疗过程中还应避免使用吗啡、硝酸盐类、ACE抑制剂/ARBs和利尿剂。对于血压不稳定的患者可加用多巴酚丁胺强心治疗,对于顽固性低血压患者需要请专科会诊协助处理。

- 机械性并发症

在心肌梗死的第一周通常会发生以下几种机械并发症,包括心室壁破裂、室间隔破裂和急性二尖瓣返流。当发生上述情况时需紧急请心血管以及外科医生会诊。虽然心室壁破裂的发生率低于1%,但是通常为致死性的。危险因素包括侧支循环缺失、前壁心肌梗死、使用糖皮质激素或非甾体类抗炎药、年龄>70岁、女性。临床表现包括胸痛、恶心、烦躁,甚至猝死。超声心电图提示心包填塞,及时识别和开胸修补是唯一的抢救方法。室间隔破裂往往表现为低血压,严重的全心衰竭以及心源性休克,听诊可闻及全收缩期的杂音和胸骨旁的震颤。下壁的心肌梗死由于累及后乳头肌的血液供应从而引起缺血性的二尖瓣返流。典型的表现是急性出现的心源性肺水肿以及心源性休克。

(2)心肌缺血或梗死再发

纤溶治疗的STEMI患者缺血或梗死再发的概率高达20%,PCI治疗的患者缺血再发的概率更低。治疗后再发缺血的原因包括梗死后残余的相关动脉狭窄、另一支冠状动脉堵塞和植入支架阻塞。治疗期间仍有反复胸痛的患者应复查ECG,并与初始ECG比较已明确是否有再发缺血或梗死,但临床上若仅根据心脏肌钙蛋白水平往往难以诊断再发缺血或梗死。STEMI患者心脏肌钙蛋白升高可持续5~14天,因此心脏标志物的升高不能有效提示缺血或梗死再发。然而如果高度怀疑再梗,无论心脏标志物的值如何均应考虑行PCI。另外,MI治疗后仍有胸痛表现,还需考虑心包炎和肺栓塞可能。

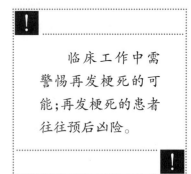

临床工作中需警惕再发梗死的可能;再发梗死的患者往往预后凶险。

MI后缺血的药物治疗与UA的治疗类似,而且还应包括心导管及再灌注治疗。患者生命体征平稳后还需考虑进一步PCI治疗或行CABG术。

（3）心律失常

与ACS再灌注相关的心律失常包括心动过缓、房性心动过速、房室传导阻滞、室性心动过速及心搏骤停。对于存在房性心动过缓或房室传导阻滞且对血流动力学有显著影响的患者，初始可静脉给予阿托品0.5 mg，以后每3～5分钟重复给药一次，总剂量不超过3 mg，并准备放置经皮起搏器。需要注意的是阿托品并不能纠正Ⅲ度或Ⅱ度Ⅱ型房室传导阻滞。临时起搏器的适应证包括Ⅲ度或Ⅱ度Ⅱ型房室传导阻滞、新发的Ⅰ型房室传导阻滞、双束支传导阻滞和有临床症状且对阿托品无效的窦性心动过缓。对于有放置起搏器指征的患者在有条件经静脉放置起搏器前应尽早经皮放置起搏器(附录7)。

房性心律失常(例如心房纤颤)，可能会导致血流动力学不稳定、加重心肌缺血，也可短暂发作而无临床表现。不稳定患者应立即予以电复律。可根据具体的心律失常类型，相应给予腺苷、β受体阻滞剂、地尔硫䓬、地高辛或胺碘酮等药物(附录4)，但给药前必须认真注意患者是否存在使用这些药物的禁忌证。

室性心动过速和室颤应根据目前高级心脏生命支持的指导方针进行处理。急性心肌梗死出现室颤的患者，除颤后可给予胺碘酮；对新发的有症状的室性心律失常患者使用胺碘酮治疗也可收益。急性心肌梗死的患者不建议预防性使用抗室性心律失常的药物。为预防梗死后心律失常，应及时识别和纠正全身诱发因素(包括低氧血症、酸碱失衡和电解质紊乱)。

10.3.4　特殊治疗

（1）围术期心肌梗死

围术期MI可发生在术前、术中和术后，其中术后最常见，且术后第三天是发病的高峰期。围术期MI往往症状不典型，甚至部分患者无胸痛表现，可能仅表现为新发的房性或室性心律失常、肺水肿，其他可能的表现包括血流动力学不稳定和呼吸窘迫。一般可通过心电图和心肌标记物明确诊断。治疗原则参照MI标准治疗流程，但需根据手术种类评估是否存在纤溶治疗的禁忌证，此类患者应考虑急诊PCI。

（2）并发疾病的影响

病人本身的身体状况直接影响治疗方案及药物的选择。应激性溃疡或胃炎的患者不能选择阿司匹林治疗，术后有出血倾向的患者不能给予氯吡格雷、肝素、纤溶治疗或阿司匹林。另外，某些药物的剂量需根据患者的肝肾功能进行调整。对于非心源性的重症疾病也会导致心肌氧供下降以及随后的心肌功能障碍。重症患者多脏器衰竭需着重支持治疗及处理潜在疾病。

（3）心脏骤停后的目标体温管理(TTM)

神经系统的损伤是院外心脏骤停最常见的死亡原因。无法听从指令行目标性动作的患者需要行TTM。降低核心温度至32℃～36℃持续24小时，同时加强其他支持性治疗可改善神经系统预后。TTM会导致凝血性疾病以及增加感染的风险。

急性冠脉综合征

- NSTE-ACS 的初步诊断依据包括临床症状、冠状动脉疾病的危险因素及心电图。
- 怀疑 MI 的患者应在 10 分钟内完善 12 导联心电图检查。
- 对于怀疑 NSTE-ACS 的病人，需行危险分层，选择初始治疗策略。同时完成诊断评估，并使用医学治疗，必要时行血管再通。
- 一旦高度怀疑或诊断为 ACS，应立即给予 162～325 mg 非肠溶性阿司匹林口服。
- 对所有 ACS 患者而言，抗血小板聚集和抗凝治疗至关重要。
- 高危 NSTE-ACS（持续缺血，肌钙蛋白水平升高）患者除一般治疗外应尽早考虑侵入性治疗。
- 除非有禁忌证，否则所有 ACS 患者均应在 24 小时内开始口服 β 受体阻滞剂。
- 在设备齐全、技术成熟的医院可考虑尽早对 STEMI 患者进行再灌注治疗。
- 在症状出现 12 小时内由有经验的医师行 PCI 术为首选再灌手段。如果无法施行 PCI 则 STEMI 患者理想情况下需在入院后 30 分钟以内行纤溶治疗。
- 所有急性 MI 患者，无论是否行再灌治疗，均应长期服用阿司匹林及其他抗血小板药物，如氯吡格雷、普拉格雷、替卡格雷。
- ACEI 可降低 STEMI 患者的病死率。
- 对于昏迷或者需行目标体温管理的心脏骤停患者仍可行 PCI。
- 急性心梗出现心源性休克的患者需立即进行紧急的血管再通。

推荐阅读

1. Amsterdam EA, Wenger NA, Brindis RG, et al. 2014 ACC/AHA guideline for the management of patients with non-ST-elevation acute coronary syndromes: a report of the American College of Cardiology/American Heart Association Task Force on Practice Guidelines. *Circulation*, 2014,130:e344-e426.

2. Anderson JL, Adams CD, Antman EM, et al. 2012 ACCF/AHA focused update incorporated into the ACCF/AHA 2007 guidelines for the management of patients with unstable angina/non-ST-elevation myocardial infarction: a report of the American College of Cardiology Foundation/American Heart Association Task Force on Practice Guidelines. *J Am Coll Cardiol*, 2013,61(23):e179-347.

3. Braunwald E, Mark DB, Jones RH, et al. *Unstable Angina: Diagnosis and Management.* Rockville, MD: Agency for Health Care Policy and Research and National Heart, Lung, and Blood Institute. US Public Health Service, US Department of Health and Human Services, 1994, AHCPR publication 94-0602.

4. Hollenberg SM. Myocardial ischemia. In: Hall J, Schmidt G, Kress J. *Principles of Critical Care.* 4th ed. New York, NY: McGraw-Hill Education, 2015,1108-1151.

5. Nikolaou NI, Welsford M, Beygui F, et al. Part 5: Acute coronary syndromes: 2015 International Consensus on Cardiopulmonary Resuscitation and Emergency Cardiovascular Care Science with Treatment Recommendations. *Resuscitation*, 2015,95:e121-e146.

6. Van de Werf F, Bax J, Betriu A, et al. Management of acute myocardial infarction in patients presenting with persistent ST-segment elevation: the Task Force on the Management of ST-segment Elevation Acute Myocardial Infarction of the European Society of Cardiology. *Eur Heart J*, 2008,29:2909-2945.

7. O'Gara PT, Kushner FG, Ascheim DD, et al. 2013 ACCF/AHA guideline for the management of ST-elevation myocardial infarction: a report of the American College of Cardiology Foundation/American Heart Association Task Force on Practice Guidelines. *Circulation*,2013,127:e362-e425.

8. Roffi M, Patrono C, Collet JP, et al. 2015 ESC guidelines for the management of acute coronary syndromes in patients presenting without persistent ST-segment elevation. Task Force for the Management of Acute Coronary Syndromes in Patients Presenting without Persistent ST-Segment Elevation of the European Society of Cardiology (ESC). *Eur Heart J*, 2016,37:267-315.

9. Steg PG, James SK, Atar D, et al. ESC guidelines for the management of acute myocardial infarction in patients presenting with ST-segment elevation. *Eur Heart J,* 2012,33:2569-2619.

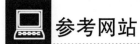 参考网站

1. American College of Cardiology. http://www.acc.org.

2. American Heart Association. http://www.americanheart.org.

3. European Society of Cardiology. http://www.escardio.org.

4. Global Registry of Acute Cardiac Events (GRACE). http://www.outcomes-umassmed. org/GRACE/default.aspx.

5. National Institute for Health and Clinical Excellence. http://www.nice.org.uk.

6. Thrombolysis Myocardial Infarction (TIMI) Study Group. http://www.timi.org.

第十一章

重症感染：诊断和抗菌药物选择

✓ 目的

- 掌握重症感染的概念。

- 归纳重症感染发生的危险因素。

- 识别重症感染全身和局部特征性临床表现，理解实验室检查的临床意义。

- 根据临床表现和流行病学资料指导抗菌药物选择。

- 总结经验性治疗和特殊感染的抗菌药物使用原则。

📁 病例

患者，75岁，居住于养老院，因意识障碍和腹痛急诊就诊。养老院工作人员描述患者腹痛、稀便24小时，清晨患者被发现有意识障碍，表现昏睡。急诊生命体征：血压90/60 mmHg，心率120次/分，体温39℃（102.2℉），呼吸24次/分，鼻导管吸氧2 L/min下指脉氧饱和度90%。患者收住院，住院医生应该考虑以下问题：

- 该患者是否存在重症感染?

- 该患者需要哪种水平的治疗?

- 哪些治疗需要立即实施?

11.1 引言

重症感染和重症疾病之间互为因果关系，密不可分。随着高危人群(如老年人、免疫抑制状态、肿瘤、慢性疾病或多发伤)人数的增多，重症感染及全身性感染的发生率也逐渐增高。感染性休克是感染发展的最严重阶段，是引起重症成年或儿童患者死亡的常见病因。早期识别和及时恰当的治疗可以降低病死率。

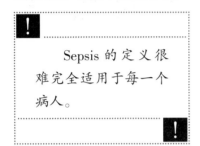

重症感染是机体对感染的宿主反应，导致威胁生命的器官功能障碍。器官功能障碍的异常临床表现包括：乳酸酸中毒、少尿、凝血功能障碍和急性精神状态改变等。但这些异常表现并不是全身性感染的特异性改变，在其他疾病情况下也可能出现。感染性休克是在重症感染的基础上伴有低血压。低血压定义为经过充分液体复苏，仍需血管活性药物维持动脉血压>65 mmHg，且合并血乳酸>2 ml/L。当住院患者存在可疑感染时，会出现意识障碍，收缩压<100 mgHg及呼吸频率>22次/分，往往会出现患者ICU住院时间增加或死亡风险增加。

重症感染患者初始抢救流程和感染治疗方法详见第六、七章。

11.2 感染的诊断

重症感染的诊断基于对患者病史详细的了解和完整的评估，包括危险因素和特异性临床表现。必须要警惕的是对于老年人和免疫抑制状态患者有可能出现不典型临床表现。实验室、微生物和影像学检查有助于感染的确诊。

11.2.1 重症患者新出现发热的评估

在一些ICU，一旦监测到患者体温升高会启动发热诊治流程，包括一些费时、昂贵而非必须的有创性检查。除此之外，患者还可能经历各种不适，进行不必要的放射检查，面临外出检查过程中的不安全因素，或者24小时内反复多次以及每日常规复查抽血导致的血液丢失。在优化医疗资源的条件下，应考虑谨慎周密且费时少、经济的方式诊断发热。ICU中患者出现新的发热应进行认真周密的临床评估，而不是按照设定的自动化流程进行实验室和影像学检查。目的是通过直接的评价方式确定患者是否存在感染，可避免多余或重复的检查，便于尽快制定临床决策。

一些观点认为发热定义为体温高于38℃，而另一些观点认为发热是连续两次测量体温高于38.3℃。异常体温的变化很难反映机体生理过程，可能会受到药物或者周围环境的影响。在评估一个新出现的发热时，给予详细的检查之前需要拟定患者的鉴别诊断而不仅仅只考感染。此外，不是所有的感染患者都会发热。发热的评估需要结合患者的病情记录、详细的体格检查、所有的环境因素包括患者近期使用的药物，还需考虑ICU患者生理性发热，例如术后发热。已知病因的低体温或控制体温的患者(如甲状腺功能减退或者使用冰毯治疗)一旦出现体温变化,>38.3°C(≥100.9°F)或者≤36°C(≤96.8°F),首先要做的是临床评估而不是通过实验室或者放射学检查进行感染筛查。发热可能是由于新使用的药物和血液制品输注引起,一旦明确需要停止使用引起发热的药物并且用其他相似的药物取代。药物性发热一般持续数天。

如果ICU患者疑似感染,最准确地衡量体温的是通过血管内、食管或膀胱热敏感受器,其次是通过直肠、口腔及鼓膜温度测量。腋窝测量、颞动脉温度监测和化学点式温度计在ICU不推荐使用。粒细胞减少性患者应避免使用直肠温度计。

药物性发热的诊断通常建立在发热的开始和停止,出现在药物使用间期。患者可以通过再次使用药物来明确诊断,但是往往不必要,除非药物对病情必须且不可替代。当患者使用药物后出现过敏性反应或中毒性表皮坏死松解症时,药物必须禁止再次使用。

在术后48小时发热是一种常见现象。术后早期的发热通常是非感染的,而不能贸然地认为是无菌技术操作不当或吸入性肺炎。过度的检查和治疗浪费在术后早期发热是没有必要的,然而在术后96小时,发热更倾向于感染性。

手术部位感染的治疗费用仅占院内感染费用的25%。手术部位的感染率约3%。病因包括切口的污染程度、患者的并发症(如糖尿病、肥胖增加感染),是否长时间手术或者急诊手术,术前药物预防性抗感染治疗是否正确[如选择合适的窄谱抗生素,切皮前使用抗生素,术后24小时内预防性抗生素的使用(心脏术后预防性抗生素使用维持48小时)]。

11.2.2　流行病学因素

重症感染可能发生在社区、长期护理院或院内。社区获得性重症感染包括:细菌性肺炎、中枢神经系统感染或脑膜炎、泌尿道感染、由于腹腔内脏器破裂或梗阻而导致的腹腔感染及散发罕见的感染(例如,坏死性筋膜炎)。长期居住健康护理院的患者同样会出现上述感染,但是他们出现耐药菌的几率明显增加,并且他们也多发生植入设备相关性感染。院内感染患者暴露于耐药菌群和各种有创操作或设备,较其他患者容易合并相关并发症,病情常更危重。

卫生保健相关感染是患者在医疗机构接受治疗时获得的感染。据估计,美国每年有超过100 000患者因此死亡。院内感染可发生于院内治疗过程中或者入院后60天内、于养老院发生、家庭静脉抗感染治疗或化疗、慢性透析或者家庭伤口护理相关感染都属于院内感染。

11.2.3　易感因素

临床医生应密切关注患者是否存在易感因素,警惕是否可能发展为感染(表11-1)。永久性植入物,如心脏瓣膜、血管内移植物或矫形装置,可能在手术后早期或晚期成为感染源。有创性操作(例如手术、血管内置管、放置导尿管、气管插管)破坏了正常皮肤黏膜屏障,使患者易发生感染。对于从社区直接收入ICU的患者,即使不存在导致感染的易感因素,也不能完全避免感染的发生。

表11-1	感染的危险因素
高龄	糖尿病
接受过移植手术	肝衰竭
多发伤	营养不良
酗酒	恶性肿瘤
人类免疫缺陷病毒(HIV)	应用糖皮质激素
化疗/放疗	烧伤
脾切除	假体植入
有创性操作	

11.2.4 临床表现

重症感染的临床表现是多样的。临床表现有时候很隐匿，有时候很明显，可以是局部的，也可以是全身性的。特异性感染相关的症状和体征有助于早期识别，及时开始恰当初始抗菌药物治疗和支持治疗，但大部分感染患者的临床表现都不具特异性。

（1）全身症状和体征

发热是感染最常见的全身性症状。但对于高龄、使用退热药、酗酒或肝肾衰竭患者合并重症感染时体温可能不高，甚至出现低体温。如果条件许可，放置在导尿管上的温度探头是最可靠的监测核心温度的方法。每种体温监测方法都有不足之处，目前最常用的测量体温方法是监测口温或者肛温。对于重症患者，腋温监测不可靠，通过鼓膜监测体温的准确性还未被证实。

感染的其他全身表现包括：寒战、低血压、呼吸急促、呼吸困难、心动过速、恶心和呕吐。心动过速在感染患者中很常见，但对于心脏传导功能异常、自律性功能异常、使用β受体阻滞剂或者钙离子通道阻滞剂、药物热的患者可能不出现心动过速症状。低血压可能是由于脱水和低血容量引起，也可能由于感染性休克引起，但当低血压患者对于液体复苏无反应时，提示患者可能存在感染性休克。肾脏的低灌注可能会引起少尿或无尿。感染导致的脑病是一种

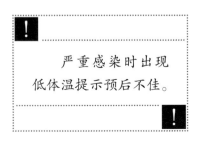

严重感染时出现低体温提示预后不佳。

常见的临床症状，可表现为烦躁、嗜睡、谵妄或昏迷，也可能出现淤点或淤斑，多见于四肢远端。

（2）局部特异性症状和体征

某些特殊感染会出现特有的症状和体征：

① 中枢神经系统感染可能会出现头痛、抽搐、脑膜炎的表现或局灶性神经系统功能异常体征。中枢神经系统感染经常会伴有神志改变，但并不是特异性表现。

② 呼吸道感染可能出现呼吸困难、呼吸急促、咳嗽、咳痰或咯血等症状。胸部听诊出现湿啰音、干啰音或管状呼吸音，管状呼吸音可用于区别病变是局限还是弥漫。呼吸音消失或低钝提示胸腔积液。

③ 腹腔感染可出现腹痛、腹肌紧张、恶心和(或)呕吐、腹泻和食欲减退。膈肌刺激征可表现为颈部和近端肩部疼痛，也可以引起呃逆。体格检查可出现弥漫性或局部压痛、反跳痛、肠道功能障碍、大便隐血(+)。如果腹部伤口感染合并筋膜的破坏，提示存在筋膜下腹腔感染。

④ 泌尿道感染可引起两侧腹疼痛、压痛、排尿困难、血尿和少尿。一般情况下，尿管相关性感染不引起明显的局部症状。

⑤ 部分皮肤感染的表现可能是皮肤或皮下组织原发性感染所致(如疼痛、红斑、蜂窝织炎后的硬结、伤口边缘红肿、压痛、脓性分泌物，或由疱疹病毒感染引起的水疱)，或继发于全身播散性感染的水疱样病变(如菌血症后红斑性丘疹结节或坏疽性痘疮，感染性心内膜炎引起感染性栓子的释放，中毒性休克症状引起的斑疹性红斑，或由于脑膜炎双球菌菌血症引起的远端对称性爆发性紫癜)。

11.2.5　实验室检查

常规实验室检查对重症感染诊断的特异性不高，但有提示作用并可评估器官功能。重症感染时白细胞计数一般会升高，同时伴核左移。白细胞计数升高也常见于非感染情况，如术后早期阶段、应用糖皮质激素、大量输血和多发伤。需注意的是老年人、脾功能亢进或骨髓抑制患者感染时白细胞计数可能不升高。中性粒细胞减少或缺乏可继发于重症感染(尤其是新生儿和HIV患者)、病毒感染、伤寒、布氏杆菌病和其他感染，中性粒细胞中还可能出现毒性颗粒。

重症感染导致的最常见凝血功能异常是血小板减少症。血小板计数的下降可能是感染早期隐匿的征象。弥散性血管内凝血(DIC)不常见，是患者预后不佳的标志。DIC的特点是凝血酶原时间、活化部分凝血活酶时间延长，纤维蛋白降解产物和(或)D-二聚体的升高，纤维蛋白原浓度降低。

重症感染会引起胰岛素抵抗，通常患者会出现高血糖。低血糖并不常见，若患者出现低血糖提示肝糖原储备不足。动脉血气分析常出现代谢性酸中毒和低PaO_2，由于呼吸代偿出现低$PaCO_2$。血乳酸值升高可反映重症感染或感染性休克导致的外周组织灌注不足、缺氧。肝功能障碍一般不严重，表现为胆红素和转氨酶轻度升高。肾功能障碍通常由多种因素引起(例如低血压或低血容量)。其他反应炎症/感染的非特异性标志物包括降钙素原和超敏C反应蛋白。

11.2.6　微生物学检查

微生物学检查分为可立即得到结果的(几分钟到几个小时)和需要一段时间培养和实验室诊断才能得到结果的。革兰氏染色属于快速得到结果的检查。特殊染色(如真菌、抗酸染色)、免疫检查(如尿军团菌抗原和艰难梭状芽孢杆菌毒素)和对流免疫电泳需要一定时间来获取结果。

理想状态下，所有培养均应在开始或调整抗菌药物治疗前留取，一些病情迅速恶化的患者可能在留取培养前就先使用了抗生

> **!**
> 对于存在威胁生命的严重感染的患者，应根据其临床表现及当地流行病学证据尽早给予经验性抗感染治疗。
> **!**

素。需根据患者临床表现决定培养留取部位。不论何种类型感染,盲目留取多部位标本,可能因污染或定植出现培养结果阳性,势必会误导临床诊断,而且盲目留取多部位标本,造成资源浪费、给患者带来额外风险、性价比低。多次留取培养对评估病原菌类型和药敏结果的变化是有益的。

需要留取两套外周血培养(每套包括需氧和厌氧瓶),抽血部位最好在不同的解剖部位,也可以在同一解剖部位。对于成年患者每份血培养应留取 10~15 ml。由于导管接口可能存在污染,从外周或中心静脉导管中留取血培养可能出现假阳性。特殊培养可能提高某些病原菌(如念珠菌、分枝杆菌)检出率或者已经应用抗菌药物患者病原菌的检出率。

呼吸道标本:非气管插管患者需留取深部咳出的痰液,气管插管患者使用气道吸引或支气管镜吸出痰液。利用标本中上皮细胞数和中性粒细胞数比值来判断痰标本是否合格。下呼吸道分泌物细菌的定量培养有助于分辨定植菌和致病菌。

在未留置导尿管的情况下,尿培养应该选用清洁中段尿液标本。留置导尿管患者应留取尿管中尿液进行培养。如果尿管留置多日,推荐更换导尿管,尿培养应从新导尿管中留取。尿液半定量培养是需要的,对于不同尿液标本判断是否感染的阈值不同。对于清洁中段尿液,判断尿路感染的阈值是 $> 10^5$ 菌落计数/ml;从导尿管中留取的尿液,菌落计数 $> 10^3$/ml 即判断为感染。尿液常规有助于鉴别脓尿是由于膀胱炎还是上尿路感染所致。

血管内导管需要在无菌环境下(用氯己定对导管周围皮肤及裸露在皮肤外的导管消毒)移除,并且将导管尖端送半定量培养。然而,需要明确导管尖端培养、血培养结果和导管留置处局部体征之间的关系,有助于辨别导管相关性菌血症、导管局部感染还是单纯的细菌定植。诊断导管相关性血流感染的最佳方法是送检配套的外周血和导管血培养。

11.3　抗菌药物治疗

 病例

患者,70岁,女,腹腔镜胆囊切除术后第四天(原定第二天清晨出院),被发现时患者卧床,意识模糊与焦虑,咳嗽,口中和衣服上发现呕吐物。护士评估后发现患者心动过速、发热、氧饱和度88%(发病前99%)。白细胞计数升高,胸片检查确诊为新发肺炎。请评估患者病情。

－ 该患者最可能的感染部位在哪里?

－ 哪些因素会影响该患者抗菌药物的选择?

对于伴有血流动力学不稳定的重症感染患者，治疗的首要任务是进行液体复苏（见第六、七章）。在了解过患者病史、体格检查和辅助检查结果后（实验室和影像学检查），需要立即制定抗菌药物治疗方案。

早期感染灶（可能的感染病灶）引流是患者获得良好预后的重要环节，同时充分的抗菌药物治疗也非常必要。感染灶的引流包括清创、闭合处感染的经皮引流或外科引流、移除植入物和手术。本章节对抗生素的推荐依靠指南的意见，对于每个临床病例来说，抗菌药物应该根据患者的临床表现、现有的流行病学情况和微生物信息（包括在当地社区或当时医疗机构中此种微生物感染的发生率和耐药情况）进行个体化选择。

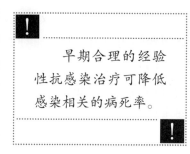

早期合理的经验性抗感染治疗可降低感染相关的病死率。

抗菌药物治疗的合理选择需要依据以下标准：

（1）怀疑的病原菌和感染部位：成年患者发生重症感染最常见部位包括下呼吸道、腹腔和血流。快速进展的软组织感染和中枢神经系统感染在临床表现上十分突出，应当引起重视。在选择抗菌药物时，需考虑该药物对于感染部位的穿透性。仅有部分抗菌药物能渗透进入中枢神经系统和肺。因此，我们必须了解选择的抗菌药物的药代动力学特点，以保证抗菌药物在感染部位有最大活性。

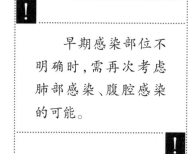

早期感染部位不明确时，需再次考虑肺部感染、腹腔感染的可能。

（2）对怀疑感染部位留取相关标本进行革兰氏染色：早期革兰氏染色结果可以指导临床医师选择抗菌药物覆盖病原菌的范围。例如包括呈簇（葡萄球菌属）或呈对和呈链（肠球菌属和链球菌属）的革兰阳性球菌，小刀状的双球菌（肺炎链球菌），革兰阳性杆菌（棒杆菌属、诺卡尔菌属），革兰阴性杆菌（大肠埃希菌、克雷白杆菌属、假单胞菌属），小多形性革兰阴性杆菌（类杆菌属），革兰阴性球杆菌（嗜血杆菌属、莫拉菌属、不动杆菌属）和酵母菌（真菌）。然而，临床医师仍需要等待最终的培养结果，以便对初始抗菌药物治疗进行调整。

（3）抗菌药物耐药性的评估：细菌对抗菌药物有更强耐药性的危险因素包括：

- 患者之前曾培养出耐药菌株；
- 之前接受过抗菌药物治疗（广谱抗菌药物治疗，例如：抗假单胞菌的青霉素/β-内酰胺酶抑制剂、第三代和第四代头孢菌素、氟喹诺酮类、碳青霉烯类、万古霉素）；
- 住院或入住ICU时间较长；
- 在医院或ICU中存在耐药率较高的细菌（例如，MRSA、耐万古霉素的肠球菌、多重耐药的铜绿假单胞菌、嗜麦芽窄食单胞菌）；
- 在医院或者ICU中爆发流行的病原菌；
- 维持性血液透析患者；
- 居住于健康护理院或社会护理机构；
- 免疫抑制疾病或接受免疫抑制治疗。

　　某些病原菌对之前敏感的抗菌药物产生耐药，这种现象越来越常见。这些病原菌包括：对青霉素和头孢曲松中介和高度耐药的肺炎链球菌，对氨苄西林和万古霉素耐药的屎肠球菌，对苯唑西林/甲氧西林耐药的金黄色葡萄球菌(MRSA)，产超广谱β-内酰胺酶的革兰阴性球菌(大肠埃希菌、肺炎克雷白杆菌)或者产染色体介导的β-内酰胺酶的铜绿假单胞菌，或对其他多种广谱抗菌药物耐药的病原菌。所以随时了解不同细菌病原体在每个医院和ICU的耐药情况十分重要。

　　(4) 合并症：推荐对于肾功能障碍或者存在肾功能障碍危险因素的患者，不使用具有肾毒性的抗菌药物，除非使用这样药物的获益超过发生肾功能障碍的危险。在使用抗菌药物时，其他需要考虑的合并症包括骨髓抑制状态、慢性或者急性肝衰竭、听力下降、妊娠和对某种特殊的抗菌药物有过敏史或其他严重副反应。

11.4　抗菌药物治疗方案

　　此抗菌药物治疗方案是基于对可疑感染部位培养结果尚未回报的情况下推荐的。临床医生在选择抗菌药物时应考虑初始剂量、是否需要调整剂量、药物之间相互作用和所应用药物的副作用。抗菌药物治疗应该予以最大的、合理的治疗剂量。对于重症患者，静脉输注给药的效果优于肌注或口服。当患者病情稳定后，应给予具有相似生物等效性并在胃肠道充分吸收的口服剂型抗菌药物序贯治疗(例如，喹诺酮类)。老年人、新生儿、儿童和有肝肾衰竭的患者需要调整抗菌药物使用剂量。当相应感染部位培养转阴后，对抗菌药物应降阶梯。在治疗感染过程中，抗菌药物的使用需要合适且有效。不同感染部位经验性抗感染治疗见表11-2。

> **!**
> 合理的抗菌药物治疗方法包括抗菌药物的早期使用与适当时机的抗菌药物降阶梯治疗。
> **!**

表11-2	部位感染和经验性抗感染治疗		
可疑部位感染	可能微生物	初始经验抗感染治疗	剂量
重度腹内感染(非胆源性的)	假单胞菌,产超广谱β-内酰胺酶肠杆菌,不动杆菌,多重耐药GNB,拟杆菌	亚胺培南西司他汀,美罗培南,或哌拉西林他唑巴坦,或头孢吡肟联合甲硝唑	亚胺培南-西司他汀500mg iv q6h;美罗培南1g iv q8h;哌拉西林-他唑巴坦4.5g iv q6h;头孢吡肟2g iv q12h;甲硝唑500mg iv q8h
泌尿系统感染	大肠埃希菌,铜绿假单胞菌,其他GNB	头孢曲松或哌拉西林他唑巴坦	头孢曲松1g iv qd;哌拉西林-他唑巴坦4.5g iv q6h
下呼吸道感染	绿脓杆菌,大肠杆菌,肺炎克雷伯杆菌,不动杆菌,其他GNB,GPC(MRSA)	头孢吡肟或碳青霉烯;考虑MRSA时加用万古霉素	头孢吡肟2g iv q12h;美罗培南1g iv q8h;万古霉素1g iv q12h

表11-2	部位感染和经验性抗感染治疗		
可疑部位感染	可能微生物	初始经验抗感染治疗	剂量
坏死性软组织感染	多重耐药菌,GPC,GNB,厌氧菌	万古霉素联合头孢吡肟或碳青霉烯,克林霉素	头孢吡肟2g iv q12h;美罗培南1g iv q8h;克林霉素600mg iv q8h;万古霉素1g iv q12h
胃肠道	艰难梭状芽孢杆菌	甲硝唑口服或静脉给药,万古霉素口服或直肠给药(如果肠梗阻)	甲硝唑500mg po或iv q8h;万古霉素125mg po q6h
脑膜,细菌感染	肺炎链球菌,脑膜炎奈瑟菌,李斯特菌,金黄色葡萄球菌,GNB	头孢曲松治疗肺炎链球菌,氨苄西林治疗李斯特菌,头孢吡肟和万古霉素治疗其他致病菌	头孢曲松1g iv qd;氨苄西林2g iv q4h;头孢吡肟2g iv q8h;万古霉素1g iv q12h

GNB,革兰阴性杆菌;GPC,革兰阳性球菌;MRSA,耐甲氧西林金黄色葡萄球菌。

11.4.1　中枢神经系统

（1）脑膜炎

细菌性脑膜炎是急危重症之一。当临床怀疑细菌性脑膜炎时，不需要等到腰椎穿刺结果回报，立即予以抗菌药物治疗。成人社区获得性急性细菌性脑膜炎最常见的致病菌是脑膜炎奈瑟菌，使用三代头孢菌素(头孢曲松或头孢噻肟)作为初始经验性治疗可以覆盖该菌。当怀疑或者确定致病菌为耐青霉素的肺炎链球菌时需要加用万古霉素。如果培养分离出肺炎链球菌时，三代头孢菌素应一直使用到确定该菌对青霉素具有敏感性，才更换为大剂量的青霉素G。脑脊液(CSF)或者血培养中的脑膜炎奈瑟菌需要经过非口服途径予以大剂量的青霉素G治疗。当分离出脑膜炎奈瑟菌时，明显暴露于该致病菌的医护人员需要预防性使用抗菌药物。除了抗菌药物治疗外，推荐辅助使用地塞米松(0.15 mg/kg静脉滴注q6h治疗2～4天)来降低发病率和病死率，尤其是对于肺炎链球菌所致的脑膜炎。

在特殊情况下需要应用不同覆盖范围的抗菌药物经验性治疗。特殊的年龄阶段(新生儿、婴儿和老年人)和T淋巴细胞减少的患者中细菌性脑膜炎的病原菌可能为单核细胞增多性李斯特菌，T淋巴细胞减少通常是由于糖尿病、应用糖皮质激素和接受免疫抑制治疗(例如，接受器官移植和患有自身免疫性疾病的患者)引起。怀疑李斯特菌感染的脑膜炎患者应该予以氨苄西林(对青霉素过敏患者使用甲氧苄啶-磺胺甲噁唑)治疗。近期接受过神经外科手术或者接受脑脊液分流的患者是金黄色葡萄球菌、凝固酶阴性的葡萄球菌和革兰阴性球菌(铜绿假单胞菌、肺炎克雷伯菌)感染的高危人群。因此，这些患者需要予以大剂量的万古霉素和三代或四代头孢菌素进行初始经验性治疗。如果确定病原菌是甲氧西林敏感的金黄色葡萄球菌，那么推荐的药物为萘夫西林。亚急性脑膜炎好发于免疫抑制的患者,持续几周或者更长时间,脑脊液中以淋巴细胞为主。在这种情况下可能的病原菌需要考虑结核分枝杆菌、弓形虫和新型隐球菌。

(2) 脑炎或脑膜脑炎

许多病毒可以引起脑炎和脑膜脑炎,但是只有单纯疱疹病毒(HSV)和巨细胞病毒(CMV)对于抗病毒治疗是有效的。单纯疱疹病毒脑炎通常发生在免疫力正常的社区来源患者身上,常因急性发作就诊。患者的主诉通常是发热、昏睡、昏迷或者抽搐。血性脑脊液和影像学上(CT或者MRI)颞叶的改变或者脑电图的特征性改变均可提示HSV脑病。脑脊液的PCR监测对于HSV感染的诊断具有很高的敏感性。如果怀疑或者确诊为HSV感染的脑炎,应立即予以阿昔洛韦静脉治疗14~21天,疗效有待进一步研究证实。CMV感染性脑炎通常出现在免疫抑制状态患者(HIV和接受器官移植)中,并且可能和HSV感染性脑炎的临床表现相似。脑脊液PCR检测CMV也具有很高的敏感性。治疗上应该包括更昔洛韦或者膦甲酸。

(3) 脑脓肿

脑脓肿是一种罕见的感染,但是在脑膜旁结构异常、左心心内膜炎或者先天性发绀型心脏病的慢性感染患者应考虑存在脑脓肿风险。脑脓肿同时也和免疫抑制状态相关,例如发生在AIDS患者、静脉滥用药物或者接受器官移植的患者。感染通常是多种微生物导致的,包括厌氧的和需氧的链球菌属、葡萄球菌属、革兰阴性的细菌和厌氧菌。初始抗菌药物治疗应该包括万古霉素、大剂量的甲硝唑和三代头孢菌素(头孢曲松)。在弓形虫病感染的高危人群中(例如,AIDS、心脏移植患者),乙胺嘧啶/磺胺嘧啶应作为初始抗菌药物方案的一部分。其他脑脓肿的罕见原因包括奴卡菌病、肺结核、梅毒、变形虫和其他寄生虫。通过脑脊液培养诊断脑脓肿的概率极低。对经验性治疗疗效不佳的患者有必要进行脑组织活检。

11.4.2　呼吸道

(1) 重症社区获得性肺炎(免疫功能正常的患者)

导致社区获得性肺炎患者入院治疗的常见病原菌为肺炎链球菌,其他致病微生物包括:军团菌、支原体和衣原体。在美国对儿童进行β-型流感嗜血杆菌疫苗接种后,流感嗜血杆菌不再是常见的病原菌。对于入住ICU的社区获得性肺炎患者推荐应用一种β-内酰胺类(头孢曲松、头孢噻肟、氨苄西林-舒巴坦)联合一种大环内酯类(阿奇霉素)或者一种呼吸喹诺酮类药物进行治疗。如果患者对青霉素过敏,推荐使用一种呼吸喹诺酮联合氨曲南治疗。如果怀疑是酗酒、口腔疾病引起的吸入性肺炎,需要添加克林霉素,除非已应用了一种β-内酰胺酶/β-内酰胺酶抑制剂复合抗菌药物。如果考虑铜绿假单胞菌为致病菌,那么应该应用具有抗假单胞菌活性的β-内酰胺类抗生素(哌拉西林-他唑巴坦、头孢吡肟、亚胺培南或者美罗培南)。如果怀疑为社区获得性MRSA感染,那么应加用万古霉素或者利奈唑胺。

（2）重症社区获得性肺炎（免疫抑制的患者）

免疫抑制患者的肺炎可以和免疫功能正常患者的肺炎是同样的病原体，但会导致更严重的感染。T细胞减少（AIDS、长期使用糖皮质激素）患者出现呼吸道症状时，其胸片表现可能为间质性肺炎，也可能无明显异常。这些患者因可能存在卡氏肺孢子菌感染人类的肺囊虫属已从卡氏肺孢子虫转化为耶氏肺孢子虫感染，需要加用合适剂量的甲氧苄啶-磺胺甲噁唑。卡氏肺孢子菌感染导致的严重低氧血症时加用糖皮质激素。局灶性病变（例如脓疡，结节）提示有真菌感染、结核分枝杆菌或诺卡氏菌时，经验性予以抗真菌、抗结核杆菌和甲氧苄啶-磺胺甲噁唑可能是必要的。怀疑结核分枝杆菌感染的患者还需要隔离。出现间质性肺炎改变时，CMV或者其他病毒感染也需要被考虑而进行鉴别诊断。

（3）医院获得性肺炎和呼吸机相关性肺炎

住院患者或者需要机械通气患者的肺炎最常见的病原菌是革兰阴性菌和金黄色葡萄球菌。院内感染的病原菌具有更强的耐药性，并且更容易在住院时间长、以前接受过抗菌药物治疗和有其他合并症的患者身上出现。如果有可能，对于进行机械通气的肺部感染患者需要尝试获得下呼吸道的标本进行微生物定量培养。应用一种三代或者四代头孢菌素，β-内酰胺/β-内酰胺酶抑制剂复合制剂，或者碳青霉烯类联合一种喹诺酮类或一种氨基糖苷类抗菌药物可以提供足够广泛的病原菌覆盖范围。如果考虑为铜绿假单胞菌感染，应该应用一种抗铜绿假单胞菌β-内酰胺类抗菌药物（哌拉西林-他唑巴坦、头孢吡肟、亚胺培南或者美罗培南）。如果怀疑或者确定为嗜麦芽窄食单胞菌感染，那么治疗上应包括使用甲氧苄啶-磺胺甲噁唑。如考虑MRSA是可能的致病菌，需要加用万古霉素。MSSA感染肺炎应该优先考虑予以抗葡萄球菌的青霉素类抗菌药物，因为这些药物疗效优于万古霉素。MRSA感染但不能耐受万古霉素或者万古霉素治疗无效的患者，可以予以利奈唑胺进行治疗。如果应用万古霉素，需要保持万古霉素谷浓度不低于15～20 μg/ml，因为万古霉素对于肺脏的穿透性有限。只要不是非发酵菌感染，8天的短疗程治疗即可。如果下呼吸道培养阴性，可考虑停止抗感染治疗。

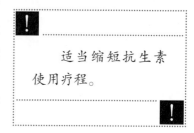

适当缩短抗生素使用疗程。

11.4.3　心脏

心脏部位的感染通常是严重且致命的，有时需要心脏内科和心胸外科进行联合治疗。微生物学监测和超声心动图（经胸壁或者经食道）是诊断和治疗任何心脏感染的基础。

感染性心内膜炎或者心脏内表面的感染，通常累及心脏瓣膜感染。静脉注射毒品、人工心脏瓣膜、由于年龄所致的自然心脏瓣膜硬化、院内获得性感染和新发现的病原体（巴尔通体、贝纳特立克次体、惠普尔养障体，还有真菌）都是导致感染性心内膜炎的危险因素。虽然外周血管栓塞现象和其他发现都有较强的指示作用，但是确定的血流感染和超声心动图发现心脏瓣膜赘生物才是做出诊断的重要依据。无论对于一般人群还是高危人群（静脉注射吸毒和人工瓣膜心内膜炎），革兰阳性球菌（主要是金黄色葡萄球菌、链球菌以及肠球菌）都是常见的病原微生物，但是革兰阴性、多种细菌的、混合感染，真菌及培养阴性的心内膜炎也越来越常见。应用具有杀菌作用、高血药浓度、覆盖病原微生物的耐药和长程的抗菌药物（例如，青霉素/三代头孢菌素、达托霉素联合或者不联合氨基糖苷类、糖肽类、利奈唑胺），是治疗感染性心内膜炎的基础。

11.4.4　血管内导管

在确诊或怀疑血管内导管相关感染导致的器官功能障碍、全身性栓塞或循环不稳定时，血管内导管应及时移除。此外，置管部位局部出现化脓、红肿时也需要拔除导管。在没有置管处局部改变或者全身性感染时，则可以选择在导丝导引下于原位置入新的导管。但是，这需要血培养是阴性并且移除的导管尖端培养也是阴性时才可行。

凝固酶阴性葡萄球菌和金黄色葡萄球菌是血管内导管相关血流感染最常见的病原菌。对于免疫功能正常的凝固酶阴性葡萄球菌引发的导管感染但没有全身性症状的患者，单纯去除感染的导管即可。对于免疫功能低下凝固酶阴性葡萄球菌感染患者，如果伴有全身性感染表现，或存在内置物继发感染风险，推荐予以万古霉素进行治疗。如果考虑MSSA感染，推荐予以萘夫西林进行抗感染治疗。但是，在MRSA感染率很高的医院或者确诊MRSA感染时，应使用万古霉素，也可使用达托霉素，利奈唑胺似乎无效。如果怀疑院内获得性革兰阴性病原菌感染，那么需要加用三代或四代头孢菌素或者氟喹诺酮。

> ！　随着耐万古霉素的菌株的日益增多，应适当控制万古霉素的使用。　！

从导管尖端有时会培养出念珠菌，应怀疑最近是否新出现隐匿性真菌血症，选择氟康唑治疗。当考虑耐药念珠菌的可能，例如光滑念珠菌和克柔念珠菌时，应该使用卡泊芬净。当确定血管内导管相关血流感染的病原菌是真菌时，非隧道式导管应立即拔除，若考虑感染来源于隧道式导管而非其他部位时，需拔除隧道内导管。具有抗菌活性的导管发生血流感染的几率较小，但这种导管的最长留置时间仍需调查研究。

11.4.5　腹部

当怀疑腹腔感染时，外科医生必须参与评估患者的情况。感染的病原菌和抗菌药物治疗方案选择都与此次感染是社区获得性还是健康护理相关性有关。对于社区获得性感染，穿孔发生的可能位置决定了可能的病原体：在小肠近端以上以革兰阳性菌、兼性需氧和需氧革兰阴性细菌为主，而在近端回肠以下以厌氧菌为主。推荐的治疗方案包括：单独使用β-内酰胺类/β-内酰胺酶抑制剂复合制剂和碳青霉烯类或者头孢菌素类/氟喹诺酮联合甲硝唑进行抗感染治疗。抗菌药物治疗应该持续至临床症状体征恢复正常，一般需要治疗5~7天。患者出现持续感染或者复发症状时，需要进一步的诊断排查。健康护理相关性腹腔感染患者穿孔处分离的病原菌和医院获得性感染的病原菌相似。抗菌药物治疗应该基于该健康护理机构的病原菌分布和对抗菌药物的敏感性来决定，在健康护理相关性感染患者体内分离出肠球菌时才能使用抗肠球菌的治疗。抗真菌治疗仅在分离培养出真菌和存在合并症状态（像近期免疫抑制剂治疗的肿瘤患者，接受移植的患者和炎症性疾病或术后感染及复发的感染）时才应用。

11.4.6　泌尿道

泌尿道感染最常见的病原菌是革兰阴性肠杆菌。留置导尿管的住院患者经常会出现菌尿，但没有脓尿或者局部症状。这类患者（无尿路梗阻）很少由泌尿道发展为全身性感染或者菌血症，所以移除导尿管就可能治愈菌尿。患有上尿路感染的患者应该予以抗菌药物治疗。糖尿病或者其他免疫抑制患者会出现更多的并发症，包括气肿型肾盂肾炎、肾乳头坏死或者肾周脓肿等可能需要外科手术干预。对于革兰阴性泌尿道感染经验性抗菌药物的选择取决于药敏，种类包含以下几种：

- 三代头孢菌素
- 氨基糖苷类
- 哌拉西林-他唑巴坦
- 甲氧苄啶-磺胺甲噁唑

对于长期留置导尿管或者近期留置导尿的患者在出现临床感染表现时应考虑泌尿系肠球菌感染的可能，治疗药物包括氨苄西林、哌拉西林或者万古霉素。

念珠菌菌尿临床不常见，可发生在长期留置导尿管和接受广谱抗菌药物治疗的患者或者存在于尿糖的患者中。在治疗选择上包括短疗程的氟康唑（对于光滑念珠菌或者克柔念珠菌无效）或者两性霉素持续膀胱冲洗，然而无论使用哪种方法复发率都很高。如果是留置尿管导致的念珠菌尿，则需要更换或者移除该尿管。

11.4.7　皮肤感染

在蜂窝织炎或者皮肤脓肿中最常见的致病菌是金黄色葡萄球菌或者 A 群β-溶血性链球菌。在面部或者眼眶蜂窝织炎中流感嗜血杆菌感染也应该考虑。手术切口感染通常在术后的第5～7天发生。发生在术后24～48小时快速进展的切口感染应该立刻考虑产气荚膜杆菌或者β-溶血性链球菌A 群（化脓性链球菌）感染。这种类型的感染需要外科手术清创，并及时根据革兰染色和培养结果予以抗菌药物治疗。抗菌药物的选择包括以下：

- 如果MRSA可能性小，应选择头孢唑林或者萘夫西林；
- 如果考虑MRSA，则选择万古霉素或者利奈唑胺；
- 在伤口感染的最初48小时内，应用青霉素 G 联合或者不联合克林霉素覆盖产气荚膜杆菌和β-溶血性链球菌。
- 达托霉素（因其杀菌性能）

创伤中毒性休克综合征比较罕见，一般发生于伤口或者手术切口最初48小时内。产生创伤中毒性休克综合征的原因是金黄色葡萄球菌或者β-溶血性链球菌产生的内毒素，但是通常伤口并没有感染的征象。表现出来的症状有：发热、腹泻、呕吐、低血压和尿毒症表现。红皮病和后续的脱皮是特征性表现，但是这些症状可能在起病的几天后才表现出来。治疗方法包括伤口切开并立即予以特定的抗菌药物治疗。

11.4.8 坏死性软组织感染

所有患者都可能发生皮下组织、筋膜和肌肉的感染，但是在免疫功能受损患者尤其是糖尿病患者中更加常见。如果组织中有气体存在，皮肤有坏疽或者水泡，或者感染进展迅速，就需要考虑坏死性软组织感染。这种状况需要立即予以手术清创，除此之外加用广谱抗菌药物治疗。这些感染通常是多种病原体感染造成，包括需氧和厌氧的革兰阳性和革兰阴性病原菌。

> **!** 对于早期或需反复清创的坏死性软组织感染，抗生素只是辅助治疗的手段。**!**

充分的经验性治疗应该包括万古霉素和一种β-内酰胺类/β-内酰胺酶抑制剂，一种碳青霉烯类和氟喹诺酮类，或者一种氨基糖苷类和克林霉素（后者可减少内毒素的浓度）。

11.4.9 免疫功能低下或者中性粒细胞减少患者

在免疫功能低下或中性粒细胞减少患者出现发热时，若尚无培养结果或结果尚未回报，应先使用广谱抗生素治疗。单独使用某种抗菌药物可能就是有效的，对于重症患者推荐早期予以联合多种抗菌药物治疗。当发生假单胞菌属、不动杆菌属、肠杆菌属、柠檬酸菌属、沙雷氏菌属感染时，为了减少细菌耐药的发生，应避免单独使用一种三代头孢菌素进行抗感染治疗。

推荐的抗菌药物治疗方案如下：

- 三代或者四代头孢菌素（头孢他啶或者头孢吡肟可以覆盖铜绿假单胞菌）联合一种氨基糖苷类或者氟喹诺酮类；
- 碳青霉烯类；
- 哌拉西林-他唑巴坦；
- 如果存在革兰阳性菌可加用万古霉素。

白细胞生长因子（例如，粒细胞集落刺激因子、粒细胞巨噬细胞集落刺激因子）因为可能缩短粒细胞减少的时间而改善预后。对于预计中性粒细胞减少会持续5~7天或者有重症感染的高危因素的患者，应该予以这些祖细胞刺激因子治疗。

11.4.10　艰难梭状芽孢杆菌感染

艰难梭状芽孢杆菌感染引起的抗生素相关性腹泻和结肠炎会给治疗过程增加一定的困难。尽管几乎所有的抗菌药物都可能会引起这种感染，但是最常见发生此类感染的抗菌药物有：克林霉素、青霉素、头孢菌素和喹诺酮类，患者不应继续接受抗菌药物治疗而加重其进展。

> ！
> 合理的感控对于控制艰难梭菌相关感染至关重要。
> ！

艰难梭状芽孢杆菌是公认的引起院内感染的重要病原菌，它能够在邻近患者之间进行交叉传播。通常通过确认艰难梭状芽孢杆菌内毒素和在组织培养中检测细胞毒素的活性来确诊。毒素试验缺乏敏感性，PCR检测快速、敏感、特异，可以报告检测错误。

当感染的症状是中重度或者持续存在时，如果可能的话需停止引起该症状的抗菌药物治疗，并开始针对艰难梭状芽孢杆菌的抗感染治疗。治疗的首选方案是口服甲硝唑，500 mg，每天3次，连续服用10~14天；重症患者可选择口服万古霉素，125 mg，每日4次，持续治疗10~14天。对于那些不能口服药物的患者，推荐胃管内予以万古霉素联合或不联合静脉滴注甲硝唑。非达霉素是一种高级的窄谱大环类抗生素，它在去除艰难梭状芽孢杆菌的同时对于肠道内正常菌群的影响是最小的。当万古霉素不可以选用时使用非达霉素。对以上治疗无反应或者有可能进展为中毒性巨结肠的暴发性结肠炎患者需要施行全结肠切除术。

11.4.11　真菌疾病

依靠常规体格检查或者常规培养诊断真菌引起的重症感染可能是非常困难的。重症患者中白色念珠菌是最常见的病原体。近几年来，非白色念珠菌的念珠菌属和其他的真菌感染有显著增长的趋势。在特定的地理区域和存在危险因素的患者，如HIV、恶性肿瘤、中性粒细胞减少症、长期使用类固醇、接受广谱抗菌药物治疗、肠外营养、严重烧伤或器官移植或在留置中心静脉置管的患者，需要考虑可能出现真菌感染。

多烯类(普通两性霉素B、两性霉素B脂质体)是重症感染时最常用的抗真菌药物。新的药物(卡泊芬净、伏立康唑)与多烯类相比显示出相当或更好的临床效果，与两性霉素B相比有更少的毒副作用。所有的脂质体都具有较小的肾毒性，且他们对念珠菌属的效果与传统的两性霉素B是相等的。氟康唑对大部分念珠菌属和新型隐球菌属也有作用，伊曲康唑可用于一些霉菌感染。两种抗菌药物在原发性或继发性真菌预防中均起到重要作用。新药物，例如伏立康唑、泊沙康唑和卡泊芬净，对耐药的念珠菌属和一些对于其他治疗耐药的霉菌感染也有活性。曲霉菌感染时可以选用伏立康唑。

11.4.12 其他治疗方法

除了抗菌药物治疗以外，对于威胁生命的感染，外科手术的介入也需要考虑。脓肿需要被引流，损伤或缺血的器官必须进行修复或者移除。可能作为感染源的血管内置管也需要被移除。当重症患者考虑腹部为感染源时，应早期寻求外科帮助。破伤风的预防指南详见第九章。感染性休克患者的进一步处理在第七章中有详细讨论。

11.4.13 健康护理相关感染的防控

患者在医疗机构接受治疗时会罹患卫生保健相关感染。卫生保健相关性肺炎可以在以下情况罹患：最近90天内住院2次或以上，在养老院或者护理扩展机构居住，接受家庭静脉治疗（抗生素或化疗药物），在前30天接受慢性透析和(或)家庭伤口护理。

最近的数据估计，每年每25名住院患者中就会有一人出现健康护理相关性感染(HAI)，肺炎和手术部位感染是最常见的HAI。许多研究表明，HAI会增加住院时间、发病率和死亡率，已经出台了相关的策略来防止HAI的发生。更多细节可在本章末列出的网站中找到。指南的内容不能包含每个患者的个体变化，故而指南中的内容不能取代临床医生根据每个患者的病情或特殊临床情况而做出的决策。

重症感染　重点内容

- 发热是怀疑感染时最常见的全身性临床表现。
- 理想状态下，对怀疑感染的患者在初始抗菌药物治疗前需要留取样本做合适的培养。
- 应该根据怀疑的病原菌和感染部位、从怀疑感染部位留取标本的革兰氏染色结果、抗菌药物的耐药和合并症综合考虑，选择适当的抗菌药物经验性治疗。
- 当临床怀疑细菌性脑膜炎时，无需等待腰椎穿刺的结果，立即予以抗菌药物治疗。
- 引起社区获得性致命性肺炎最常见的病原菌是肺炎链球菌。
- 耐药革兰阴性菌和金黄色葡萄球菌通常是住院患者发生的或需要机械通气的肺炎的主要病原菌。
- 具有杀菌作用的、高浓度的抗菌药物、微生物的耐药特点和长程抗菌药物治疗是感染性心内膜炎治疗的基础。
- 怀疑腹腔感染时需要外科医生及时介入。
- 坏死性软组织感染时，除了需要广谱抗菌药物治疗，也需要及时手术清创。
- 在没有明显感染来源，培养结果还未知的情况下，推荐对有发热症状的免疫功能低下或者中性粒细胞减少患者予以广谱抗菌药物治疗。
- 真菌感染应考虑存在诱发因素，如恶性肿瘤、中性粒细胞减少、广谱抗菌药物应用、肠外营养、严重烧伤、器官移植或中心静脉血管内置管。

关键点

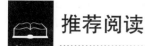 推荐阅读

1. O'Grady NP, Barie PS, Bartlett JG, et al. Guidelines for evaluation of new fever in critically ill adult patients: 2008 update from the American College of Critical Care Medicine and the Infectious Diseases Society of America. *Crit Care Med*, 2008,36:1330-1349.

2. American Thoracic Society, Infectious Diseases Society of America. Guidelines for the management of hospital-acquired, ventilator-associated, and healthcare-associated pneumonia. *Am J Respir Crit Care Med*, 2005,171:388-416.11

3. Avecillas JF, Mazzone P, Arroliga AC. A rational approach to the evaluation and treatment of the infected patient in the intensive care unit. *Clin Chest Med*, 2003,24:645-669.

4. Singer M, Deutschman CS, Seymour CW, et al. The Third International Consensus Definitions for Sepsis and Septic Shock (Sepsis-3). *JAMA*, 2016,315:801-910.

5. Shankar-Hari M, Phillips GS, Levy ML, et al. Developing a new definition and assessing new clinical criteria for septic shock: For the Third International Consensus Definitions for Sepsis and Septic Shock (Sepsis-3). *JAMA*, 2016,315:775-787.

6. Seymour CW, Liu VX, Iwashyna TJ, et al. Assessment of clinical criteria for sepsis: For the Third International Consensus Definitions for Sepsis and Septic Shock (Sepsis-3). *JAMA*, 2016,315:762-774.

7. Dellinger RP, Levy MM, Rhodes A, et al. Surviving Sepsis Campaign: International guidelines for management of severe sepsis and septic shock: 2012. *Crit Care Med*, 2013, 41:580-637.

8. Leone M, Bourgoin A, Cambon S, et al. Empirical antimicrobial therapy of septic shock patients: Adequacy and impact on the outcomes. *Crit Care Med*, 2003,31:462-467.

9. Ferrer R, Martin-Lochese I, Phillips G, et al. Empiric antibiotic treatment reduces mortality in severe sepsis and septic shock for the first hour: Results from a guideline based performance improvement program. *Crit Care Med*, 2014,42:1749-1755.

10. Mandell LA, Wunderink RG, Anzueto A, et al. Infectious Diseases Society of America/ American Thoracic Society consensus guidelines on the management of community-acquired pneumonia in adults. *Clin Infect Dis*, 2007,44:S27-S72.

11. Mermel LA, Allon M, Bouza E, et al. Clinical practice guidelines for the diagnosis and management of intravascular catheter-related infection: 2009 update by the Infectious Diseases Society of America. *Clin Infect Dis*, 2009,49:1-45.

12. Pappas PG, Kaufman C, Andes D, et al. Clinical practice guidelines for the management of candidiasis: 2009 update by the Infectious Diseases Society of America. *Clin Infect Dis*, 2009,48:503-535.

13. Solomkin JS, Mazuski JE, Bradley J, et al. Diagnosis and management of intra-abdominal infection in adults and children: Guidelines by the Surgical Infection Society and the Infectious Diseases Society of America. *Clin Infect Dis*, 2010,50: 133-164.

14. Tunkel AR, Hartman BJ, Kaplan SL, et al. Practice guidelines for the management of bacterial meningitis. *Clin Infect Dis*, 2004,39:1267-1284.

15. Yokoe DS, Anderson DJ, Berenholtz SM, et al. A compendium of strategies to prevent healthcare-associated infections in acute care hospitals: 2014 update. *Infect Control Hosp Epidemiol*, 2014,35:455-459.

 参考网站

1. Society of Critical Care Medicine. http://sccm.org.

2. Centers for Disease Control. http://www.cdc.gov.

3. Infectious Diseases Society of America. http://www.idsociety.org.

第十二章

致命性电解质与代谢紊乱的治疗

✓ 目的

■ 回顾严重电解质紊乱的紧急处理方法。

■ 识别急性肾上腺肾功能不全的临床表现并实施合适的治疗。

■ 描述严重高血糖综合征的治疗。

病例

患者，78岁，女性，既往有糖尿病、心力衰竭、慢性肾功能不全病史，此次因意识状态改变入院。患者在家中规律服用药物，包括呋塞米和二甲双胍，根据家属提供病史，患者一周前出现食欲下降、嗜睡加重。患者生命体征：血压98/52 mmHg，心率110次/分，呼吸18次/分，体温36.4 ℃(97.6 ℉)。心电图提示频发室性期前收缩。

– 该患者有哪些电解质紊乱的危险因素？

– 哪种电解质异常可导致患者目前的临床表现？

– 如何评估并治疗该患者？

12.1　引言

电解质与代谢紊乱在重症及外伤患者中很常见。电解质与代谢异常会改变机体生理功能,从而导致疾病甚至死亡。重症患者最常见的致命性电解质及代谢紊乱包括钾、钠、钙、镁、磷和血糖。对电解质及代谢紊乱的早期识别及治疗,可避免潜在的致命性并发症的发生并改善预后。

12.2　电解质紊乱

电解质紊乱常由原发性疾病导致,寻找引起电解质异常的病因同时对电解质的变化进行处理十分重要。电解质紊乱的临床表现并不特异,某些临床表现可能是由多种电解质紊乱共同导致的。电解质紊乱是否需要紧急处理取决于患者临床的情况而非电解质的绝对数值。所有的严重电解质紊乱均需在治疗的同时进行反复多次评估。

12.2.1　钾离子

钾离子主要位于细胞内以维持细胞膜电位的稳定,仅有约2%的钾离子在细胞外。钾离子浓度改变主要影响心血管、神经肌肉以及胃肠道系统。

(1) 低钾血症

低钾血症(血清钾 < 3.5 mmol/L)主要由于肾脏或肾外钾丢失、钾跨细胞膜转运以及摄入减少引起(表12-1)。低钾的致命性临床表现主要集中在心血管和神经肌肉系统。低钾血症的临床表现包括:心律失常(室性及室上性、传导阻滞、窦性心动过缓)、心电图异常(U波、QT间期延长、T波低平或倒置)、肌无力或瘫痪、感觉异常、肠梗阻、腹痛、恶心及呕吐。

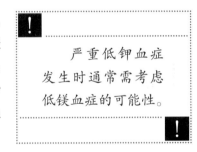

严重低钾血症发生时通常需考虑低镁血症的可能性。

低钾血症的治疗目标是纠正导致低钾的潜在病因并补钾(图12-1)。低钾血症的治疗还包括停止使用排钾药物(条件允许的情况下),纠正低镁血症及其他电解质紊乱,并纠正碱中毒。钾离子主要位于细胞内,单纯测定血清钾水平不能判断钾缺失的程度。因此,低钾血症必须根据反复测定的血清钾水平进行滴定式治疗。补钾治疗的推荐是在100 ml液体中加入20 mmol钾,缓慢滴注超过1小时,此后再继续补充额外剂量的钾,从而避免补充高浓度钾溶液的潜在并发症。尽管经外周静脉补钾浓度需更低,但上述浓度补钾必须通过中心静脉给药。低钾的致命性症状改善后可减慢补钾的滴注速度。补钾期间需多次监测血清钾水平(例如:最初补钾时需每1~2小时监测一次)。如果同时存在酸血症,应先纠正钾离子水平再纠正pH,因为钾离子转运至细胞内同时伴有pH值升高。

表12-1	低钾血症的原因		
跨细胞转运	肾脏丢失	肾外丢失	摄入减少
急性碱中毒	利尿剂	腹泻	营养不良
过度通气	代谢性碱中毒	大汗	酒精中毒
胰岛素	肾小管缺陷	胃肠减压	神经性厌食症
β-肾上腺素激动剂	糖尿病酮症酸中毒		
	药物(利尿剂、氨基糖苷类、两性霉素B)		
	高镁血症		
	呕吐		
	醛固酮增多症		
	库欣综合征		

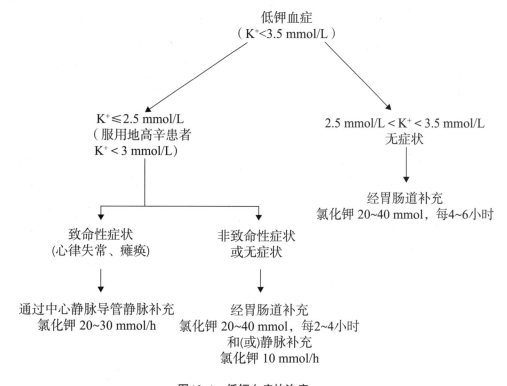

图12-1 低钾血症的治疗

（2）高钾血症

肾功能不全是重症患者高钾血症（血清钾>5.5 mmol/L）的主要原因。其他导致高钾的原因见表12-2。假性高钾血症可能由于白细胞计数>10×10⁹/L或血小板计数>0.6×10⁹/L导致。继发性溶血也是导致高钾血症的原因。

表12-2	高钾血症的原因

• 肾功能不全
• 酸血症
• 醛固酮减少症
• 药物
    如:保钾利尿剂、血管紧张素转换酶抑制剂、琥珀酰
    胆碱、非甾体抗炎药、甲氧氨苄嘧啶-磺胺甲噁唑
	• 细胞死亡
	    横纹肌溶解
	    肿瘤溶解
	    烧伤
	    溶血
	• 钾摄入过多

高钾血症的临床表现主要与心血管系统及肌肉组织有关(图12-2),主要表现为:心律失常、心脏传导阻滞、心动过缓、心脏传导减慢及心肌收缩力下降、心电图异常(如广泛高尖T波、PR间期延长、QRS增宽、P波消失、正弦波)、肌无力、瘫痪、感觉异常及反射活动减退。

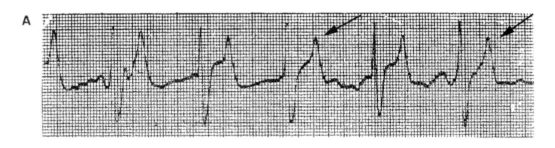
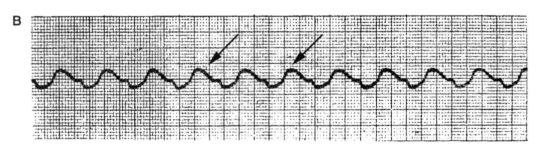

图12-2 高钾血症时的心电图表现

注:本图显示了两种高钾血症时的心电图波形。A:T波高尖,QRS波增宽。B:正弦波。

高钾血症的治疗包括识别并处理潜在疾病、停用保钾药物、限制钾的摄入以及纠正酸血症或其他电解质异常。血清钾 > 6 mmol/L 需立即处理,但是处理的紧急程度取决于临床表现及心电图。表12-3总结了高钾血症的治疗方法。高钾血症评估与治疗期间需实时监测血清钾水平、需持续心电监护并检测心电图的变化。

> **!**
>
> 高钾血症时若伴有显著心电图变化,比如QRS增宽和正弦波,需立即进行治疗。
>
> **!**

表12-3	高钾血症的治疗

若出现显著的心电图异常

静脉输注10%氯化钙5～10 ml,时间大于5～10分钟,从而稳定心肌细胞膜,减少心律失常的发生。葡萄糖酸钙中钙元素含量较低,如果使用10%葡萄糖酸钙需给予10～20 ml。由于钙剂的效应仅持续30～60分钟,需要后续给予其他治疗。

调控钾的细胞内外重新分布

1. 给予胰岛素及葡萄糖(普通胰岛素10 U加入50%葡萄糖50 g中,静脉输注时间超过5～10分钟),在此过程中需监测血糖水平以避免低血糖的发生。
2. 给予碳酸氢钠(1 mmol/kg静脉输注时间超过5～10分钟),该过程需警惕钠的超负荷。对于终末期肾衰竭的患者,碳酸氢钠的降钾效率低于葡萄糖和胰岛素。
3. 大剂量吸入β_2激动剂(沙丁胺醇10～20 mg)可以降低血清钾约0.5 mmol/L。

清除体内钾

1. 使用袢利尿剂(呋塞米1～2 mg/kg)增加尿量并补充等渗性液体。
2. 使用多乙烯苯钠(降钾树脂)25～50 g加入山梨醇经胃肠道给药或灌肠,以增加胃肠道钾的排泄(需注意钠的过负荷,对重症患者来说此种方法不是最好的选择)。
3. 血液透析。

12.2.2　钠离子

钠离子是决定血液渗透压的主要离子，参与细胞外容量的调节。循环中钠离子异常主要影响神经元和神经肌肉的功能。

（1）低钠血症

了解低钠血症的原因首先需评估患者的血管内容量状态。低钠血症(钠离子 < 135 mmol/L)常伴随血清渗透压的降低(低渗性低钠血症)，其最主要原因是抗利尿激素的过度分泌(ADH)，即等容性低钠血症。低渗性低钠血症或稀释性低钠血症也可能合并低容量或高容量的状态，导致肾脏分泌自由水的能力下降。某些情况下，输入不含钠的溶液如葡萄糖、甘露醇也可导致低钠血症，但并不常见，该原因导致低钠血症的特点是血清渗透压正常或升高。当通过火焰光度法测定钠离子浓度时，在严重高脂血症、高蛋白血症或高糖血症时可能产生假性低钠血症。图12-3显示了低钠血症的病因诊断流程。

低钠血症的临床表现累及中枢神经系统(CNS)和肌肉系统，包括定向障碍、精神状态变差、易怒、癫痫、嗜睡、昏迷、恶心/呕吐、乏力和呼吸暂停。治疗需首先明确低钠血症的类型，积极治疗原发病，同时停用排钠药物并提高血钠水平。补充血管内容量(即生理盐水)通常对低容量性低钠血症有效。在血容量补足的情况下，抗利尿激素被抑制，肾脏开始排出自由水。高容量性低钠血症病情通常不太严重，在去除诱因后可明显改善。

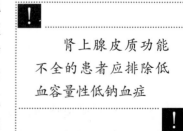

！

肾上腺皮质功能不全的患者应排除低血容量性低钠血症

！

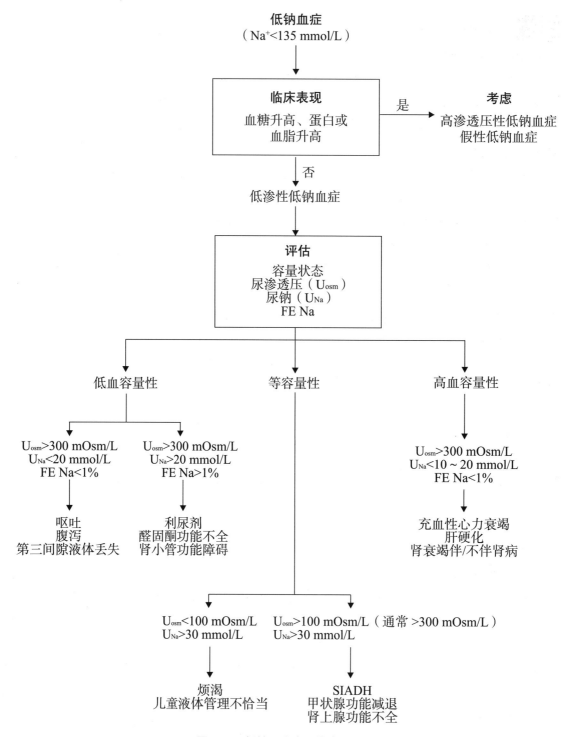

图12-3 低钠血症病因的诊断流程

缩写:FE Na:钠排泄分数;SIADH:抗利尿激素分泌异常综合征。

等容量性低钠血症通常继发于抗利尿激素水平增高。在治疗前(尤其是使用利尿剂前)测定尿渗透压与计算得出的血清渗透压[(2×血清钠)+血糖/18+血尿素氮/2.8]相比较即可诊断。SIADH时尿渗透压较血清渗透压增高（通常>300 mOsm）。如果低钠血症起病较急或者患者有症状，需通过限制自由水的摄入、用袢利尿剂增加自由水的清除、使用生理盐水（154 mmol/L）或高张性3%盐水（513 mmol/L）从而提高血清钠水平。当出现严重症状，如癫痫、昏迷或急性呼吸暂停时可使用高张性盐水，上述情况下的治疗目标是清除自由水而非钠离子。补钠时需控制血清钠增加的速度，尽管目前仍存在争议，但是在第一个24小时内血清钠增加的速度需控制在6～8 mmol/L。当出现严重临床症状（如癫痫）时，需在治疗早期快速增加血清钠的水平，当症状消退时，需减慢血清钠上升的速度。对有症状的患者使用高张性盐水时，需首先输注1 mmol/kg氯化钠（3%盐水含钠0.5 mmol/ml），最大剂量可至3～5 mmol/kg或直至症状消失。此外，在输注1L液体后可使用以下公式估算血清钠的变化：

$$血清钠的变化 = \frac{输入钠 - 血清钠}{体内水总量 + 1}$$

$$血清钠的变化 = \frac{(输入钠 + 输入钾) - 血清钠}{体内水总量 + 1}$$

$$体液总量 = 0.6 \times 体重(kg)(男性)；0.5 \times 体重(kg)(女性)$$

表12-4列出了各种钠盐的钠离子含量。上述公式未考虑体液的增加和丢失量（如尿量），因此，这些公式仅能用于指导治疗。低钠血症治疗过程中需密切监测血清钠水平。当血钠大于125～130 mmol/L时，仅限制自由水即可使血钠缓慢恢复至正常水平。过快纠正血清钠水平，特别在慢性低钠血症时，会导致中枢神经系统的损伤（即渗透压性神经脱髓鞘综合征）。当患者血钠大于120 mmol/L时很少发生渗透压性神经脱髓鞘综合征。脱髓鞘综合征常出现在低钠的意识状态刚刚改善后。在低钠血症迅速逆转后1～7天，患者可能出现局灶性运动障碍、呼吸功能不全以及进行性意识障碍。酗酒、营养不良、低钾血症、老年女性以及烧伤患者是渗透压性神经脱髓鞘综合征的高危人群。若患者的低钠血症是慢性的或无症状，无论低钠血症的程度，仅仅限制自由水即可使血钠恢复至正常水平。

表12-4	各种钠盐的钠离子含量
钠盐	钠离子含量(mmol/L)
5%氯化钠	855
3%氯化钠	513
0.9%氯化钠	154
林格氏液	130
0.45%氯化钠	77
5%葡萄糖	0

虽然有争议，血管加压素受体拮抗剂（如考尼伐坦和托伐普坦），可用于治疗低钠血症。这些试剂不适用于急性低钠血症并且在使用前需咨询专家意见。它们通过作用于肾脏V2受体抑制水的

吸收，导致血清钠水平缓慢上升。另外，由于严重低钠血症并发神经系统症状的患者急需快速纠正血钠水平，高渗盐水等可作为替代品使用。血管加压素受体拮抗剂可导致低血压并降低血容量，因此低血容量患者应避免使用。为避免血钠快速纠正以及神经系统后遗症（尤其是脱髓鞘），使用血管加压素受体拮抗剂后应密切监测血清钠水平（每4小时）。为防止过度纠正血钠水平，应避免血管加压素受体拮抗剂与高渗盐水的联合应用。一旦血钠增加6~8mmol/L，需考虑更换自由水（口服或静脉注射）并观察尿量，量出为入，防止血钠过度增加。

> **!**
> 对于出现严重神经系统症状的患者，不能使用血管加压素受体抑制剂，更不能联合使用高渗盐水。
> **!**

（2）高钠血症

高钠血症（$Na^+ > 145$ mmol/L）意味着自由水的丢失超过钠的丢失导致细胞内失水。表12-5列出了高钠血症的常见原因。

表12-5	高钠血症的常见原因	
失水	水的摄入减少	钠的摄入过多
腹泻	渴感中枢异常	钠盐
呕吐	水资源缺乏	高张性盐水
大汗		碳酸氢钠
利尿		
尿崩症		

高钠血症的临床表现累及中枢神经系统和肌肉功能。其表现包括意识状态改变、嗜睡、癫痫、昏迷以及肌无力。多尿意味着尿崩症的出现或者水钠盐摄入过多。

高钠血症的治疗着重于纠正原发病。几乎所有高钠血症的患者均需要大量自由水。缺水量可用以下公式进行估计：

$$缺水量(L) = 0.6(女性0.5) \times 体重(kg) \times [(测定Na/正常Na)-1]$$

例如：70 kg男性，血钠160 mmol/L，

$$缺水量 = 0.6 \times 70 \times [(160/140)-1]$$
$$= 42 \times [1.14-1]$$
$$= 42 \times 0.14 = 5.88 \text{ L}$$

最初补充自由水的速度需与患者症状的严重程度相匹配，是否继续补水需要再次评估患者的状态。不管患者血钠为多少，一旦出现低血容量性休克(低血压、直立性低血压或严重的心动过速)，立即补充生理盐水直至血管内容量得以纠正。血流动力学稳定后，使用5%葡萄糖、0.45%氯化钠或0.2%氯化钠加5%葡萄糖来补充剩余缺水量。输注1L液体后预计血清钠的变化可使用低钠血症的相关公式进行估算：

$$血清钠的变化 = \frac{输入钠 - 血清钠}{体内水总量 + 1}$$

$$血清钠的变化 = \frac{(输入钠 + 输入钾) - 血清钠}{体内水总量 + 1}$$

稳定的患者可通过胃肠道途径（即鼻胃管）增加水的摄入。对于少数严重钠过量的患者，可使用利尿剂或血液透析（该方法提供的血管内容量充足）来清除钠离子。对于中枢性尿崩的患者，需使用垂体加压素或去氨加压素。

高钠血症治疗过程中需密切监测血清钠水平，并根据理想的血钠水平调整治疗方案。如果高钠血症是在几个小时急性发生的，降钠的速度维持在 1 mmol/(L·h)。如果高钠血症时间较长或其发生时间不详，血钠水平下降的速度需降低至 0.5 mmol/(L·h)。增加自由水的摄入维持血容量即可使血钠缓慢恢复至正常水平。

> ! 过快纠正血清钠水平会导致脑水肿及神经系统损伤。 !

12.2.3　其他电解质紊乱

（1）钙

钙是参与肌肉收缩、神经电活动传导、激素分泌、凝血过程、细胞分裂、细胞运动及伤口愈合的必需元素。在可能的情况下，应监测重症患者离子钙，以评估发挥生物学作用的钙水平。如果以体内总钙水平指导治疗，应考虑到体内有 40% 的钙离子与蛋白质主要是白蛋白结合。一般来讲，血清白蛋白水平每升高或降低 1 g/dl，血清钙浓度相应下降或上升 0.8 mg/dl（0.2 mmol/L）。然而，在重症患者中，血清白蛋白水平与钙离子浓度并不完全遵循以上规律。

① 低钙血症：低钙血症（总钙水平 < 8.5 mg/dl 或 < 2.12 mmol/L，离子钙 < 1 mmol/L）在重症患者中十分常见，常见于甲状旁腺功能及（或）维生素 D 吸收或代谢异常（表 12-6）。重症患者低钙血症最常见的临床表现为心血管系统异常，包括低血压、心动过缓、心律失常、心力衰竭、心脏骤停、对洋地黄药物治疗不敏感、QT 间期延长、ST 段上抬。在肌肉神经系统可表现为乏力、肌肉痉挛、喉痉挛、反射亢进、癫痫、手足抽搐、感觉异常。

表12-6	低钙血症常见原因	
甲状旁腺功能减低	胰腺炎	钙螯合剂
脓毒症	吸收不良综合征	低镁血症
烧伤	肝脏疾病	大量输血
横纹肌溶解	肾脏疾病	

低钙血症的治疗目标在于解除病因，纠正其他电解质紊乱并补钙。轻度低钙血症有时无需特别纠正，过度治疗有可能导致组织损伤（特别在缺血及感染状态下）。若患者发生严重低钙血症，出现低钙血症引起的症状，则应进行补钙治疗，在 5～10 分钟内进行静脉补充 100 mg 钙（3～4 ml

10%氯化钙或10 ml 10%葡萄糖酸钙),之后按照0.3～2 mg/(kg·h)继续补钙。不同的钙制剂的钙元素含量不同:10 ml 10%氯化钙溶液含有1 g氯化钙、272 mg钙;10 ml 10%葡萄糖酸钙溶液含有1 g葡萄糖酸钙、90 mg钙。当血液中钙浓度稳定时,钙离子可经肠道途径进行交换(500～1 000 mg/6 h)。

在治疗过程中注意监测离子钙及总钙浓度,将钙离子浓度控制在正常水平低限,以免抑制甲状旁腺功能。若补钙无法达到目标钙水平,则应考虑补充维生素D、确认血镁水平是否正常。钙剂补充的副作用包括高钙血症、心动过缓、恶心呕吐、面部潮红、组织钙沉积。

② 高钙血症:高钙血症(总钙 > 11 mg/dl或2.75 mmol/L,离子钙 > 1.3 mmol/L)最常见于骨钙释放(表12-7)。高钙血症常表现为心血管系统及肌肉神经系统异常,包括高血压、心肌缺血、心律失常、心动过速、电传导异常、洋地黄中毒、脱水、低血压、乏力、抑郁、昏迷、癫痫发作、猝死。胃肠道症状表现为恶心/呕吐、厌食、腹痛、便秘、胰腺炎及溃疡性疾病。在高钙血症时可发生肾源性尿崩症及多尿,进一步引起体液丢失。肾结石、肾钙质沉着症及肾衰竭也时有发生。

表12-7	高钙血症常见原因
甲状旁腺功能亢进	维生素A或维生素D吸收过多
恶性肿瘤	甲状腺毒症
骨折固定	肉芽肿性疾病

高钙血症的治疗主要在于解除病因、补液、降低血钙水平。在治疗原发病时迅速降低血钙水平。静脉补充生理盐水保证组织灌注及肾脏血流[尿量2～3 ml/(kg·h)]。同时生理盐水可以降低肾小管对钙的重吸收。脱水纠正后,袢利尿剂的使用更进一步增加钙的排出。在补钙期间应注意监测钾镁水平,必要时予以补充。对合并肾衰竭、肺水肿或致命性高钙血症的患者可通过透析降低血钙。在经过初始治疗病情稳定后,可考虑给予降钙素及磷酸盐进行治疗。

(2) 磷

磷是细胞能量代谢的重要元素。低磷血症[磷浓度 < 2.5 mg/dl(0.81 mmol/L)]常由于磷跨细胞转移、肾脏丢失、胃肠道丢失及摄入不足引起(表12-8)。磷丢失主要影响神经肌肉及中枢神经系统。临床常表现为肌无力、呼吸衰竭、横纹肌溶解、感觉异常、嗜睡、定向障碍、迟钝、昏迷和抽搐。其他并发症包括肾小管功能损伤、蛋白质合成障碍、溶血、血小板功能损伤、血红蛋白-氧解离障碍。

表12-8	低磷血症常见原因		
跨细胞转移	肾脏丢失	胃肠道丢失	摄入减少
急性碱中毒	甲状旁腺功能亢进	吸收障碍综合征	营养不良
碳水化合物摄入	利尿剂使用	腹泻	肠外营养
药物	低钾血症	肠瘘	
(胰岛素、肾上腺素)	低镁血症	抑酸药物	
	类固醇		

低磷血症的治疗包括去除病因，停止排磷药物使用，纠正电解质紊乱及补充体内磷的水平。当体内磷水平低于1 mg/dl（0.32 mmol/L）时，患者即可出现临床症状，可危及生命，需立即补充磷。急诊情况下每日静脉磷的补充量应为0.6～0.9 mg/kg。在体内磷的水平稳定时，磷每日静脉补充量应维持在1 000 mg基础上再加上额外丢失量（例如，尿及粪便中的磷）。磷制剂包括磷酸钾（含磷93 mg/ml，含钾1.1 mmol/ml）、磷酸钠（含磷93 mg/ml）。对于血清磷水平在1.0～1.5 mg/dl（0.32～0.48 mmol/L）的患者，优先选择经肠道补磷。

在治疗期间当患者体内磷水平达到3～4 mg/dl（0.97～1.29 mmol/L）时需严密监测血清磷的水平。补磷的不良反应包括高磷血症、低钙血症、组织钙盐沉积、肾功能损伤及腹泻（经肠道补磷时）。

高磷血症多见于合并肾衰竭的重症患者。继发于肿瘤的骨代谢亢进或胃肠道吸收增加是导致高磷血症的常见原因。高磷血症的症状与低磷血症相似：室性心律失常、QT间期延长、抽搐、感觉异常、肌肉痉挛。治疗高磷血症需进行静脉钙剂的补充，并经肠道给予磷结合剂。肾衰竭导致高磷血症的患者首选透析治疗。

（3）镁

镁是机体能量转移及维持电活动稳定的重要元素。引起低镁血症（血镁＜1.8 mg/dl或1.5 mEq/dl或0.75 mmol/L）的原因见表12-9。

表12-9　低镁血症原因

肾脏丢失	胃肠道丢失	跨细胞转移	摄入减少
肾小管功能障碍	吸收障碍综合征	再喂养综合征	营养不良
利尿剂	腹泻	低体温恢复期	酒精中毒
低钾血症	经鼻胃管营养		肠外营养
药物（如氨基苷类抗生素、两性霉素）			

低镁血症的临床表现可与低钾血症及低钙血症的临床表现重叠，包括：心血管系统异常（如QT间期延长、心律失常、血管痉挛、心肌缺血），神经肌肉系统异常（如乏力、震颤、痉挛、手足抽搐、迟钝、昏迷）及电解质紊乱（如低钾血症、低钙血症）。

低镁血症的治疗包括去除病因，停止使用导致低镁的药物，纠正伴发的其他电解质紊乱，补充镁剂。紧急情况下（如心律失常），可立即在5～10分钟内予静脉输注硫酸镁1～2 g。在次紧急情况下，硫酸镁输注速度可减慢至10～60分钟输注1～2 g。根据临床情况，后续硫酸镁补充速度可调整至每4～6小时1～2 g。在血清镁浓度稳定后，静脉补充硫酸镁的维持量控制在每天0.1～0.2 mmol/kg（1 g硫酸镁含有8 mmol镁）。维持量的镁可经肠道内补充。对肾衰竭的患者，补镁剂量可相应减少。补镁期间应进行血镁浓度监测。深腱反射可用于判断是否出现高镁血症（血镁4～5 mg/dl或1.65～2.06 mmol/L）。

高镁血症在重症患者中并不常见，但对于合并肾衰竭或由于挤压、烧伤创伤、横纹肌溶解等造成软组织损伤细胞内镁外移。高镁血症可导致反射减退、嗜睡和呼吸暂停。高镁血症的治疗包括静脉钙剂补充和利尿剂应用，重症患者可行透析治疗。

12.3 代谢紊乱

病例

患者，21岁，男性，因出现流感样症状至急诊就诊，无特殊主诉。患者既往有HIV感染，但未服用药物治疗。查体见体温39.5 ℃、呼吸24次/分、心率132次/分、血压86/45 mmHg。实验室检查结果提示白细胞计数3.4×10⁹/L。患者留取了血培养，应用广谱抗生素并予以30 ml/kg液体复苏。由于患者存在持续低血压，遂予以10μg/min去甲肾上腺素泵入，但仍未好转。

– 考虑何种代谢紊乱导致患者顽固性低血压？

– 该进行哪种检查？

– 该如何考虑后续治疗？

12.3.1 急性肾上腺功能不全

重症患者既往存在未诊断明确的与肾上腺或下丘脑-垂体轴有关的慢性疾病或可影响内分泌器官功能的急性病变，可能出现急性肾上腺功能不全(如表12-10)。既往存在慢性疾病的患者在感染及其他应激状态下可发生急性肾上腺功能不全。同时，在重症疾病时肾上腺功能损伤可引起糖皮质激素相对或绝对分泌不足，这种情况常可随疾病的恢复而好转。相对肾上腺功能不全时皮质醇水平可正常或偏高，但皮质醇水平降低和疾病的严重程度相关。

由于缺乏特异性症状体征，临床医生无法早期识别重症患者发生急性肾上腺功能不全。提示可能存在急性肾上腺功能不全的临床表现包括：乏力、恶心呕吐、腹痛、心动过速、直立性低血压。诊断的线索在于液体复苏后仍难以纠正的低血压。实验室检查可能发现嗜酸性粒细胞血症、低钠血症、高钾血症、酸中毒和低血糖。急性肾上腺出血可能引起腹痛、腰肋部及背部疼痛。急性肾上腺功能不全的临床表现及实验室检查可与其他常见的重症疾病类似，如脓毒血症。

当重症患者循环依赖血管活性药物或对液体复苏不敏感，发热但感染源不明确，疾病严重程度与预期不符时，应考虑到急性肾上腺功能不全的可能。

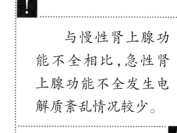

与慢性肾上腺功能不全相比，急性肾上腺功能不全发生电解质紊乱情况较少。

表12-10	肾上腺功能不全病因

慢性疾病

肾上腺

　　自身免疫性破坏

　　肉芽肿性疾病(结核)

　　HIV 感染

　　其他感染(巨细胞病毒、真菌)

　　原发性或转移性肿瘤

　　药物(如酮康唑)

下丘脑/垂体轴

　　外源性糖皮质激素减量

　　垂体功能减退(肿瘤、梗死、放疗后)

　　结节病,组织细胞增生症

　　颅脑创伤

急性病变

重症疾病(累及肾上腺或下丘脑-垂体轴)

　　低灌注

　　细胞因子作用(影响皮质醇代谢、受体亲和力下降)

急性肾上腺出血

　　脑膜炎球菌血症

　　弥散性血管内凝血

　　抗凝作用(如华法林、肝素)

药物影响

　　增强皮质醇代谢药物(苯妥英、苯巴比妥、利福平)

　　干扰糖皮质激素合成(酮康唑、依托咪酯)

基础皮质醇水平与ACTH应激试验后皮质醇水平的差值可用于反应下丘脑-垂体-肾上腺功能。但在重症患者中因测定方法不同及对肾上腺功能不全的诊断标准缺乏统一认识,导致上述评估方法开展困难。皮质醇测定反映了体内总体皮质醇水平,而非具有代谢功能的游离皮质醇水平。因此,应由临床医师决定是否应用激素治疗。目前对于使用血管活性药物不敏感的感染性休克患者来说,建议加用200 mg/d的氢化可的松,持续泵入或分次静推。给予氢化可的松治疗后血流动力学状况改善,可能存在肾上腺皮质功能不全。

即使不能确诊,也有指征可对高度怀疑存在肾上腺功能不全的患者进行紧急治疗。值得注意的是,大量临床研究已证实,不再推荐对休克患者应用大剂量皮质激素。

如果患者对糖皮质激素(氢化可的松)治疗有反应,并怀疑可能存在肾上腺功能不全,激素治疗应持续直至患者从疾病的急性期恢复。若血

> ！
> 氢化可的松也有部分盐皮质激素的功能
> ！

管活性药物已减停,激素也应减量。若有明确证据证实患者发生持续肾上腺皮质功能不全(慢性或新发),应继续使用口服激素治疗。除非休克合并全身性过敏反应,否则激素对于休克的治疗作用有限。

12.3.2 高血糖综合征

(1)糖尿病相关急症

胰岛素相对或绝对分泌不足可引起糖尿病严重并发症,可能伴有调节胰岛素的激素如胰高血糖素、儿茶酚胺、皮质醇、肾上腺素等分泌增多。严重高血糖综合征包括糖尿病酮症酸中毒和高渗状态,两者在临床表现及治疗原则上有相似之处,但患者发生脱水及酸中毒程度不同。

酮症酸中毒及高渗状态患者在临床上可表现出相似的临床症状,但仍有区别。表12-11列出两者临床表现的不同点。酮症酸中毒及高血糖高渗状态可能是糖尿病

> ！
>
> 酮症酸中毒患者病情常在24小时内迅速进展。高渗状态患者往往病程迁延,发生在数天至一周内,脱水程度更重。
>
> ！

的首发症状,但感染、不规律药物治疗是糖尿病患者发生酮症酸中毒及高渗状态常见的诱因,其他诱因还包括:激素应用、心肌梗死、脑中风、嗜酒、胰腺炎、创伤及妊娠。

表12-11	高血糖综合征临床特点	
	酮症酸中毒	糖尿病高渗状态
血糖	> 250 mg/dl	> 600 mg/dl
动脉/静脉 pH 值	< 7.3	> 7.3
阴离子间隙	升高	不一定
血清/尿酮	+	−或+/−
血浆渗透压	正常	升高

糖尿病相关急症患者主要表现为高血糖及血酮增高的一系列临床表现。高血糖引起渗透压增高、渗透性利尿、体液及电解质丢失、脱水及低血容量。酮体,尤其是丁酸盐和醋酸盐,是造成代谢性酸中毒的主要原因,可通过计算阴离子间隙检测。高血糖相关综合征患者可表现为乏力、脱水、多尿、烦渴、心动过速、低血压、厌食、恶心/呕吐和肠梗阻。酮症酸中毒患者可能表现为腹痛、呼吸频率增快(Kussmaul 呼吸)、呼气烂苹果味,高渗状态时可出现意识障碍(嗜睡至昏迷程度不等)、心律失常。实验室检查可见血糖升高、血浆渗透压升高(高渗状态常见)、尿糖增加、代谢性酸中毒(见于酮症酸中毒)、低钾血症及低

> ！
>
> 校正后的钠离子浓度(测定的钠离子浓度+1.6×血糖/100)可用于判断脱水严重程度。
>
> ！

磷血症(当使用胰岛素时)或高钾血症(酸血症出现时)、乳酸酸中毒及白细胞增加、氮质血症。细胞内水向细胞外转移可导致血清钠离子浓度降低。若患者出现血清钠离子浓度升高,则提示发生严重脱水。

对可能存在高血糖患者的初始快速评估包括:意识状态评价、脱水程度判断(体征、餐后血糖变化、尿量)以及是否存在感染。应进行的实验室检查包括:血细胞计数、电解质、肾功能、血糖(血浆或末梢)、血酮及尿酮、动脉血气分析(静脉压 pH 可作为替代)。心电图检查可判断有无心肌缺血或电解质异常。若怀疑患者存在感染,应进行病原学培养。

高血糖相关综合征治疗包括补液及维持电解质平衡、胰岛素治疗、识别诱因。糖尿病酮症及高渗状态的初始治疗见表12-12。在高血糖高渗状态患者中,血糖升高程度与体液丢失程度一致。应是尿量保持在 $1 \sim 3$ ml/(kg·h),以确保足够的组织灌注及血糖清除。

表12-12 　**高血糖相关综合征的初始治疗**

液体选择

1. 判断脱水程度。

2. 补充晶体液,对未合并心功能障碍者在第一小时内按照 $15 \sim 20$ ml/kg 补液,以保证组织及肾脏灌注。根据脱水程度及尿量估算后续补液量,每小时 $250 \sim 500$ ml。

3. 血流动力学稳定后,为防止高氯性酸中毒的发生应考虑含氯低的液体(如0.45%含钠液)。可根据高血糖相关综合征纠正后的钠离子浓度进行液体选择。

4. 在酮症酸中毒时,当血糖达到 $13.9 \sim 16.7$ mmol/L,补液中加入葡萄糖。保证患者血糖>8.3 mmol/L,必要时可输注10%右旋糖酐。在高渗状态下,当血糖达到16.7 mmol/L时,补液中开始加入葡萄糖,保证机体血糖 $13.9 \sim 16.7$ mmol/L。

胰岛素治疗

1. 常规胰岛素负荷量为 $0.1 \sim 0.15$ U/kg,维持量为 $0.1 \sim 0.15$ U/kg,血钾 3.3 mmol/L 时应停止补充胰岛素,直至血钾补充至正常。

2. 若在第一小时内血糖浓度下降<2.8 mmol/L,可提高胰岛素输注速率或增加负荷量,普通胰岛素10 μ/h,液体复苏不充分或严重感染可导致胰岛素治疗反应差。

3. 酮症酸中毒患者血糖降至13.9 mmol/L时,应减缓胰岛素剂量。在酸中毒或酮症纠正前将血糖水平控制在 $8.3 \sim 11.1$ mmol/L。

4. 糖尿病高渗状态患者血糖降至16.7 mmol/L时,应减缓胰岛素剂量,将血糖控制在 $13.9 \sim 16.7$ mmol/L,直至患者血浆渗透压降至315 mOsm/kg或神志转为清醒。

电解质

1. 血钾<3.3 mmol/L时,停止使用胰岛素,以40 mmol/h补充氯化钾或磷酸钾或两者联合,直至血钾>3.3 mmol/L,谨防心律失常及重症肌无力的发生。

2. 血钾在 $3.3 \sim 5$ mmol/L 并且有尿时,保证静脉输注液体中的钾在 $4 \sim 5$ mmol/L,补钾总量为 $20 \sim 30$ mmol。

3. 血钾>5 mmol/L,补液中避免含钾。

4. 如果血钾水平较低(<1 mg/dl,0.32 mmd)或症状严重,可用磷酸钾代替磷酸盐。

缩写:DKA,糖尿病酮症酸中毒;HHS,高血糖高渗状态。

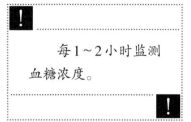

！每1~2小时监测血糖浓度。！

静脉使用胰岛素安全可靠,胰岛素半衰期短,在行胰岛素治疗时应进行连续血糖及电解质监测,在糖尿病高渗患者中应避免胰岛素剂量过大。DKA时,胰岛素需持续输注直到β-羟丁酸和丙酮去除,即阴离子间隙达到正常。阴离子间隙正常通常发生在血糖正常后几小时。

如无法严密监测血糖水平,则应早期开始使用含糖液。患者血糖、血浆渗透压得到控制,酸中毒纠正及病情平稳时,可考虑皮下注射胰岛素。规律注射或使用长效胰岛素应与胰岛素静脉泵入有1~2小时的重叠。

胰岛素治疗及纠正酸中毒使血钾向细胞内移动,可能导致血清钾浓度下降。若患者无恶心呕吐等不适时可进行口服补钾。在酸中毒纠正前应严密监测血钾及其他电解质水平(尤其在治疗开始6小时内)。

酮症酸中毒患者可耐受酸中毒引起症状,碳酸氢盐治疗仍有争议。在补液及胰岛素治疗可迅速提高pH的情况下,对pH 6.9~7.1的酮症酸中毒患者应用碳酸氢盐并不能使患者获益。当动脉血pH<6.9时,可考虑碳酸氢盐治疗(在1小时内予100 mmol碳酸氢盐,使患者pH上升至7以上),由于血酮代谢后酸中毒会得到纠正,所以不要尝试用碳酸氢盐将pH纠正至正常。

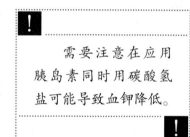

！需要注意在应用胰岛素同时用碳酸氢盐可能导致血钾降低。！

(2) 重症患者的高血糖

无论是否合并糖尿病,由于应激、炎症介质、糖皮质激素治疗、过多营养摄入、活动减少等原因,重症患者高血糖十分常见。严重的高血糖会影响伤口愈合,损伤免疫功能,加重炎症反应,导致内皮功能障碍,以及其他加重病情及增加死亡风险的不良反应。早期研究显示,外科患者将血糖严格控制在4.4~6.1 mmol/L有利于改善预后,但是此范围内的血糖控制目标较难实现,常伴有严重低血糖风险。同时,在后续的多个研究中发现严格控制血糖并不能降低患者病死率。近期研究结果表明,患者病死率升高可能与低血糖发生有关。

对于重症患者来说,若出现顽固性高糖血症应立即使用胰岛素。使用胰岛素时,血糖控制目标应小于180 mg/dL(7.8~10.0 mmol/L)并避免低血糖发生。静脉注射胰岛素是常用控制血糖的方法。在静脉使用胰岛素治疗期间,应经常监测血糖以达到血糖控制目标,避免低血糖的发生。

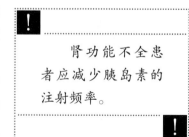

！肾功能不全患者应减少胰岛素的注射频率。！

护理强度与监护水平可影响血糖控制目标的选择。不同类型的血标本及血糖监测方法可能导致血糖监测的结果不同。应遵循血糖控制方案进行血标本的采集、胰岛素注射并制定血糖控制目标,从而避免低血糖的发生。

严重电解质代谢紊乱的治疗

- 低钾血症引起严重心律失常及肌无力时，可通过中心静脉输注氯化钾，速度20 mmol/h。

- 当高钾血症引起心电图改变时，可在5～10分钟内静脉输注氯化钙或葡萄糖酸钙，输注50%右旋糖酐及普通胰岛素促进钾向细胞内转移，给予碳酸氢钠，吸入β受体激动剂。

- 等容性低钠血症出现临床症状时，在第一个24小时内将补钠速度控制在血钠上升不超过6～8 mmol/L。补钠速度过快可导致中枢神经系统损伤。

- 血流动力学不稳定的高钠血症患者在治疗时应先输注生理盐水补充血容量，在血流动力学稳定后继续以5%右旋糖酐、0.45%氯化钠、0.2%氯化钠+5%右旋糖酐补充容量。血流动力学稳定的患者可经肠道给水。

- 对于血管活性药物抵抗的重症休克患者，即使无法确诊，也有紧急给予糖皮质激素的指征。

- 高血糖相关综合征的治疗应包括补液、纠正电解质紊乱、胰岛素治疗及去除病因。

- 糖尿病酮症酸中毒时，应用胰岛素治疗直至酮症、酸中毒纠正。在使用胰岛素治疗期间，注意补充葡萄糖，避免低血糖的发生。

- 在糖尿病高渗状态患者的治疗中，应将血糖水平控制在13.9～16.7 mmol/L，直至患者血浆渗透压下降至315 mOsm/kg，神志转清。

- 在高血糖相关综合征患者的治疗中，当血浆钾离子浓度＜5 mmol/L且尿量正常时，应考虑开始补钾。

- 重症患者应该进行严格的血糖监测，根据监测血糖结果使用胰岛素，避免高血糖或低血糖的发生。

建议阅读

1. Adrogue HJ, Madias NE. Hypernatremia. *N Engl J Med*, 2000,342:1493-1499.

2. Adrogue HJ, Madias NE. Hyponatremia. *N Engl J Med*, 2000,342:1581-1599.

3. Berl T. Vasopressin antagonists. *N Engl J Med*, 2015,372:2207-2216.

4. Brown GR, Greenwood JK. Drug- and nutrition-induced hypophosphatemia: mechanisms and relevance in the critically ill. *Ann Pharmacother*, 1994,28:626-632.

5. Charron T, Bernard F, Skrobik Y, et al. Intravenous phosphate in the intensive care unit: more aggressive repletion regimens for moderate and severe hypophosphatemia. *Intensive Care Med*, 2003,29:1273-1278.

6. Gennari FJ. Disorders of potassium homeostasis: hypokalemia and hyperkalemia. *Crit Care Clin*, 2002,18:273-288.

7. Kamel KS, Wei C. Controversial issues in the treatment of hyperkalaemia. *Nephrol Dial Transplant*, 2003,18:2215-2218.

8. Kitabchi AE, Umpierrez GE, Murphy MB, et al. Hyperglycemic crises in diabetes. *Diabetes Care*, 2004,27(suppl 1):S94-S102.

9. Marik PE. Critical illness-related corticosteroid insufficiency. *Chest*, 2009,135:181-193.

10. Marik PE, Pastores SM, Annane D, et al. Recommendations for the diagnosis and management of corticosteroid insufficiency in critically ill adult patients. Consensus statements from an international task force by the American College of Critical Care Medicine. *Crit Care Med*, 2008,36:1937-1949.

11. Moghissi ES, Korytkowski MT, DiNardo M, et al. American Association of Clinical Endocrinologists and American Diabetes Association consensus statement on inpatient glycemic control. *Diabetes Care*. 2009;32:1119-1131.

12. Noronha JL, Matuschak GM. Magnesium in critical illness: metabolism, assessment, and treatment. *Intensive Care Med*, 2002,28:667-679.

13. Tzamaloukas AH, Malhotra D, Rosen BH, et al. Principles of management of severe hyponatremia. *J Am Heart Assoc*, 2013 23,2(1):e005199. Available at: http://jaha.ahajournals.org/content/2/1/e005199.long. Accessed October 5, 2015.

14. Verbalis JG, Goldsmith SR, Greenberg A, et al. Hyponatremia treatment guidelines 2007: Expert panel recommendations. *Am J Med*, 2007,120:S1-S21.

 参考网站

Society Critical Care Medicine. http://www.SCCM.org/Guidelines

第十三章

其他需要特别关注的疾病

☑ 目的

■ 概述肺栓塞的诊断与治疗。

■ 描述静脉血栓栓塞恰当的预防治疗。

■ 严重消化道出血的一般性治疗原则。

■ 预防应激性胃炎的合适治疗。

■ 概述中毒的治疗原则。

■ 高血压危象的治疗。

■ 概述腹腔高压和腹腔间隔室综合征的诊断和治疗。

📁 病例

一名肥胖女性（BMI 40），既往有吸烟史和充血性心力衰竭病史，主诉气短、右侧胸痛两天。心率110次/分，双肺野未闻及明显干湿性啰音，但双侧胫前可见轻度水肿。入院时，在呼吸室内空气的条件下，经皮指脉氧饱和度为89%。给予鼻导管吸氧3 L/min，经皮指脉氧饱和度上升至94%。胸部X线片未见明显浸润影。作为她的首诊医生，你被要求诊疗此患者。

– 基于患者的风险因素及临床表现需要进行哪些鉴别诊断？

– 还需要做哪些检查？

13.1　介绍

除了前面章节中所讨论的疾病，临床医生还需要处理其他严重和(或)危及生命的疾病。本章对于这些常见疾病的预防和治疗进行综述。

13.2　肺栓塞

13.2.1　诊断

病史和临床表现不是诊断肺栓塞(pulmonary embolism，PE)的可靠依据。存在肺栓塞和其他静脉血栓栓塞性疾病的危险因素(表13-1)常常高度怀疑可能发生此病。危险因素包括存在导致静脉血液淤滞的任何情况、血管内皮的损伤或高凝状态(Virchow三联征)等。

表13-1	肺栓塞/静脉血栓的危险因素
家族史	中心静脉置管
高龄	近期手术
肥胖(体重指数>30)	制动、瘫痪
深静脉血栓/肺栓塞的病史	卒中后部分或完全瘫痪
静脉功能不全	创伤
静脉损伤或修复	恶性肿瘤(过去或现在)
家族性血液高凝性疾病	抗肿瘤治疗
(蛋白C或蛋白S缺乏,狼疮抗凝物等)	应用选择性雌激素受体调节剂
内科急症,ICU住院患者	怀孕和产后
心脏或呼吸衰竭	接受雌激素治疗
肾病综合征	吸烟

呼吸困难、胸痛、咯血的典型症状仅发生于少数PE患者。血常规没有诊断价值。胸部X线常常表现不特异，可能出现以下非特异性的表现：如肺不张、胸腔积液、膈肌抬高和(或)肺内浸润。但胸片可以排除气胸等其他危及生命的疾病。心电图(electro-cardiogram, ECG)可能表现为非特异性的ST-T改变，V_1导联出现QR波、或出现$S_IQ_{III}T_{III}$，或表现为右束支传导阻滞等，但急性肺源性心脏病的表现常常不存在。

窦性心动过速和房性期前收缩是肺栓塞时常见的心律失常。心电图的重要作用是排除其他可能导致胸痛的疾病，如急性心肌缺血或心包炎。低氧血症是心肺疾病常见的非特异性的发现，但动脉血

> **!** 如果血氧饱和度监测结果不可靠,或者需要评估机械通气的效果可考虑行血气分析。 **!**

氧分压或肺泡动脉氧分压差正常不能排除PE。表13-2是PE的常见症状和体征。

表13-2	肺栓塞的临床表现	
呼吸困难		发热(通常为低热)
胸痛		低氧血症
咳嗽		发绀
呼吸急促		焦虑不安
心动过速		晕厥
出汗		下肢肿胀病史
咯血		

正确诊断PE至关重要,因为早期恰当的治疗可以降低死亡率。目前建议临床医生制定PE发生的低、中、高可能性的评分系统(图13-1)。表13-3显示了评估PE发生可能性的评分系统。D-二聚体的敏感性和阴性预计值较高,常被用做门诊患者PE诊断检查的第一步。D-二聚体阴性,提示患者为PE的可能性极低,是排除诊断的可靠指标。D-二聚体阳性或患者PE发生可能性中或高,提示需要进一步检查以明确诊断。对于住院、危重症、创伤及术后患者,D-二聚体阳性率高,对PE诊断价值有限。

多层螺旋扫描CT血管造影发现肺动脉段血栓即可诊断为PE,如CT未发现血栓可排除肺栓塞,此法较为安全。对于造影剂过敏的患者,下肢静脉超声可用于辅助诊断。由于DVT与PE的治疗相似,故无需进一步检查。即使下肢超声阴性也不能排除DVT,因为大多数PE来源于髂静脉,肺通气/灌注扫描正常可以排除PE,同样,肺通气/灌注扫描高度阳性则可诊断PE。对于临床怀疑或肺通气/灌注扫描高度怀疑肺栓塞的患者,需行进一步检查。床旁超声心动图只有在新发右心室明显扩张或变化时才能辅助诊断,正常的心脏超声不能排除肺栓塞。

表13-3	评估肺栓塞发生可能性的评分系统
● 存在下肢深静脉血栓的症状和体征(下肢肿胀和触之疼痛)	3分
● 与其他诊断比较,PE的可能性较高	3分
● 制动(除上厕所外均卧床休息连续超过3天或4周前行手术)	1.5分
● 既往曾诊断为DVT或PE	1.5分
● 心率>100 次/分	1.5分
● 咯血	1分
● 肿瘤(正在治疗或过去6个月曾行治疗,或行姑息性治疗)	1分
0~1分:低危	
2~6分:中危	
≥7分:高危	

缩写:DVT,下肢深静脉血栓;PE,肺栓塞。

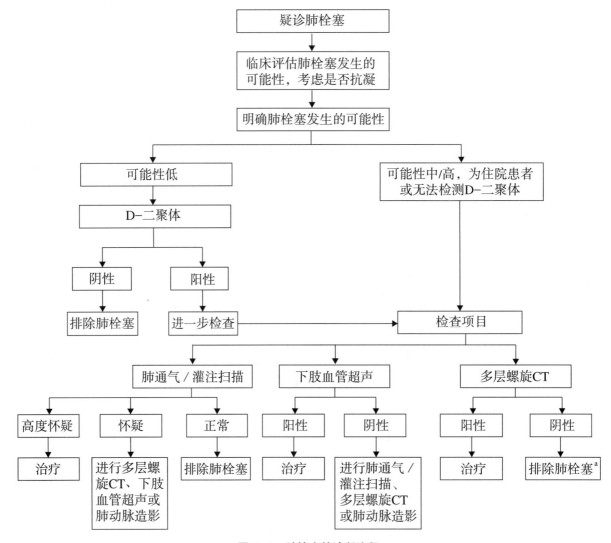

图13-1 肺栓塞的诊断流程

注:[a] 如果临床高度怀疑为肺栓塞,可以行肺动脉造影。下肢血管超声的阴性预计值增高。
缩写:PE,肺栓塞;CT,计算机断层扫描;V/Q,通气/灌注。

13.2.2 治疗

PE的治疗方法通常仅限于注射性抗凝治疗[如低分子量肝素(low-molecular-weight heparin, LM-WH)、普通肝素、磺达肝素]。LMWH和磺达肝素治疗PE是有效的,且优于普通肝素,原因在于前者方便给药,无需实验室检查监测凝血功能,以及肝素诱导血小板减少症的发病率较低。LM-WH和磺达肝素需根据体重选择剂量,在肾功能受损时需要调整剂量。普通肝素更适用于严重肾功能障碍、存在出血高危因素和考虑溶栓的患者。对于疑似PE和无抗凝禁忌证的患者,需要监测基础的活化部分凝血酶时间、凝血酶原时间和全血细胞计数。除非患者的出血风险较高,否则等待以上检查结果时应开始用肝素或磺达肝素进行治疗。肝素治疗的禁忌证包括:近期创伤伴出血、近期中枢神经系统出血或梗死、胃肠道(gastrointestinal, GI)活动性出血、肝素相关血小板减少。在应用普通肝素的情况下，需要监测活化部分凝血酶时间，使其达正常值的 1.5 ~ 2.5 倍。

治疗第一天应同时口服华法林，之后根据国际标准化比值调整剂量，使国际标准化比值达 2 ~ 3。如果服用华法林后国际标准化比值达 2 或以上至少 24 小时，肝素或磺达肝素可在治疗 5 天后逐渐停用。口服抗凝剂应至少 3 个月，但对于某些患者(如首次发生的无明显诱因的 PE、合并深静脉血栓或复发的无明显诱因的 PE/合并深静脉血栓)，除非出血风险较高，均需长程治疗。对于肿瘤患者，建议使用 LMWH 而非华法林，但需要根据费用、患者是否耐受长期注射和凝血监测而选择相应的药物。对于接受长期抗凝治疗的患者，需要定期评估此治疗的利弊。

在过去的十年中，口服抗凝(DOAC)已经成为了抗凝治疗的新选择，并为预防和治疗血栓性疾病提供了更多的药物选择。这些抗凝剂可以直接靶向性的影响凝血酶和凝血因子 Xa 的活性。凝血酶抑制剂直接结合凝血酶，可防止凝血酶将纤维蛋白原转变成纤维蛋白，例如比伐卢定、阿加曲班和达比加群(口服剂)等。因子 Xa 抑制剂可以与因子 Xa 结合，防止 Xa 因子将凝血酶原激活成凝血酶，例如利伐沙班和阿哌沙班。

DOAC 的总病死率低于华法林，主要是由于 DOAC 所致颅内出血显著减少。同时 DOAC 不需要监测药物浓度或凝血时间。对于需要频繁监测的华法令，这可能是一个优势。任何 DOAC 药物的实验室监测是否能进一步提高其功效或安全性仍不清楚。DOAC 的抗凝作用拮抗比肝素和华法林更为困难。

全身溶栓治疗 PE 可能会改善肺动脉血流动力学、肺灌注和右心室功能，但其改善预后的文献证据质量较低。应用溶栓药物时应考虑当前的血流动力学状态、右心功能及出血风险的高低。对于急性 PE 伴有低血压，且出血风险较低的患者，目前推荐应用溶栓治疗。溶栓治疗不建议用于血流动力学稳定的 PE 患者。虽然溶栓被推荐用于易出现低血压的患者，目前尚无有效的临床证据能够帮助早期识别此类患者。心动过速、血压下降、低氧血症、存在灌注不足、合并右心功能不全等多种临床表现有助于临床决策。常用 100 mg 组织纤溶酶原激活物输注 2 小时以上。亦可应用链激酶，负荷剂量为 250 000 IU，随后以每小时 100 000 IU 的速度维持 24 小时。最近，肺动脉导管引导的溶栓剂治疗成为新的热点。短时间给药优于长程给药。不推荐通过导管给予局部溶栓。手术取栓或通过静脉导管介入取出碎栓需要专业的人员操作，故而也不常用，溶栓前患者可能存在因休克而死亡或系统性溶栓的绝对禁忌证时，可以考虑行手术或介入治疗。

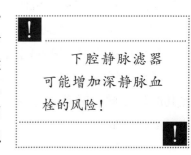

下腔静脉滤器可能增加深静脉血栓的风险！

当肺栓塞患者伴有以下情况时，可考虑置入下腔静脉滤器：

- 有绝对的抗凝禁忌。
- 抗凝期间栓塞复发。
- 抗凝时发生出血。
- 不能耐受再发肺栓塞。

某些医院可考虑应用可回收滤器。如果可能，抗凝治疗应该在置入滤器后立即开始。

13.2.3 静脉血栓的预防

 病例

患者，中年男性，因急性缺血性脑梗死和右侧偏瘫入院。在给予组织纤溶酶原激活剂治疗后，其中枢神经系统功能有所改善。

– 该患者是否应该接受静脉血栓的预防性治疗？

– 如果决定给予预防性治疗，选择何种类型的静脉血栓的预防方法较为合适？

许多重症或外伤患者有发生静脉血栓栓塞的高危因素，可能发生PE或深静脉功能血栓。发生血栓可能导致住院时间延长、医疗资源利用增加、静脉功能异常，甚至死亡。预防血栓形成最具成本效益，且对防止静脉血栓非常有效。药物预防[肝素、直接凝血酶抑制剂如磺达肝素和达比加群(美国未获批准用于此症)、Xa因子抑制剂如利伐沙班和华法林]和机械预防(间歇气动加压装置、弹力袜)均可用于住院患者的血栓预防。机械预防效果常常不佳，但适用于抗凝治疗时存在高出血风险的患者。

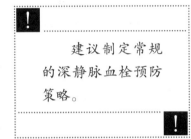
! 建议制定常规的深静脉血栓预防策略。 !

对于特殊类型的患者(非手术、非整形外科手术、整形外科手术)需要分别评估其发生静脉血栓和出血的风险。临床医生应该按照说明书选择低分子量肝素的剂量，存在肾衰竭和肥胖的患者尤其应该如此。对于最近或正在发生的出血、肾衰竭和同时合并应用抗血小板聚集药物的患者，抗凝治疗一定要小心。

13.3 严重的消化道出血

 病例

患者，男性，64岁。因为关节痛而服用了几个月的布洛芬，每日4次，症状没有显著缓解。患者开始主诉疲劳和四肢无力。今日患者出现恶心、呕吐鲜红的血液，被救护车送到急诊科。患者面色苍白、心动过速、眩晕，监测血压为95/60 mmHg，血细胞比容28%。

–还需要行哪些临床和实验室检查？

–如何初始治疗？

13.3.1　一般性治疗原则

用于预防和治疗的药物能够降低应激性胃炎和严重上消化道出血的发生率。然而，一旦出现应激性胃炎和严重上消化道出血，可能危及生命，需要尽早请胃肠病学及外科学医师会诊协助评估、诊断和干预。区别出血部位为上消化道还是下消化道很重要，以便选择合适的诊断治疗措施。发生出血时，以屈氏韧带为解剖标记区分上消化道与下消化道。

发生危及生命的消化道出血的患者通常为老年人或合并其他慢性疾病。因此，他们无法耐受出血、低血压和贫血，可能出现心肌缺血或肾脏衰竭等氧输送不足的表现。及时评估、复苏、早期诊断(甚至在复苏期)、积极治疗可以防止继发性损害。

> ！
>
> 胃肠道出血、基础存在心脏疾病或高龄的患者应行心电图评估是否存在心肌缺血。
>
> ！

表13-4概述了治疗消化道出血的一般方法。尽早抽血行交叉配血，根据患者病情和合并疾病决定血红蛋白的维持水平。及时留置双腔外周静脉导管或单腔中心静脉导管，需要请消化内科和外科医师会诊(大出血的患者)。如果无法立即拿到血制品(如4个单位红细胞)，应尽早转运患者。

表13-4	消化道出血的治疗
评估	气道
	保护性反射
	意识水平
	容量状态
	生命体征,体位变化
	中心静脉压
	尿量
	病情严重程度
	显性失血
	血红蛋白、血细胞比容、血小板计数
	凝血功能(APTT,PT)
	器官低灌注(如心肌缺血)
	鼻胃管或经口胃管
	确定或排除上消化道来源的出血
	胃镜

表13-4	消化道出血的治疗
复苏	考虑插管 　　意识障碍 　　气道保护能力丧失 　　大量呕血 　　需要镇静/内镜 开放静脉通路 　　留置大口径(≥16 G)外周静脉导管或中心静脉导管(9F～12F) 输液 　　生理盐水或乳酸林格溶液 输红细胞
诊断/治疗	内镜直接治疗 放射标记的血细胞扫描、CT血管造影或常规血管造影术定位较低的肠道出血部位 手术评估/干预 纠正凝血功能障碍 　　新鲜冰冻血浆补充凝血因子、其他药物 　　血小板<$0.5×10^9$/L 时输注血小板 药物治疗静脉曲张破裂出血 静脉使用质子泵抑制剂 转送到有能力诊断和治疗的医院
进一步治疗	监控环境 充足的血源 反复评估 　　容量状态 　　器官低灌注 　　实验室检查

缩写:APTT,活化部分凝血酶时间;PT,凝血酶原时间;GI,胃肠道;CT,计算机断层扫描。

13.3.2　严重的上消化道出血

　　患者出现呕血或胃内容物见血液可诊断为严重的上消化道出血,10%～15%的十二指肠溃疡患者常常因出血位置低于幽门,胃内容物中几乎无血。在收集患者的病史和进行体格检查时,需要关注患者之前有无上消化道出血史,有无溃疡、饮酒、肝硬化、凝血功能障碍和服用阿司匹林及其他抗血小板药物史,有无服用非甾体类抗炎药、抗凝药物病史。上消化道出血分为静脉曲张性出血(VUGIH)和非静脉曲张出血(NVUGIH),其预后和治疗均不相同。NVUGIH的常见原因为十二指肠和胃溃疡、贲门黏膜撕裂、恶性肿瘤和胃炎。

内镜是诊断和治疗出血的必要手段。如果不能尽快给予内镜检查，可以将患者转至能行内镜检查的医院。对于正在应用抗凝药物治疗的患者，应积极纠正凝血功能障碍，同时早期行内镜检查。

内镜检查前怀疑静脉曲张出血无法控制者，可以给予下列缩血管药物：

- 生长抑素，负荷剂量为250 μg，之后以250 μg/h的速度持续静脉泵入；
- 奥曲肽，负荷剂量为25～100 μg，之后以25～50 μg/h的速度持续静脉泵入；
- 血管加压素，20 U静推20分钟以上，之后以0.1～0.4 U/min的速度持续静脉泵入；
- 特利加压素1～2 mg/q4h（美国不可用）。

生长抑素或奥曲肽等生长抑素类似物，因其副作用较少而常被选用。静脉给予负荷剂量时可能出现恶心和腹痛，但严重的不良反应较为罕见。之后3～5天给予维持剂量，可以有效治疗急性静脉曲张出血和早期预防再出血。血管加压素也是治疗药物之一，但其可能导致冠状动脉痉挛、心绞痛或高血压。同时应用硝酸甘油可以预防血管加压素诱导冠脉事件的发生。特利加压素是人工合成的血管加压素类似物，其不良反应较少，半衰期较长。上述药物均不被推荐用于常规治疗NVUGIH。为防止自发性腹膜炎，肝硬化合并VUGIH的患者需要应用抗生素（通常是二代或三代头孢菌素）。如果出血无法控制，可以暂时应用三腔二囊管止血（最长24小时），如果放置准确，可以实施进一步治疗，例如门静脉分流术，这往往需要紧急转移到上级医院。

内镜后给予负荷量的质子泵抑制剂静推，之后持续输注72小时，能有效减少NVUGIH导致的重复出血和降低消化性溃疡的病死率。行内镜前给予质子泵抑制剂可以减少对内镜治疗的必要性，尤其是对于无法及时行内镜治疗的患者。如果内镜仍无法止血，需要外科手术或血管栓塞止血。

13.3.3 严重的下消化道出血

下消化道出血的常见原因是憩室、血管发育不良、痔疮、结肠息肉、炎症性肠病、直肠溃疡/撕裂、上消化道来源的出血、恶性肿瘤。诊断前应特别关注患者有无憩室、炎症性肠病、腹主动脉瘤修复史（可能出现危及生命的主动脉肠瘘）或是否存在凝血功能障碍。体格检查时需要仔细地行直肠指检，鉴别痔疮和直肠癌。

> ! 当血液在肠道内蠕动加快时，上消化道出血与下消化道出血表现相似。!

胃液性状有助于判断消化道出血的部位。胃液隐血阴性、含有胆汁提示上消化道出血可能性较低。根据临床表现判断最可能的出血部位，决定是否实施上消化道内镜检查。下消化道内镜对于诊断、治疗、再出血的判断和实施其他诊断治疗措施或手术至关重要。如果无法实施消化道内镜检查，则需要根据患者的情况决定是否将其转至上级医院或直接行手术治疗。对于血流动力学不稳定或手术风险较大的患者，可以考虑实施血管造影栓塞和放射性核素成像扫描。

13.3.4　应激性溃疡的预防

针对应激性胃炎高危因素的患者给予早期识别并治疗，可降低并发症的发生，缩短住院时间，减少治疗费用。为了降低应激性溃疡预防性治疗过程中潜在的并发症（即医院获得性肺炎）的发生率，常规药物预防仅用于已存在应激性胃炎高危因素的患者。应激性溃疡和消化道出血的发生与患者的基础疾病、病情严重程度以及并发症有关。高危因素包括机械通气超过48小时、凝血功能障碍、重症感染、低血压、严重颅脑外伤（格拉斯哥评分<10）、严重烧伤或创伤、肾或肝衰竭、重大手术、ICU住院时间较长。治疗药物包括组胺受体拮抗剂（H_2受体拮抗剂）和质子泵抑制剂。

13.4　中毒及药物毒性

 病例

一名年轻女性在派对结束后的次日清晨被父母发现昏迷在浴室的地板上。患者难以被唤醒，且刺激后出现躁动和暴力倾向。父母遂将其送至急诊室。

－ 针对此例患者，首先应该做什么处理？

－ 根据患者的病史及临床表现，导致中毒的毒物可能有哪些？

滥用处方药物、服用非正常渠道获得的药物及毒品的患者，其临床表现各异。表13-5列举了常见的临床表现类型和可能导致此临床表现的药物。临床常常难以获知服用药物的种类、量和服用时间等准确信息。尽管可以通过尿毒物检测和血定量分析来协助诊断，但并不是所有的药物都能检测出来。如果患者存在服用特殊药物的病史，或患者的症状体征与药物的毒性表现一致，那么可进行血药水平监测。所有病例均应检测对乙酰氨基酚的含量，对于未知毒物中毒时则应计算阴离子间隙。

这些患者通常需要根据临床表现进行系统的初步诊断和治疗。在可能的情况下，应根据病史和实验室检查进行初步判断，并应用特殊的解毒剂和（或）预防治疗措施。在某些国家，有专门的机构治疗中毒。急性中毒的总病死率很低，但是临床医生必须迅速发现重症患者和高危患者。

13.4.1　常规治疗

（1）开放气道：确保通气、氧疗和气道保护性反射至关重要。

（2）维持血流动力学稳定：开放静脉通道，监测生命体征（如经皮指脉氧饱和度、心电图、血压）。根据监测指标给予相应治疗（如静脉输注等渗液体、氧疗、控制癫痫、降温或升温、给予血管活性药物或强心药）。

（3）意识障碍的患者给予以下治疗：

① 监测血糖后如发现低血糖，给予50 ml的50%葡萄糖液（50 g）静脉输注。

② 0.2~2 mg纳洛酮静脉注射或肌内注射，或气管内给药。必要时大剂量（6~10 mg）重复给药，或持续输注，尤其用于合成的、长效阿片类药物中毒治疗。

③ 硫胺素100 mg缓慢静脉给药。用药前补充葡萄糖，可减少Wernicke脑病的发生。

> ! 呼吸衰竭是药物过量和中毒患者的常见致死原因。!

表13-5	有助于诊断中毒/药物过量的临床表现
临床表现	可能导致中毒的药物
躁动、思维混乱、行为怪异	可卡因、安非他明、抗抑郁药、苯环利定、致幻剂、选择性5-羟色胺受体抑制剂
心动过缓/低血压	β受体阻滞剂、巴比妥类、钙通道阻滞剂、可乐定、地高辛，镇静催眠药
昏迷、嗜睡	酒精、抗抑郁药、巴比妥类、苯二氮䓬类、γ-羟基丁酸酯、锂、阿片类药物、水杨酸盐、选择性5-羟色胺受体抑制剂
肾上腺素释放增多、高热	安非他明、抗胆碱药、可卡因、茶碱
低血压	抗抑郁药、降压药、阿片类药物、有机磷酸盐/氨基甲酸酯、镇静催眠药
低体温	乙醇、降糖药、阿片类药物、镇静催眠药
瞳孔缩小	拟胆碱能药、阿片类药物、有机磷酸盐、苯环利定
瞳孔扩大	抗组胺药、阿托品、三环类抗抑郁药、乙醇、拟交感神经药
恶心、呕吐	对乙酰氨基酚、乙醇、铁、水杨酸盐、茶碱
眼球震颤	乙醇、卡马西平、苯妥英钠、苯环利定、镇静催眠药
癫痫	安非他明、抗抑郁药、可卡因、氰化物、异烟肼、锂、有机磷酸盐/氨基甲酸水杨酸盐、选择性5-羟色胺受体抑制剂、茶碱
快速性心律失常	安非他明、抗抑郁药、咖啡因、可卡因、地高辛、茶碱
呼吸窘迫（呼吸性酸中毒）	阿片类药物、乙醇、抗抑郁药、巴比妥类、苯二氮䓬类、γ-羟基丁酸
实验室检查	可能导致中毒的药物
渗透压差增大	乙醇、甲醇、乙二醇、丙酮、异丙醇、丙二醇
血氧饱和度差值增大	高铁血红蛋白血症、一氧化碳
代谢性酸中毒	对乙酰氨基酚、水杨酸盐、甲醇/乙二醇、铁、异烟肼、一氧化碳、氰化物、丙二醇、丙泊酚

（4）尚无证据显示胃肠减压能有效治疗中毒。中毒一般不予催吐，但如果危及生命，可在服用毒物1小时内进行洗胃。禁忌证包括：未行气道开放、服用的毒物可致消化道损伤（如碳氢化合物和酸碱等）。

（5）特殊毒物中毒的患者可以在1~2小时内给予活性炭治疗，初始剂量为1 g/kg。服用毒物时间越长，活性炭的效果越差，因此应早期服用活性炭。当患者出现意识障碍或气道保护性差时需要更加注意。

（6）中毒时可以给予导泻，但其有效性目前尚无报道。对于年轻和高龄患者(易出现体液丢失)，以及易出现梗阻的患者，应用此法尤其要谨慎。

（7）值得注意的是对于危及生命的、可被透析清除的毒物中毒者，建议给予血液透析，而非持续肾脏替代治疗。常见的可被透析清除的药物包括卡马西平、丙戊酸、锂、乙醇、水杨酸盐、二甲双胍。

13.4.2　特殊治疗

当患者病情稳定后，可能需要某些特殊治疗。表13-6列举了某些特殊的解毒剂和(或)药物。某些先进的治疗措施，如血液透析或血液灌流，应根据患者的病情进行选择，并可以请会诊或转院。

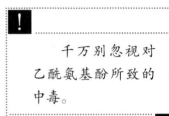

千万别忽视对乙酰氨基酚所致的中毒。

表13-6	特殊毒物的解毒药
毒物	解毒剂
对乙酰氨基酚	N-乙酰半胱氨酸
醇类(甲醇、乙二醇)	乙醇、甲吡唑、血液透析、硫胺素和吡哆醇(维生素B_6)治疗乙二醇中毒;叶酸治疗甲醇中毒
安非他明	苯二氮䓬类药物
苯二氮䓬类	氟马西尼
β受体阻滞剂	胰高血糖素、氯化钙、心脏起搏、儿茶酚胺、胰岛素和葡萄糖
钙通道阻滞剂	氯化钙、胰高血糖素、胰岛素和葡萄糖、心脏起搏、儿茶酚胺
一氧化碳	纯氧、高压氧
可卡因	苯二氮䓬类
氰化物	亚硝酸盐和硫代硫酸钠、羟钴胺素
抗抑郁药	苯二氮䓬类药物治疗癫痫发作,碱化血液/钠(pH值7.5~7.55)、高渗盐、镁、α受体激动剂治疗低血压(去甲肾上腺素)
地高辛	地高辛特异的Fab片段、阿托品、利多卡因、心脏起搏
肝素	鱼精蛋白
降糖药	50%的葡萄糖、生长抑素或奥曲肽
铁	去铁胺
异烟肼	吡哆醇(维生素B_6)
锂	血液透析
亚硝酸盐	亚甲蓝

表13-6	特殊毒物的解毒药
毒物	解毒剂
阿片类药物	纳洛酮、气管插管/机械通气
有机磷农药、氨基甲酸酯类、神经毒气体	阿托品、解磷定或双复磷
水杨酸	碱化尿液、血液透析
茶碱	多剂活性炭、血液灌流
华法林	维生素 K_1

注:长期服用苯二氮䓬类药物或抗抑郁药中毒的患者,不应给予氟马西尼拮抗。

13.5　高血压危象

13.5.1　临床表现

重症患者可出现原发或继发的急性高血压或血压严重升高。通常患者有慢性高血压病史。新发或进行性器官损伤常继发于血压升高导致的高血压急症,而不伴有器官损伤的血压严重升高为急性高血压。虽然高血压急症时血压常高于 180/120 mmHg,但高血压急症没有明确的血压定义。血压升高的比例可能比升高的绝对值更加重要。受血压升高影响最大的器官为脑、心和肾,表现为脑病、脑梗死、颅内出血、不稳定心绞痛或心肌梗死、急性左心功能不全(伴有肺水肿)、急性主动脉夹层、肾功能恶化。妊娠高血压在其他章节讨论(参见第14章)。

血压升高表现出的症状提示哪些器官受影响和继发损伤,但常常不特异。应明确患者服用单胺氧化酶抑制剂、毒品(包括可卡因和安非他明)、非处方药、降压药史和服用药物的依从性。体格检查和实验室检查有助于明确是否存在器官损伤。初始检查通常包括血常规、肾功能、尿常规、心电图评估心肌缺血、胸片评估肺水肿或纵隔增宽。患者出现意识障碍或局灶性神经系统损伤时需要进行神经系统影像学检查。

顽固性高血压的并发症之一是急性主动脉夹层,其症状往往较重,可表现为剧烈的胸痛,常伴有背部或腹部疼痛,出现意识障碍、局灶性神经系统损伤、偏瘫、截瘫等神经系统功能障碍。对有严重高血压、剧烈胸痛、X线胸片显示纵隔增宽的患者需要考虑主动脉夹层的可能。主动脉夹层常被误诊为急性心肌梗死、肺栓塞、脑梗死、食管炎、胰腺炎、消化性溃疡、胆绞痛、输尿管绞痛。体格检查需要仔细听诊有无新发的主动脉瓣关闭不全杂音,评价双侧上肢血压或动脉搏动是否存在明显差异,仔细触诊四肢搏动是否不对称。血管造影可作为诊断标准,但CT血管造影更为常用。磁共振成像和经食管超声心动图亦有助于诊断。

继发于交感神经兴奋、儿茶酚胺释放增加导致的急性高血压也是重症患者常见疾病，如呼吸衰竭、疼痛、酒精或药物戒断综合征、躁动性谵妄和颅内压升高(库欣反射)。此时应首先针对原发病进行治疗，而非降低升高的血压。

13.5.2 治疗

高血压治疗需要口服或静脉用药，争取在24~48小时内逐步控制血压。血压控制的目标是在几小时到几天内降低血压至安全水平，但无需在正常范围。高血压急症需要持续监测血压、神经系统功能、尿量及其他生命体征。静脉输注并调整降压药物剂量，将血压在几分钟到几小时内降至较低水平。初始几小时内将平均动脉压降至基础的20%~25%以内。如果血压降低过快，可能会导致重要器官灌注不足，出现脑梗死、心肌梗死和因血流自动调节功能障碍导致的失明。

表13-7	治疗高血压急症的静脉降压药物		
疾病	治疗	疾病	治疗
急性主动脉夹层	拉贝洛尔 艾司洛尔 尼卡地平	舒张功能障碍伴肺水肿	尼卡地平 拉贝洛尔 非诺多泮 硝酸甘油 硝普钠
高血压脑病	拉贝洛尔 尼卡地平 氯维地平 非诺多泮 硝普钠	急性缺血性脑梗死/脑出血	尼卡地平 拉贝洛尔 非诺多泮 氯维地平
急性心肌缺血	硝酸甘油 拉贝洛尔 非诺多泮	急性肾衰竭	尼卡地平 拉贝洛尔 非诺多泮
收缩性心力衰竭	尼卡地平 硝酸甘油 袢利尿剂	围术期高血压	尼卡地平 硝酸甘油 氯维地平 拉贝洛尔 艾司洛尔
子痫/重度子痫前期	肼屈嗪 拉贝洛尔 尼卡地平	嗜铬细胞瘤	酚妥拉明 拉贝洛尔

　　起效较快的降压药如拉贝洛尔、艾司洛尔、硝普钠、尼卡地平、硝酸甘油和非诺多泮为首选。表13-7列举了某些特殊情况应用的降压药。口服降压药物适用于控制6~12小时血压升高症状者和逐渐减少减停静脉降压药物使用的患者。

　　特殊情况：

　　（1）对于急性主动脉夹层的患者，需要在5~10分钟内迅速将收缩压降至100~120 mmHg，心率降至60~80次/分。β受体阻滞剂或非选择性的α受体和β受体阻滞剂如拉贝洛尔为首选，可以减少主动脉内的血流剪切力，防止夹层进一步撕裂。此外，需要应用阿片类药物进行镇痛治疗。

　　（2）对于肾功能正常和有效循环血量不足（压力性尿钠增加）的患者，给予生理盐水行液体复苏会抑制肾素分泌，并防止血管扩张导致的低血压。

13.6　腹腔高压和腹腔间隔室综合征

　　腹腔压力（intra-abdominal pressure, IAP）增高既是重症患者常见并发症的原因，也是其结果，近年来越来越受到关注。腹腔内压力通过监测膀胱内压而获得。腹腔的灌注压称为腹腔灌注压（abdominal perfusion pressure, APP），由平均动脉压减去IAP得到。与脑灌注压一样，APP是影响腹腔器官灌注的重要因素。

　　腹腔高压（intra-abdominal hypertension, IAH）被定义为IAP持续增加，超过12 mmHg，而腹腔间隔室综合征被定义为IAP超过25 mmHg或IAP较低时合并新发的器官衰竭。

　　正常IAP为3~7 mmHg，肥胖者可以高达9~14 mmHg。因此，监测IAP时需要考虑到患者的生理状态。腹腔容积增大或腹壁顺应性降低或两者同时存在均可导致IAP增加。表13-8列举了导

表13-8　导致腹腔内高压/腹腔间隔室综合征的疾病

腹腔内容物增加	腹壁顺应性降低	全身性因素
胃肠道扩张	腹部手术,腹部缝合过紧时	肥胖
肠梗阻	腹壁出血或腹直肌鞘血肿	全身性感染、严重感染和感染性休克
肠扭转	巨大疝、腹裂或脐膨出矫正术后	急性重症胰腺炎
结肠假性梗阻		大量液体复苏
腹腔内或腹膜后肿块		大面积烧伤（有或无腹部焦痂）
腹部肿瘤		复杂的腹腔内感染
腹水或腹腔积血		
腹膜后水肿/出血		
气腹（如腹腔镜术中）		

分类部分采用 Malbrain ML, Cheatham ML, Kirkpatrick A, et al. 腹腔内高压和腹腔间隔室综合征国际专家会议. I Definitions Intensive Care Med, 2006, 32: 1722-1732.

致IAH/腹腔间隔室综合征的疾病。腹腔间隔室综合征被分为原发、继发或复发。原发的腹腔间隔室综合征常见于腹盆腔损伤或腹盆腔疾病,常需要早期手术或介入干预,而继发的腹腔间隔室综合征常见于远隔器官的疾病(如全身性感染、毛细血管渗漏、烧伤)。在初始治疗成功后,腹腔间隔室综合征仍可能进展或再发。

IAH对腹腔内和腹腔外器官均有害,导致腹腔灌注降低,腹腔器官缺血或胸腹顺应性减低,心输出量下降,呼吸受影响。具体为:

(1)APP下降导致急性肾损伤,内脏灌注不足,肠道缺血。此时可以没有心输出量的下降。

(2)胸腹部顺应性下降和膈肌上抬(传递20%～80%的腹腔压力)导致的胸腔压力增加,对于心血管系统、呼吸系统和中枢神经系统有负性影响:

① 循环系统

  • 静脉回流减少导致前负荷和舒张末期容量下降;

  • 体循环阻力增加。

② 呼吸系统

  • 顺应性下降;

  • 机械通气时可表现为吸气压力升高或潮气量减少。

③ 神经系统

  • 胸腔压力升高导致颅内压升高,脑静脉回流下降。

明显的IAH将导致胸壁顺应性下降,中心静脉压等静脉充盈压力上升,静脉回流明显减少,跨壁压降低。因此,IAH时生理学指标代表的意义与正常者不同,复苏的目标需要达到更高的水平。

IAP的测量需要患者仰卧位,保证腹肌放松,将换能器放在腋中线水平,于呼气末时相进行测量。间歇式IAP测量的参考标准是通过向膀胱内注入最多25 ml无菌盐水进行的。

13.6.1 治疗

持续IAP监测(每4～6小时一次)以便早期识别IAH/腹腔间隔室综合征,并能够给予及时处理。维持腹腔灌注压(APP>60 mmHg)、体循环灌注以及其他内科处理有利于降低IAP,并防止继发器官功能损害,而对于顽固性IAH者则需尽早行外科手术以减压治疗。存在IAH高风险的患者(表13-8)应定期监测膀胱压,体格检查不敏感不能用于早期鉴别。

(1)内科治疗

① 留置胃管行胃肠减压,应用胃肠动力药,灌肠。

② 处理腹腔内占位性病变(如大量腹水的引流)。

③ 优化液体管理,避免出现容量不足和容量过负荷。一旦出现容量过负荷则可给予利尿剂和肾脏替代治疗。

④ 充分镇痛镇静治疗,胸腹腔积液穿刺引流,均可改善胸腹顺应性。避免使用胸带和腹带,必要时可应用肌松剂。

⑤ 维持 APP>60 mmHg 以确保腹腔和全身灌注。

（2）外科治疗

剖腹减压术是 IAH 的"黄金标准"和最明确的治疗方法。然而，如果用于保护内脏的临时腹部闭合装置太紧，患者即使已"腹部开放"，仍然可以再发 IAH。

特别提醒

- D-二聚体敏感性较高，门诊患者若检查结果阴性则发生肺栓塞的可能性较低，可以排除肺栓塞。而肺栓塞可能性呈中度或高度者以及住院患者则需要进一步检查。
- 对于怀疑肺栓塞而又无抗凝禁忌的患者，在进行诊断性检查的同时应用普通肝素或低分子肝素或磺达肝素治疗。
- 有静脉血栓栓塞风险的患者应给予药物和（或）机械预防治疗。
- 对于备血量不足 4 U 的医疗机构，应考虑将有消化道大出血的患者转至上级医院。
- 内镜可用于明确上消化道出血的病因，并针对病因进行治疗。
- 下消化道内镜对于严重的下消化道出血的诊断、治疗和干预至关重要。
- 有应激性胃炎风险的患者应给予 H_2 受体拮抗剂或质子泵抑制剂治疗。
- 对于已知或怀疑中毒/药物过量的患者，首先应保证气道通畅和血流动力学稳定。
- 对于治疗主动脉夹层的患者而言，控制血压和心率至关重要。
- 对有进行性腹内高压和腹部筋膜综合征风险患者应经常监测腹内压。
- 早期给予控制腹内压、维持腹腔内脏器以及全身灌注的治疗。

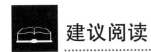

建议阅读

1. Alapat PM, Zimmerman JL. Toxicology in the critical care unit. *Chest*, 2008,133: 1006-1013.

2. Anderson FA Jr., Spencer FA. Risk factors for venous thromboembolism. *Circulation*, 2003(suppl),107:I-9–I-16.

3. Barkun AN, Bardou M, Kuipers EJ, et al. International consensus recommendations on the management of patients with nonvariceal upper gastrointestinal bleeding. *Ann Intern Med*, 2010,152:101-113.

4. Braverman AC. Aortic dissection: prompt diagnosis and emergency treatment are critical. *Cleve Clin J Med*, 2011,10:685-696.

5. Cheatham ML. Abdominal compartment syndrome. *Curr Opin Crit Care*, 2009,15: 154-162.

6. Cheatham ML, Safcsak K. Percutaneous catheter decompression in the treatment of elevated intra-abdominal pressure. *Chest*, 2011,140:1428-1435.

7. Falck-Ytter Y, Francis CW, Johanson NA, et al. Prevention of VTE in orthopedic surgery patients: Antithrombotic Therapy and Prevention of Thrombosis, 9th ed: American College of Chest Physicians Evidence-Based Clinical Practice Guidelines. *Chest*, 2012,141:e278S-e325S.

8. Garcia-Tsao G, Sanyal AJ, Grace ND, et al. Prevention and management of gastro-esophageal varices and variceal hemorrhage in cirrhosis. *Hepatology*, 2007,46: 922-938.

9. Gould MK, Garcia DA, Wren SM, et al. Prevention of VTE in nonorthopedic surgical patients: Antithrombotic Therapy and Prevention of Thrombosis, 9th ed: American College of Chest Physicians Evidence-Based Clinical Practice Guidelines. *Chest*, 2012,141:e227S-e277S.

10. Kahn IA, Nair CK. Clinical, diagnostic, and management perspectives of aortic dissection. *Chest*, 2002,122:311-328.

11. Kahn SR, Lim W, Dunn AS, et al. Prevention of VTE in nonsurgical patients: Antithrombotic Therapy and Prevention of Thrombosis, 9th ed: American College of Chest Physicians Evidence-Based Clinical Practice Guidelines. *Chest*, 2012,141:e195S-e226S.

12. Kearon C, Akl EA, Comerota AJ, et al. Antithrombotic therapy for VTE disease: Antithrombotic Therapy and Prevention of Thrombosis, 9th ed: American College of Chest Physicians Evidence-Based Clinical Practice Guidelines. *Chest*, 2012,141: e419S-e494S.

13. Konstantinides S. Clinical practice. Acute pulmonary embolism. *N Engl J Med*, 2008,359:2804-2813.

14. Malbrain ML, Cheatham ML, Kirkpatrick A, et al. Results from the International Conference of Experts on Intra-abdominal Hypertension and Abdominal Compartment Syndrome. I. Definitions. *Intensive Care Med*, 2006,32:1722-1732.

15. Marik PE, Varon J. Hypertensive crises: challenges and management. *Chest*, 2007,131:1949-1962.

16. Papadopoulos DP, Mourouzis I, Thomopoulos C, et al. Hypertension crisis. *Blood Press*, 2010,19:328-336.

17. Torbicki A, Perrier A, Konstantinides S, et al. Guidelines on the diagnosis and management of acute pulmonary embolism: the Task Force for the Diagnosis and Management of Acute Pulmonary Embolism of the European Society of Cardiology (ESC). *Eur Heart J*, 2008,29:2276-2315.

18. Wells PS, Anderson DR, Rodger M, et al. Excluding pulmonary embolism at the bedside without diagnostic imaging: management of patients with suspected pulmonary embolism presenting to the emergency department by using a simple clinical model and D-dimer. *Ann Intern Med*, 2001,135:98-107.

19. Zimmerman JL, Rudis M. Poisonings. In: Parrillo JE, Dellinger RP, eds. *Critical Care Medicine*. 3rd ed. Philadelphia, PA: Mosby Elsevier, 2008,1453.

 推荐网站

1. Society of Critical Care Medicine/Guidelines. www.sccm.org

2. Institute for Clinical Systems Improvement. http://www.icsi.org.

3. World Society of Abdominal Compartment Syndrome. http://www.wsacs.org

第十四章

重 症 产 科

 目的

■ 介绍妊娠期特有的生理和代谢改变。

■ 探讨妊娠期高血压疾病的诊断和处理。

■ 掌握HELLP综合征的临床表现和治疗。

■ 介绍围产期心肌病、血栓性疾病和其他妊娠期并发症的处理方案。

■ 掌握妊娠期创伤患者的处理原则。

病例

28岁孕34周的初次妊娠女性，发现血压升高至190/110 mmHg，心率至125次/分，在吸空气的情况下经皮指脉氧饱和度(SpO₂)为86%，并出现严重的呼吸窘迫。胸片提示双肺弥漫性肺水肿征象。需要你对患者病情进行评估并治疗。

– 可能诊断是什么？

– 需要立即进行何种治疗？

– 还需要进行哪些检查以明确诊断？

14.1 引言

重症孕产妇的原发疾病包括妊娠相关和无关的重症疾病。妊娠相关的疾病包括：先兆子痫、子痫、HELLP综合征(溶血、肝酶升高和血小板计数降低)和羊水栓塞综合征，所有这些疾病都是危及生命的，需要进行紧急处理。妊娠无关的重症疾病包括：原发性高血压、血栓栓塞性疾病、循环和呼吸系统疾病以及创伤，上述疾病在妊娠过程中都可能被诱发或加重。妊娠期生理、代谢和激素的改变可能会影响疾病的表现，并且增加疾病诊断和治疗的复杂程度。理解妊娠、分娩和产后不同阶段的生理变化是治疗有妊娠相关和无关重症疾病的关键。妊娠期高血压疾病和出血是产科患者中最常见的重症疾病。

14.2 生理改变

14.2.1 循环系统改变

血容量和心血管状态的变化是妊娠期最突出的改变，是妊娠和分娩期母体和胎儿代谢需求增加而产生的适应性变化。血容量每三个月都会较妊娠前增加40%~50%，直至妊娠晚期。心输出量在孕24周时较妊娠前增加50%，此后维持该水平直至分娩，心输出量增加的原因主要与第一、第二个妊娠三月期每搏输出量增加，以及第三个妊娠三月期胎儿心率增加至15~20次/分有关。心肌收缩力的增强也是可能原因。当孕妇处于仰卧位时，心输出量会显著下降25%~30%。原因在于妊娠子宫压迫腹主动脉和下腔静脉，增加心脏后负荷并限制静脉回流至右心。左侧卧位是重症产妇的理想体位，尤其是在妊娠期和妊娠子宫体积增大时。对于合并仰卧位低血压综合征的孕妇，当处于仰卧位时心输出量显著下降，出现严重低血压和心动过缓，尤其是在静脉侧支发育不良时称为仰卧位低血压综合征。充盈压包括中央静脉压和肺动脉压，在妊娠期间通常是无变化的。第二个妊娠三月期出现的血压下降与孕激素分泌增加导致血管舒张有关。血压降低的峰值发生在孕24~26周，收缩压会降低5~10 mmHg，而舒张压会下降10~15 mmHg。妊娠结束后血压会恢复至妊娠前水平。怀孕时，下肢静脉回流会减慢，而这种缓慢的血回流速度是由于增大的子宫阻塞骨盆静脉和下腔静脉导致的。这种静脉淤滞也有助于发现依赖性水肿和下肢及外阴静脉曲张，以及痔疮。静脉淤滞可使患者有深静脉血栓形成的风险。

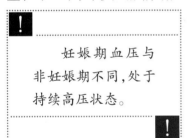

妊娠期血压与非妊娠期不同,处于持续高压状态。

心脏重构是妊娠期另一个可能引起或加重基础疾病的心血管改变，表现为整个四腔心的扩大。左心房的扩大可能引起突发的室上性和室性心律失常。在妊娠过程中通常会出现收缩期杂音和第三心音，但舒张期、全收缩期和收缩晚期出现杂音则提示可能存在潜在的重症心脏疾病。

随着妊娠子宫的增大和膈肌的上抬，除心腔的扩大外，心脏会向上、向左移位，在胸片上表现为心脏的扩大和增大的血管标记。但若患者无心脏疾病的其他证据，则上述改变无明显临床意义。

健康的孕妇可以耐受妊娠引起心血管和血流动力学改变。与健康孕妇相比，有轻、中度心脏疾病的孕妇发生心力衰竭和心律失常的概率要大得多，但也是可以耐受的。对于NYHAⅢ级和Ⅳ级的妊娠期患者，需要进行血流动力学监测和胎儿监护。

14.2.2　肺部的改变

孕妇因为血容量增加、激素诱导的黏膜水肿和血管过度增生，引起上呼吸道水肿，被认为存在"困难气道"。妊娠期肺部改变包括潮气量增加约40%、功能残气量减少20%～30%或400～700 mL以及由于母体及胎儿代谢需求增加导致的氧耗增加20%。在妊娠期，肺总量不变或仅减少小于5%，代谢需求可较非妊娠期增加32%。这主要与子宫的体积和胎儿的体型不断增加有关，其中前者只占4%。妊娠期间功能残气量的减少和氧耗的增加，减少母体的氧储备，增加母体换气不足或窒息时母体和胎儿缺氧的风险。

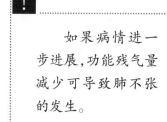

！ 如果病情进一步进展，功能残气量减少可导致肺不张的发生。 ！

在妊娠期，氧需求增加了大约30～40 ml/min（15%～20%），并伴随着分钟通气量增加。这主要与潮气量增加有关。分钟通气量的增加会导致轻度代偿性呼吸性碱中毒，$PaCO_2$会下降至26～34 mmHg（3.5～4.5 kPa）。由于肾脏的代偿机制，血碳酸氢根离子的浓度降低，因此pH值不会发生变化。如果孕妇表现出"正常"水平的$PaCO_2$，即35～40 mmHg（4.7～5.3 kPa），则应该立即就诊寻找发生呼吸衰竭的原因。

14.2.3　胃肠的改变

妊娠期激素水平及解剖的改变会对胃肠道产生一定的影响。从第一个妊娠三月期末开始，高水平的黄体酮水平可降低食管下端括约肌的张力，增加误吸的风险，胃食管反流和胃排空延迟也会在妊娠期出现。胃肠道动力的改变可引起恶心、呕吐和消化不良。

14.2.4　血液系统的改变

第三个妊娠三月期的血浆容量会增加40%～60%，而红细胞数仅增加25%，这种不成比例的增加导致稀释性贫血（妊娠期生理性贫血）；在妊娠24周，血红蛋白浓度稳定在11 g/dl（110 g/L），在妊娠后期，当血容量增加与红细胞质量之间的差异较小时，血红蛋白可能略有增加。白细胞计数在妊娠期会升至10 000细胞/μl（10×10⁹/L），伴有血小板轻度减少。血浆中所有凝血因子除Ⅺ、Ⅻ和抗凝血酶Ⅲ外在妊娠期都会增加。在妊娠期纤维蛋白原水平可能高达600 mg/dl（6 g/L）。纤维蛋白原＜150 mg/dl（1.5 g/L）是异常的。虽然凝血试验结果和出血时间不会改变，但上诉改变引起的血液高凝状态会导致静脉淤滞和血管壁损伤，增加血栓栓塞性疾病的发生风险。妊娠期血液高凝状态主要与凝血因子的增加、纤维蛋白的生成、纤维蛋白溶解的抑制和静脉淤滞有关。

14.2.5　新陈代谢的改变

由于妊娠期肾脏血液量的增多，肾小球滤过率增加，导致血肌酐水平下降。妊娠期促肾上腺皮质激素和皮质醇分泌增加，同时伴有腺垂体的增大，这会增加大出血后腺垂体产后梗死(Sheehan综合征)的发生风险。在分娩的压力下，隐匿性肾上腺皮质功能不全可诱发肾上腺危象。

14.3　高血压疾病

约5%～10%孕妇并发高血压疾病。其中先兆子痫，无论是单独发病还是并发慢性高血压，都是危及性命的情况。对于基础合并糖尿病、肾脏疾病及血管疾病，或有高血压家族史的孕妇，更容易在妊娠期合并高血压疾病。高血压的定义是收缩压≥140 mmHg，伴或不伴舒张压≥90 mmHg，轻度高血压定义为收缩压≥160 mmHg或者舒张压≥110 mmHg。

14.3.1　高血压疾病的诊断

（1）妊娠期高血压

妊娠期高血压是指高血压不合并蛋白尿，通常表现为舒张期高血压，并在分娩后的12周恢复正常，但许多产妇会发展为慢性高血压。对于再次妊娠的孕妇，舒张期高血压有着相对较高的复发率。

（2）慢性高血压合并子痫前期

慢性高血压定义为妊娠前高血压或妊娠前20周检测为高血压，当高血压患者合并子痫前期时，被认为是合并子痫前期的慢性高血压病。当子痫前期合并慢性高血压时，孕妇及胎儿预后比单独发病更差。

超声心动图表现为左心室肥厚，提示慢性病可能。我们还需要考虑其他与妊娠无关的高血压病因，如肾动脉狭窄、嗜铬细胞瘤和库欣综合征。

（3）子痫前期—子痫

子痫前期是一个多系统的疾病，通常发生在妊娠后20周，最常出现在分娩前。子痫前期是妊娠合并高血压的最常见形式。其经典定义为新发高血压加新出现的蛋白尿；然而，一些女性可能会出现与其他多器官受累的新发高血压而无蛋白尿。症状严重时多系统均会受累，包括血小板减少（血小板计数 < 100000/μl，肝功能受损，新发肾衰竭（肌酐 > 1.1mg/dl 或以前值的两倍），肺水肿，或新发脑或视觉障碍。

蛋白尿定义为在24小时尿蛋白>300mg或蛋白/肌酐比值至少为0.3。在没有其他定量方法时，尿试纸(1＋)也可用于诊断。

子痫是子痫前期抽搐的阶段，伴有全身强直阵挛性癫痫发作。它是疾病更严重的表现。虽然癫痫发作是其最典型的表现，其他颅内病变，如出血、中风或颅内高压，更容易导致死亡。

（4）产后高血压

产后阶段也可出现子痫前期伴或不伴有严重临床表现。产后2周至6个月血压仍会升高且不稳定。

14.3.2 高血压疾病的治疗

（1）一般治疗

子痫或重度先兆子痫患者需要入院治疗。应用硫酸镁可预防癫痫发作和控制血压，同时应尽早对母体和胎儿进行监护。对于是否入住ICU、胎儿的管理和分娩等问题，应该由产科医生和ICU医生尽快进行讨论。子痫或重度先兆子痫的治疗重点包括：防止母体损伤，保证母体和婴儿的氧合，预防癫痫发作。分娩是治疗重度先兆子痫的最佳措施，但必须要考虑到胎儿的成熟度。对于妊娠32周后出现的重症先兆子痫，应该首先考虑分娩。建议咨询母婴医学专家。

（2）预防癫痫发作

预防性静脉输注硫酸镁可阻止子痫前期严重的癫痫发作。患者一旦出现严重症状或癫痫发作的先兆表现时，如头痛、精神状态改变、视力模糊、暗点、抽筋、右上腹疼痛，应立即使用硫酸镁治疗。开始出现任何轻度子痫前期发展为重度的迹象时也可使用硫酸镁。

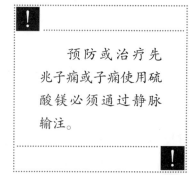

预防或治疗先兆子痫或子痫使用硫酸镁必须通过静脉输注。

预防或治疗子痫癫痫发作的患者应静脉注射4～6 g硫酸镁负荷量，之后维持剂量1～2 g/h持续至少24小时。2～4小时后检测镁离子水平，并维持在2～3.5 mmol/L（4～7 mEq/L）。需要对产妇的呼吸频率、腱反射、意识水平和尿量进行规律监测，并根据血清中镁离子的水平对输注速度进行调节。当出现呼吸抑制、嗜睡或腱反射消失时，表明镁离子水平已经超过治疗范围（>3.5 mmol/L或7 mEq/L）。由于镁经肾脏排泄，当出现尿量减少时应相应减慢镁离子的输注速度。根据血清肌酐水平调节镁离子的静脉输注速度。镁中毒时应在数分钟内静脉应用1 g的氯化钙（10%氯化钙溶液10 ml）。

（3）血压控制

降压治疗的目的是为了预防脑卒中、颅内出血、急性心肌梗死和急性心力衰竭等妊娠并发症。目前尚无确切的研究数据明确启动降压治疗的血平水平。如果收缩压>160 mmHg或舒张压>110 mmHg，必须给予治疗。对于血压明显上升或者有终末器官累及时，推荐住院接受紧急降压治疗。当出现危及生命的情况时推荐静脉降压治疗。

肼屈嗪、拉贝洛尔或口服硝苯地平可用于治疗妊娠期急性重度高血压。药物的选择和给药途径应基于提供者的舒适性和经验。

- 肼屈嗪（每15～20分钟5 mg缓慢静脉推）
- 拉贝洛尔（起始剂量20 mg静脉滴注，每10～15分钟滴定）。如果最初20 mg无效，加量至40 mg。如果40 mg仍不能将血压降至所需水平，加量至80 mg，直到最大剂量为300 mg。

■ 使用强效降压药时患者血压会急剧下降，尤其是容量不足的先
兆子痫患者。由于大多数子痫前期患者存在明显的低容量状
态，应避免使用利尿剂。

（4）支持治疗

重症先兆子痫常合并心源性和非心源性肺水肿。治疗措施包括
氧疗以维持 $PaO_2 > 70$ mmHg（>9.3 kPa）或 $SpO_2 \geqslant 94\%$ ，以防止胎儿
缺氧和酸中毒。气管插管和机械通气的指征与非妊娠患者相同。因为
母体氧耗增加和功能性肺表面积减少，母亲发生通气不足和窒息的风险更大。孕妇在气管插管过程
中可能出现缺氧、误吸和口咽部水肿，所以需谨慎处理。通常采用较小号的气管插管（6.5 mm 或者
7.0 mm）。需要气管插管的孕妇应进行全胃插管术。由于孕妇的误吸风险较高，在面罩给氧及气管插
管通气的整个过程中应该采用环状软骨压迫法。先兆子痫和子痫患者常合并血容量不足，可能需要有
创血流动力学监测来优化肺水肿的治疗。在怀孕期间，中心静脉压值和肺动脉充盈压并不相关，但却
可以指导液体复苏。非侵入性操作（如超声心动图）可以用来评估心输出量、容量状态和射血分数。重
度先兆子痫患者的肾血管收缩会导致少尿。容量负荷试验需要谨慎进行。不推荐对没有有创性血流动
力学监测的患者常规使用利尿剂。大多数无尿的先兆子痫患者对 1～2 L 晶体液有反应性，不需要进行
有创血流动力学监测。但对于再次容量负荷试验无反应或出现心脏或呼吸衰竭的患者，应及时考虑
进行血流动力学监测和重症监护。如果血容量是充足的，血管扩张剂治疗可能使患者获益。

（5）监测

所有孕妇均应定期监测血压，合并高血压的孕妇需要更频繁地监测。使用硫酸镁时，需要对
腱反射、呼吸频率和血浆镁离子水平进行监测。先兆子痫患者并不需要常规进行有创血流动力学
监测，但合并有严重心脏、呼吸或者肾功能不全时，则需要考虑进行有创血流动力学监测。

14.4 HELLP综合征

HELLP 综合征是一种危及生命的疾病，可以发生在妊娠期或者分娩后初期。先兆子痫患者的
HEELP 发生率约 4%～12%，该综合征的主要特点如下：

■ 溶血：溶血性微血管病性贫血伴随外周血涂片结果异常，总胆红素 > 1.2 mg/dl（21 μmol/L），
或血清乳酸脱氢酶 > 600 U/L。

■ 肝酶水平升高：天门冬氨酸氨基转移酶 > 70 U/L 或乳酸脱氢酶 > 600 U/L。

■ 血小板计数降低：$< 15\ 000/\mu l$。

HELLP 综合征患者并不出现上述所有的临床表现，且可表现为多种非特异性的临床症状和体
征，包括上腹部或右上腹疼痛、牙龈或者鼻出血、淤点、乏力、恶心和呕吐等。HELLP 综合征多
发于妊娠 27～36 周。产后的 HELLP 综合征占 20% 通常在分娩后 1～2 天内。1/3 的 HELLP 综合征患
者在妊娠期无蛋白尿或高血压等先兆子痫的症状。

HELLP综合征易与妊娠急性脂肪肝、血栓血小板减少性紫癜或成人溶血性尿毒症综合征相混淆。HELLP综合征会影响重症感染的诊断。实验室检查有助于鉴别急性脂肪肝和HELLP综合征，表14-1已经将所有鉴别指标列出。由于HELLP综合征可显著增加胎儿和母亲的发病率和死亡率，需要立刻分娩。

表14-1	妊娠急性脂肪肝、HELLP综合征和子痫/先兆子痫的实验室检查		
实验室检查	妊娠急性脂肪肝	**HELLP**综合征	子痫/先兆子痫
纤维蛋白原	下降	正常或升高	正常或升高
血糖	下降	正常	正常
血氨	升高	正常	正常
ALT	300 U/L	150 U/L	60 U/L
胆红素	升高	正常,轻度升高	正常,轻度升高
DIC	75%	20%～40%	少见

备注:HELLP综合征,溶血、肝酶升高及血小板降低;ALT,谷丙转氨酶;DIC,弥散性血管内凝血。

HELLP综合征的治疗包括支持治疗、静脉输注硫酸镁和降压治疗(详见降压治疗)。当出现持续性、严重的、进行性恶化的腹痛或上腹部疼痛时，需考虑自发性骨折或肝破裂的可能。CT或MRI可发现肝内出血。HELLP综合征的其他并发症包括颅内出血、急性肾衰竭和暴发性肝衰竭。

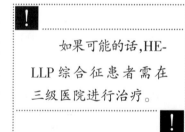

如果可能的话,HELLP综合征患者需在三级医院进行治疗。

14.5　产后出血

产后出血没有一个合适的定义，它的经典定义为经阴道分娩估计失血量超过500 ml或剖宫产失血大于1000 ml以上。产后出血一般分为原发性或继发性，原发性出血为产后24小时内发生的出血，继发性出血为产后24小时至6周发生的出血。原发性产后出血多数因子宫收缩乏力造成。原发性和继发性产后出血的病因包括子宫过度膨胀、胎盘残留、凝血功能障碍以及子宫脱出。

由于宫缩乏力是产后出血的最常见原因，其临床诊断主要依靠触及大且柔软的子宫。原发性产后出血第二个最常见的原因是下生殖道自发或因产伤导致的撕裂。这些撕裂部位造成的血肿可导致分娩时大量失血，尤其是血肿逐渐扩大时。

子宫收缩乏力导致的持续失血需要额外使用宫缩剂作为出血的一线治疗（表14-2）。

表14-2	产后出血的药物治疗[a]		
药物[*]	剂量/途径	频次	注释
催产素	IV:1L生理盐水或乳酸林格氏液中加10~40U IM:10U	持续	避免不稀释、快速静脉注射,会导致低血压
甲麦角新碱	IM:0.2mg	每2~4小时	若患者有高血压应避免使用
15-甲基前列腺素F2α	IM:0.25mg	每15~90分钟,最大剂量8剂	哮喘患者避免使用;有肝脏、肾脏、心脏疾病相对禁忌。会出现腹泻、发热及心动过速
地诺前列酮	栓剂:阴道或直肠,20mg	每2小时	若患者有低血压应避免使用。发热常见。冷冻保存,必须解冻至室温
米索前列醇（前列腺素E1）	800~1000μg直肠给药		

缩写:IV,静脉注射;IM,肌肉注射。

*所有药物均可引起恶心和呕吐。

[a]根据Dildy GA, Clark SL. Postpartum hemorrhage. Contemp Ob/Gyn. 1993;38(8);21-29修改。

产后出血的治疗包括早期积极的液体复苏、尽快寻找出血部位。一旦延误治疗或未准确评估出血量,产妇的病死率将显著上升。活动性出血的产妇会出现血流动力学不稳定,除了积极的液体复苏还应输注浓缩红细胞。同时因为血液的丢失和凝血障碍,还需要补充其他的血制品包括新鲜冰冻血浆、血小板和冷沉淀。当出现严重子宫出血而子宫收缩药物治疗无效时,需要血管造影栓塞术或外科干预,如子宫切除术。

14.6 血栓性疾病

孕妇产后血栓栓塞疾病的发生率是非孕妇的五倍。且风险随着剖宫产、手术阴道分娩、基础深静脉血栓和产妇年龄的增加而增高。

虽然孕妇的肺栓塞临床表现和非孕妇相似(详见第十三章),但由于孕妇特殊的生理变化,使得肺栓塞的评估变得复杂。下肢水肿、腿痛和呼吸困难是妊娠的常见症状,这将影响临床对肺栓塞的诊断。当需要胸片来排除其他肺部疾病(如肺炎)时,则必须屏蔽胎儿。D-二聚体在妊娠16周后升高超过正常范围,诊断价值较小。下肢多普勒超声(加压超声)是诊断妊娠期深静脉血栓的首选方法，但对腓肠肌和孤立的髂静脉血栓的检出率低。通气/灌注扫描是诊断妊娠期肺栓塞的可靠方法。早期单独灌注扫描可使孕妇获益。如果没有发现灌注缺损，可考虑排除肺栓塞。计算机断层血管造影（CTA）是诊断肺栓塞的另一种方法，对中央动脉栓塞的诊断敏感性高于肺亚段栓塞。同时，上述检查方法并不会显著增加胎儿的致畸和致癌风险，且与未确诊的血栓栓塞性疾病导致的产妇死亡风险相比，射线暴露风险是较低的。因此，对怀疑肺栓塞的孕妇应尽早进行诊断评估。当怀疑有肺栓塞时，必须进行肝素抗凝治疗，确诊后继续使用。

妊娠合并稳定性肺栓塞的治疗与非妊娠相似，但因华法林的致畸风险极大，是妊娠的相对禁忌证和妊娠前三个月的绝对禁忌证。肝素是肺栓塞的一线用药，首先静脉负荷与体重成比例的普通肝素，将APTT控制在1.5～2.5倍之间。然后转为皮下注射给药，从5 000 IU普通肝素开始，每12小时一次，将给药6小时后的APTT同样控制在1.5～2.5倍之间。低分子肝素或达肝素/亭扎肝素对胎儿是安全的，可用于（孕妇）血栓性疾病的治疗。

> ！
> 肝素治疗的患者存在继发肝素相关血小板减少症和骨质疏松症的风险。
> ！

由于低分子肝素副作用小，疗效更易预测且给药方案更容易，其使用已成为临床首选。在分娩后，视危险因素予以华法林替代全身抗凝治疗。结合分娩时局部麻醉，分娩期管理要求治疗剂量的普通肝素需在硬膜外或脊髓麻醉前至少6小时停用，预防性使用的低分子肝素需在局部麻醉前至少12小时停用。治疗剂量的低分子肝素应在局部麻醉前24小时停用，硬模外导管拔除或脊柱针放置后至少1小时后可恢复在产后治疗性或预防性使用肝素，4小时后可开始预防性使用低分子肝素，24小时后可治疗性使用低分子肝素。肺栓塞产妇分娩后，根据风险因素，可在3～6个月后调整为华法林抗凝治疗。分娩期使用抗凝治疗的风险包括：增加剖宫产术中出血的可能，增加局部或硬膜外麻醉后出血和血肿形成的可能，增加会阴侧切术或手术阴道分娩出血的可能。妊娠合并大面积肺栓塞和（或）血流动力学不稳定的患者，治疗原则与非妊娠患者相同还需仔细考虑风险。

14.7　围产期心肌病

14.7.1　临床表现

围产期心肌病是指妊娠最后一个月或产后5个月内发生的左心室收缩功能障碍。排除心衰的原因和心脏病史。临床症状包括进行性加重的呼吸困难、端坐呼吸、夜间阵发性呼吸困难和劳力性晕厥。临床体征包括全心衰竭的征象：胸片提示全心或局部扩大、肺动脉高压、心脏杂音、颈静脉怒张、发绀、杵状指或心律失常等。大多数合并围产期心肌病的产妇在分娩后即出现上述症状。围产期心肌病的危险因素包括：母亲年龄大于30岁、初次妊娠、双胎妊娠、子痫前期、妊娠期间使用保胎药。其中产后症状发生晚的高龄产妇的病情往往更加严重。大约有50%患围产期心肌病的女性在分娩后6个月内心功能恢复至正常，但有持续心衰的患者，5年病死率接近85%。

14.7.2 治疗

围产期心肌病初始评估包括：胸片、心电图和超声心动图。初始治疗包括卧床休息、限制钠摄入、使用利尿剂和血管扩张剂。对于合并肺水肿和心功能失代偿的患者，需要有创血流动力学监测以指导容量管理、强心治疗和后负荷的调整。常用药物治疗包括地高辛、多巴酚丁胺、米力农等正性肌力药物和降低心脏后负荷的血管紧张素转换酶抑制剂，但后者在分娩前是相对禁忌。袢利尿剂可有效缓解全身和肺淤血症状，但由于影响子宫胎盘灌注，在妊娠最后一个月应谨慎使用。如果在产前出现围产期心肌病的相关症状，应由产科医生、ICU医生和麻醉师共同决策是否提前分娩，因大多数患者的症状在分娩后加重，通常不推荐提前分娩。但对于重度心力衰竭或出现血流动力学不稳定的孕妇，可考虑急诊分娩。需要正性肌力药物和机械支持的重症产妇应行剖宫产。围产期心肌病患者应考虑抗凝治疗，其发生心脏扩大、射血分数 < 35%、心房颤动、体循环和肺循环栓塞的风险远高于其他心肌病患者。对于药物治疗无效而预计预后良好或需要心脏移植的患者，左右心室辅助可作为过度治疗。分娩后6个月内心力衰竭症状和体征未缓解的患者，不建议再次妊娠。

14.8 重症哮喘

需要气管插管和机械通气的重症哮喘患者应该选择合适的分钟通气量以避免过度通气和呼吸性碱中毒。碱中毒可能导致子宫胎盘血流量减少，影响胎儿氧合。在积极机械通气和药物治疗的情况下，仍可能出现哮喘持续加重，在这种情况下，应考虑急诊剖宫产。

14.9 羊水栓塞

羊水栓塞的发生率和病死率高，与习惯性流产、堕胎、羊膜穿刺有关。常在分娩或产后即刻发生。典型临床表现包括缺氧、休克、神志改变和弥散性血管内凝血；也可出现癫痫发作、躁动、胎儿窘迫、发热、寒战、恶心、呕吐等非特异性症状。羊水栓塞是一个临床诊断和排除性诊断。当妊娠或产后的产妇突然出现严重的循环衰竭和呼吸窘迫时，应考虑羊水栓塞的可能。部分羊水栓塞患者以弥散性血管内凝血为首发症状。诊断羊水栓塞时应排除肺栓塞、脓毒症、空气栓塞、子痫和心肌梗死等疾病。影像学可出现双侧肺间质及肺泡浸润的肺水肿征象。羊水栓塞治疗的关键包括：支持治疗、快速维持产妇心肺功能稳定和预防继发的终末器官损害。

14.10 妊娠合并创伤

妊娠合并创伤与非妊娠患者的治疗原则相同（详见第九章）。但必须考虑妊娠患者独特的解剖特点。妊娠子宫的变化使得早期腹部评估复杂化：妊娠12周，子宫高度大概在耻骨联合水平；妊娠20周在肚脐水平；此后子宫高度每周增加1 cm，直至36～40周，此时子宫几乎占据整个腹腔。在妊娠后期，可能出现耻骨联合和骶髂关节的增宽。所有妊娠合并创伤的患者需要被立即送到具有产科手术能力的医院。当评估患者的意识状态时，需与颅脑外伤、子痫引起的神经系统症状相鉴别。患者的仰卧位可限制心脏回心血流量而导致低血压的发生，因此尽可能地将患者置于左侧卧位，将右臀抬高至少4～8 cm，避免子宫压迫下腔静脉。如果发现脊髓损伤的可能，应予脊椎固定，保持轴线位。

在发生显著心动过速、低血压等低血容量症状前，妊娠合并创伤患者可能已丢失多达全身35%的血容量。因此，当孕妇病情相对稳定时，胎儿可能已处于低灌注状态。胎儿心率的评估是初始评估的重要部分，可由胎儿镜或多普勒胎儿镜完成。传统的听诊器可以在妊娠晚期监测胎儿心率，但是在孕妇心动过速的情况下，很难区分胎心和母体的心率。超声检查可有效评估胎儿的心脏活动和功能，晚期或持续的心率减速提示病情进展。如果胎儿得不到充分的评估和治疗，应该在病情稳定后尽快转运至具有胎儿检查及监护设备的医院。在创伤后应该进行至少4小时的胎心监测。

> ! 正常胎心率110～160次/分。 !

次要评估应包括子宫兴奋性和子宫收缩、胎心率和胎动，必要时可进行盆腔检查。如果存在阴道流血，可由一名有经验的医护人员进行无菌阴道检查，同时检查前应行超声检查排除前置胎盘的可能，前置胎盘是阴道检查的禁忌。

妊娠合并创伤患者的治疗包括：充分的循环和呼吸复苏，稳定孕妇病情，持续胎儿监测，必要时可进行影像学检查。产科应联合重症和外科同时进行治疗。如果母亲是Rh阴性，即使创伤较轻，也应在伤后72小时内给予Rho(D)免疫球蛋白。推荐应用Kleihauer-Betke染色法检测母亲循环中胎儿的红细胞数目，推荐咨询产科以明确Rho(D)免疫球蛋白的用量。

14.11　化脓性盆腔血栓性静脉炎

化脓性盆腔血栓性静脉炎以盆腔静脉存在感染性血凝块为特征，一般发生在顺产和剖宫产后的产前期，在习惯性流产和药物性流产患者中也可发生。临床查体无特殊体征。产后出现发热的、经验性抗生素治疗无效的患者都应该考虑化脓性盆腔血栓性静脉炎的可能。其发生机制与脓毒血症、癌性脓肿、化脓性肺栓的循环化脓性栓子有关。超声和CT检查不能确诊，但部分可发现栓子的存在。化脓性盆腔血栓性静脉炎的诊断是排除性诊断，当临床怀疑时即可开始治疗。化脓性血栓性静脉炎的女性通常在抗感染治疗后好转。有研究表明，在抗感染治疗中加入抗凝治疗并无疗效。

14.12　妊娠期机械通气

妊娠患者气管插管和机械通气的指征与非妊娠患者相同。孕妇的氧储备能力较低，即使短暂的低通气或窒息都会引起母亲和胎儿出现严重的低氧血症。孕妇在机械通气时应维持$PaCO_2$在

$30\sim32$ mmHg($4.0\sim4.3$ kPa)范围，尽管在充血性心脏病的孕妇中，并没有发现PCO_2高至60 mmHg（80 kPa）的慢性高碳酸血症对胎儿是有害的，但目前尚无大量数据表明允许性高碳酸血症在孕妇中是可行的。当对孕妇实施无创通气时，需警惕误吸发生的可能。

机械通气孕妇急诊分娩的指征包括：胎盘破裂、弥散性血管内凝血、绒毛膜羊膜炎、重症先兆子痫、肺顺应性差需要高气道峰压或压力控制通气。机械通气在分娩过程中可改善孕妇的膈肌活动度并降低气道峰压。机械通气条件下行顺产也是可行的。

14.13　妊娠期高级生命支持

当孕妇出现心脏骤停时，应该实施标准的高级生命支持。如果合并巨大胎儿或大子宫，可使孕妇右侧垫高或手动将子宫推向左侧，促进静脉血回流入心脏。因为孕妇膈肌上移，实施胸外按压时应避免按压幅度过大。如果评估孕妇胎龄≥24周初始高级生命支持尝试失败时，应该进行快速的评估以在心脏骤停后$4\sim5$分钟内完成剖宫产术。这个选择只适用于子宫被认为大到足以阻止生命维持努力提示主动脉腔压迫，这导致产妇的血流动力学恶化。实施急诊分娩的首要目的是为了通过有效地胸外按增加静脉回流，改善心输出量。心肺复苏还包括标准的药物治疗。同时可寻求产科和新生儿科的帮助。

14.14　药物治疗

孕妇的用药必须考虑到药物对胎儿潜在的副作用(见表14-3和表14-4)。华法林、血管紧张素转换酶抑制剂、地西泮和苯妥英钠等药物对胎儿存在已知或潜在的副作用，有备选药物时应该尽量避免使用。当对重症或创伤妊娠患者用药时，应该考虑药物的用药指征、药理学作用和替代的方法。应该咨询临床药师掌握用药对胎儿的相关风险。

表14-3　严重药物毒性的食物和药物种类

分类	描述
A	针对孕妇的对照试验显示药物对早期妊娠的胎儿无任何风险,这类药物在妊娠期使用是相对安全的。
B	妊娠期使用无已知的特殊风险,但是缺乏人类的对照试验,如果动物生殖研究中出现副作用,但在人类妊娠期对照试验中未证实。
C	没有针对孕妇和动物生殖研究,或者动物实验观察到对胎儿有副作用,大部分新药归于这一类,这类药物只有在对胎儿获益大于危害的情况下使用。
D	这些药物在人类对照试验中显示出对胎儿有明确的危害,但药物是孕妇必需的,在使用前进行风险获益评估。
X	这些药物显示出对胎儿确切的危害,由于其潜在风险超过获益,属于使用禁忌。

表14-4	妊娠期可选择药物的毒理学分类

抗心律失常药		抗惊厥		利尿剂	
胺碘酮	D	卡马西平	D	呋塞咪	C
利多卡因	B	硫酸镁	B	螺内酯	C
普鲁卡因	C	苯巴比妥钠	D		
		苯妥英	D	**神经肌肉阻断剂**	
抗生素				阿曲库铵	B
阿昔洛韦	B	**抗高血压**		罗库溴铵	C
氨基糖胺类		ACE抑制剂		琥珀酰胆碱	C
滴眼液	C	孕期前3个月	C	维库溴铵	C
庆大霉素注射液	D	3~6个月/6~9个月妊娠期	D		
庆大霉素滴眼液	B	β-受体阻滞剂		**镇静止痛剂抗焦虑药**	
妥布霉素注射液	D	美托洛尔	C	苯二氮䓬类	D
妥布霉素	D	阿替洛尔	D	可待因	C
阿米卡星	D	卡维地洛	C	氟哌啶醇	C
		拉贝洛尔	C	吗啡	C
阿奇霉素	B	可乐定	C	丙泊酚	B
头孢替坦（禁用）	B	肼苯哒嗪	C		
头孢曲松（禁用）	B			**类固醇**	
头孢菌素	B	**心血管系统药物**		地塞米松	C
克林霉素	B	氨力农	C	氢化可的松	C
甲硝唑	B[b]	阿司匹林	D	泼尼松	C
青霉素	B	阿托品	C		
喹诺酮类	C	地高辛	B	**其他**	
磺胺类	B	多巴酚丁胺	C	氨茶碱	C
甲氧苄啶	C	多巴胺	C	H_2受体拮抗剂	B
万古霉素		肾上腺素	C	肝素	C
PO	B	硝酸甘油	C	胰岛素	B
IV	C	硝普钠	C	甘露醇	C
		去甲肾上腺素	C	华法林	X
		溶栓剂	C		
		加压素	C		
		维拉帕米	C		

注：ACE，血管紧张素转化酶；PO，口服。
[a]Data from Lexi-Comp's Drug Information Handbook, 2011-2012. Hudson, OH: Lexicomp, Inc.; 2011.[20]
[b]Contraindicated in 1st trimester

推荐阅读

- 孕妇仰卧位时子宫会压迫血管，限制静脉回流和动脉血流，对于合并巨大胎儿或大子宫的孕妇可能会出现心输出量的明显降低。

- 先兆子痫是妊娠20周新出现的高血压和蛋白尿或多系统受累的严重症状。

- 子痫是指先兆子痫合并强直阵挛发作。

- 硫酸镁(20%)可用于先兆子痫的预防和子痫痉挛发作的治疗，但需要密切观察。

- 妊娠期合并肺栓塞时，首选肝素抗凝，华法林是禁忌，尤其是妊娠前3个月。

- 对于原发性产后出血产妇，应该积极解决出血原因并进行积极的液体和血制品输注。

- 妊娠合并创伤的复苏原则与非妊娠创伤患者相同。

- 当妊娠妇女会出现心动过速、低血压等低血容量表现前，提示失血量已超过全身血容量的35%，这会掩盖患儿的病情变化和母亲的进行性出血。

- 如果母亲是Rh阴性血型，即使较小的创伤也应给予Rho(D)免疫球蛋白治疗。

- 妊娠患者气管插管和机械通气的指征与非妊娠患者相同，应调整机械通气参数，维持$PaCO_2$在30～32 mmHg(4.0～4.3 kPa)范围内。

- 如果最早期复苏失败，在心脏骤停4～5分钟内决定行剖宫手术，以改善母亲血流动力学。

- 当给妊娠患者选择治疗药物时，必须考虑药物对胎儿的副作用。

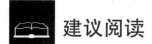

建议阅读

1. ACOG Committee on Obstetric Practice. ACOG practice bulletin no. 33. Diagnosis and management of preeclampsia and eclampsia. *Obstet Gynecol*, 2002,99:159-167.

2. Ahonen J, Stefanovic V, Lassila R. Management of post-partum haemorrhage. *Acta Anaesthesiol Scand*, 2010,54:1164-1178.

3. Guntupalli SR, Steingrub J. Hepatic disease in pregnancy: an overview of diagnosis and management. *Crit Care Med*, 2005,33(suppl):S332-S339.

4. Hardy-Fairbanks AJ, Baker ER. Asthma in pregnancy: pathophysiology, diagnosis and management. *Obstet Gynecol Clin North Am*, 2010,37:159-172.

5. Leung AN, Bull TM, Jaeschke R, et al. An official American Thoracic Society/Society of Thoracic Radiology Clinical Practice Guideline: Evaluation of suspected pulmonary embolism in pregnancy. *Am J Respir Crit Care Med*, 2011,184:1200-1208.

6. Mallampalli A, Guy E. Cardiac arrest in pregnancy and somatic support after brain death. *Crit Care Med*, 2005,33(suppl):S325-S331.

7. Miller MA, Chalhoub M, Bourjeily G. Peripartum pulmonary embolism. *Clin Chest Med*, 2011,32:147-164.

8. Oxford CM, Ludmir J. Trauma in pregnancy. *Clin Obstet Gynecol*, 2009,52:611-629.

9. Pearson GD, Veille JC, Rahimtoola S, et al. Peripartum cardiomyopathy: National Heart, Lung, and Blood Institute and Office of Rare Diseases (National Institutes of Health) workshop recommendations and review. *JAMA*, 2000,283:1183-1188.

10. Tan M, Huisman MV. The diagnostic management of acute venous thromboembolism during pregnancy: recent advancements and unresolved issues. *Thromb Res*, 2011,127(Suppl 3):S13-S16.

11. Whitty JE. Maternal cardiac arrest during pregnancy. *Clin Obstet Gynecol*, 2002,45:377-392.

12. Yeomans ER, Gilstrap LC 3rd. Physiologic changes in pregnancy and their impact on critical care. *Crit Care Med*, 2005,33(suppl):S256-S258.

13. Cunningham F. *Williams Obstetrics*. New York: McGraw-Hill Medical, 2014.

14. ACOG Task Force on Hypertension in Pregnancy. *Hypertension in Pregnancy*. Washington, DC: American College of Obstetricians and Gynecologists, 2013.

15. ACOG Committee on Practice Bulletins-Obstetrics. ACOG practice bulletin no. 123. Thromboembolism in pregnancy. *Obstet Gynecol*, 2011,118:718-729.

 推荐网站

1. American Congress of Obstetricians and Gynecologists. www.acog.org

2. Society of Critical Care Medicine/Guidelines. www.sccm.org

第十五章

重症医学的伦理问题

✓ 目的

- 概述伦理原则，指导重症医学决策。
- 讨论伦理面临的困境，包括撤离重症患者的生命支持、拒绝心肺复苏、非受益医疗、疾病终末期及治疗方案的选择。
- 依据患者不同类型的预先指令以指导治疗（对缺乏医疗决策能力的患者）。
- 讨论医学伦理决策的案例。

病例

Clark 女士，72 岁，老年女性，10 天前行腹壁疝修补术，误吸后出现心脏骤停。启动心肺复苏，给予气管插管、电除颤及肾上腺素等抢救措施后转至 ICU，出现急性呼吸窘迫综合征。患者对疼痛刺激无反应，瞳孔散大固定，角膜反射消失。血流动力学稳定，肺功能改善，但仍处于深昏迷。

- 谁来制定患者的医疗护理决策？依据是什么？
- 该患者的医疗目标是什么？
- 是否应当限制或撤除进一步的治疗措施？
- 根据什么流程来处理此类的问题？
- 与患者家属进行病情沟通时可能出现哪些困难？

15.1　引言

在很多国家，伦理是管理医疗实践的法律、法规和规章的依据之一。在不同的国家和地区，伦理原则的应用是不同的。伦理不同于现有的法律，伦理与法律的冲突常会导致法律的改变。伦理与死亡密切相关，是各种文化普遍接受的关于对错的行为准则，但是不能简单地将伦理等同于主流或传统价值观，最好状态是伦理可引导实质性的道德革新。

伦理学是哲学的一个分支，涉及行为的对错和善恶的概念。医学伦理的基础是古希腊的道德理论。现代医学伦理受到伊曼纽尔·康德（Immanuel Kant）、杰里米·边沁（Jeremy Bentham）和约翰·斯图尔特·米尔（John Stuart Mill）制定的道德理论的影响。

伦理是基于行为和价值观的基本原则对道德实践的重要反思。医学伦理学包含了医疗实践的决策，如临床研究、资源分配标准、患者和医护人员关系，以及医疗政策原则等。医学伦理是建立在信任基础上的医患关系的核心。医护人员有责任保障患者的最大利益，要认识到自己和患者在知识、信息和经验上的不对等。临床医生虽然具有医学专业知识技能，但对于患者的目的和价值观却知之甚少。共同制定医疗决策是有效弥补这些差异的一种方式，可以兼顾患者的最佳利益和医生的专业性。

在重症医学领域，患者可能死于医院和急诊室有三类典型情况：① 平素健康的人突然遭遇急性病症（如创伤、休克、心肌梗死或肺炎）；② 慢性和进展性疾病失代偿的反复发作（如慢性肺疾病出现呼吸衰竭、肺炎合并痴呆、心肌病出现心力衰竭）；③ 进展性不可逆性疾病（如肿瘤和痴呆）病情发展到严重阶段。许多这样的患者可能被收入ICU。这些患者可能无法参与其自身的医疗决策，往往依赖于事前做出的预先指示或者代理人的意见以指导临床工作。

重症医疗团队主要涉及以下三类关键情况的临终医疗决策：① 限制治疗和（或）复苏努力；② 撤离生命支持；③ 治疗方案选择。因此重症医疗团队必须能与患者及其家属就病情预后、治疗效果、治疗的合理目标、患者的预先指令、限制性复苏或撤除生命支持的选择等问题进行有效的沟通和交流。如果没有经过正式的讨论，我们很难了解患者的选择；仅仅基于对生活质量、年龄或器官功能的判断可能是错误的；医生的选择可能只反映自己的判断而非患者的选择。

医护人员必须从知识和情感方面着手准备与患者及其家属进行交流：① 切实可行的目标；② 治疗期望值和替代方法；③ 患者明确表示或暗示的关于医疗措施的意愿以及他们隐藏的愿望；④ 可接受的治疗选择。必须建立在对医学伦理、个体和群体的文化价值观以及相关法律原则充分理解的基础上，对上述问题进行有价值的讨论。医护人员的交流能力与患者和家庭对医疗行为的满意度直接相关，同时也能加强医护专业措施的完整性。

15.2　医疗保健的伦理指导原则

在医疗保健中，伦理原则保护患者的利益，并彰显医学的专业性。医疗伦理的指导原则是提供患者为中心的医疗行为（适当尊重患者的医疗行为），建立并实施医疗护理的专业标准。这些原则有助于识别和分析医疗实践中的伦理问题。医疗行为中四个被广泛接受的原则包括：

- 自主性：尊重个体的权利，遵从患者自身意愿并使其自主独立的做出决定；这是对患者拥有自身主权的一种认定。
- 有益性：保证患者的最佳利益并促进他们的康复。在不同的价值体系下，什么对患者最有利的观点可能不同。
- 无害性：拉丁语"primum non nocere"意思是"最重要的是，不要做伤害的事"。伤害可以定义为有意或无意导致的生理、精神或情感打击的行为。
- 公平性：平等一致的治疗所有的患者。用相同的治疗方式治疗相似的病例，用不同的方式治疗不同的病例。

15.3　重症医学中的伦理困境

临床面临的大部分伦理困境可得到专业的解决，进行治疗决策时应最大程度地尊重患者的需求和医学专业性，真诚的与患者及家属交换信息，充分的讨论患者的意愿和期望，了解相关的伦理原则，协调医护团队成员。医生、重症医疗团队、患者或其家庭任何一方意见的不确定和模棱两可均会导致难以做出有意义的讨论和决策。团队领导要保持开放沟通、关怀和支持的医护环境。个别情况下部分医疗团队成员的信仰、情感、利益均有冲突，导致无法进行开放、客观的交流及制定决策，此时可讲述自己的理由并交由同事做决定。患者及其家属能感觉到医疗决策的不确定性和模棱两可，并由此产生怀疑和困惑。医疗行为和治疗目标的一致性也将有助于双方在交流和医疗文件的签署中取得共识，并最大程度的降低发生风险的可能。伦理顾问团队的参与往往受到医患双方的欢迎。

> ！
> 医疗护理团队意见一致有助于解决伦理中的难题。
> ！

15.3.1　患者的预先指令

在法律允许的情况下，患者可制定预先指令，例如拒绝某种医疗措施或者放弃复苏。必须是由法院裁定一个人缺乏知情同意的能力。有法定资格人是指由法律授予其做出决定的权利，但未成年人或精神上有问题的人不具有做出决定的资格。做决定的能力与法律资格不同，是指特殊环境下的知情及自愿决定的能力。因为药物、损伤或代谢紊乱会影响判断，患者可能缺乏这种能力。患者必须有资格和能力才可以同意、拒绝、限制医疗行为或者给予预先指令。必须在全面而合理的介绍后，在没有欺骗、强迫或者威胁的基础上获得同意。所有与决策相关的讨论内容、过程和结果均应详细地记录，以此作为所需的文件和医嘱的补充。与知情同意不同，限制或拒绝治疗必须明确且清楚的表达。

患者的预先指令是一种在未来特殊条件下发挥指导性作用的文件或表述。一个有能力有资格的人能够直接给医护人员留下口头或书面的指令和(或)选择一个代理人以指导医疗决定。如果患者留下当他们不能做决定时，对生命维持治疗选择明确及具体的指导意见，这些意见具有约束力且需要执行。但是大多数患者对于其未来疾病状况的医疗指导意见往往是含糊和不明确的。制定决策代理人的作用是在特定条件下将患者的愿望和价值观告知医护团队。这些愿望和价值观是患者而非代理人的愿望。代理人根据详细的指导或与患者直接/间接交流了解其选择和期望，从而做出替代性的判断。以下工具可能用于传达患者的选择：

- 患者的预先指令：包括患者关于医疗护理的意向和特定的、具体的愿望阐述。预先指令需明确特殊情况下患者接受或放弃医疗程序。大多数情况下，患者指定一个能在患者无法做决定时能做出决定的医护机构。

- 持久的医疗护理代理权限：持久的代理权限是赋予某人可代表签署者执行某些特定行为的一种代理指令。这个权利是持久的，因为与其他常规的代理权限不同，当授权者无法做决定时授权的有效性是持续存在的。

- 医疗保健代理人：是指患者专门指定的代表自己制定医疗保健决定的人。

- 近亲：在某些国家或地区，一定情况下，近亲被法律授予代表无法制定决定的患者的权利。医疗保健决定中所必须考虑的代理权限结构必须由法律明确。伦理上，对患者最了解的人适合作为决策代理人，但这个人可能不属于法律定义的近亲范围。

- 医疗保健提供者在遵照指令执行某种预先指令之前，需要明确按照患者意愿执行预先指令的条件。同样代理人也需要考虑到正确的医疗和决策制定伦理原则后，才能同意执行预先指令。如果患者无法制定决策，其愿望和价值观也不清楚，代理人需要做出符合患者利益的决定。

15.3.2 临终关怀和终末期生命支持

临终关怀的目的是让患者有尊严和体面地死亡，并对其死亡有一定准备和控制。临终关怀不是停止医疗护理，而是在治疗目标改变后撤除生命支持或不需要的医疗干预。临终关怀需要让患者得到安慰，大多数情况下终止生命支持后实际的护理强度可能会增强。"拒绝心肺复苏"从不意味着"不要治疗"。根据当地和学会的规定，在撤除生命支持之前，需要有效地拒绝心肺复苏(DNAR)的指令。安慰性治疗应解决焦虑和镇痛问题。尽管安慰性治疗可能会导致死亡，但其主观并非为了直接加速死亡，这是安慰性治疗与安乐死和医生协助自杀的不同之处。

15.3.3 拒绝心肺复苏指令

DNAR 指令，即拒绝心肺复苏指令，是指在心脏呼吸骤停发生时限制特殊医疗干预的明确医嘱。心肺复苏的努力可能并不会成功，限制复苏尝试可能是更好的选择。限制心肺复苏医嘱常依据患者的口头或书面表达上述愿望，或代理人/代理决策制定者所知的患者意愿。DNAR 指令可能包括限制输血、插管、机械通气、除颤、已行机械通气的患者限制心肺复苏，或限制提高 ICU 治疗措施。如

> **!**
> DNAR 指令只是限制复苏努力，但并不妨碍将患者收入 ICU 并实施护理。
> **!**

果决定执行该指令，需要注意查看其他的治疗（如透析、输液和营养、抗感染治疗）是否符合新的治疗目标。性别、年龄、民族以及经济或社会状态可能影响决策的指定，这些因素不能作为开始DNAR讨论的基础。自杀倾向和能治疗的抑郁不能成为限制复苏或终止生命支持的理由。

15.3.4　治疗无效/非受益治疗

治疗无效/非受益治疗是一个模糊概念，通常指医疗干预措施极有可能不改善预后。治疗无效/非受益治疗的判定依赖于特定的条件。在某些情况某些特定的时间，一些医护人员认为无效的干预措施可能在不同的时间不能被认定为无效。无效的判断还基于对预后的期望，如生存、最低可接受程度的生活质量评估，可能康复的预测以及恢复的时间窗。因此，无效医疗的判断需要综合考虑预期结局、既往医学证据或经验、患者的期望和意愿。当医护人员和患者

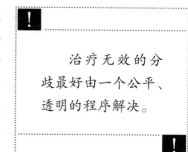

治疗无效的分歧最好由一个公平、透明的程序解决。

家属关于治疗无效/非受益治疗的判断意见不一致时，谁的意见更重要仍存在很多伦理争议。不同情况下，治疗无效/非受益治疗的判断可能由一组医生、一个伦理小组或者法律程序进行认定。当地的条件和政策可能为治疗无效/非受益治疗判断的程序进行限制和规范。

15.3.5　姑息治疗

近年来，姑息治疗在很多医院和护理机构越来越普遍，其目的是使患者舒适，提高生活质量，由医疗、护理、精神、心理等治疗组成。延长生命不是姑息治疗的主要目的，而是次要目标。姑息治疗的根本原则是让患者活得更好，而非活得更长，即提高患者的生存质量。当患者出现疼痛、痛苦和抑郁时，姑息治疗可作为医疗方案之一，这也是重症患者治疗的重要措施。姑息治疗专家可参与患者和家属临终的讨论，最终目标是使患者舒适而非治愈疾病。

姑息治疗与临终关怀是两个概念。临终关怀是在垂死患者生命最后阶段给予更合适的照顾和救治，常常需要放弃某些延长生命的治疗措施。在患者历经痛苦，医疗仅能延长生命的情况下，姑息治疗可以过渡到临终关怀。诊断的最终确定促进姑息治疗向临终关怀转换。

15.3.6　患者分选

ICU以资源密集型医疗服务为特征，因为ICU的技术、医生、人员较为昂贵和有限，结合人员和物资的分配进行患者分选非常必要。特别在对ICU床位的需求超过了可提供的床位时，分选则更加重要。因此，患者既可以因为资源限制被拒绝收入ICU，也可根据疾病严重程度、预后或患者意愿从ICU转入其他病房，或者转入其他医疗机构。一个机构里符合ICU收治最低疾病严重程度的标准往往也是变动的（如在流感季节或灾难情况中）。很多情况下，不论患者、医生或其他工作人员如何选择，一些不符合ICU收治标准的患者仍然在ICU中接受治疗。未能收住ICU的重

症患者可能有更高的发病率和病死率。因此,患者分选代表了生存和死亡的选择,必须按照一贯应用的尽量客观的筛选标准进行患者的选择。患者分选在医疗团队或社会层面都需要应用行善的伦理原则(使利益最大化),并受到公平原则的约束(相似的病例同样治疗,不同的病例不同治疗)。

15.3.7　器官捐献

在完成关于医疗强度的讨论并决定撤除生命支持后,应当允许器官获取组织评估患者并与患者家属或代理人就潜在的器官捐献事宜进行商讨。选择包括宣布脑死亡后常规的器官支持和心跳停止后的潜在器官捐献。关于更多脑死亡和器官捐献的信息可参考附录6。

15.4　床旁伦理

当面临伦理难题时,临床医生应当整合一个或多个医疗指导原则以解决问题。当系统化的应用每个原则时,往往能识别特定的矛盾,分析的过程也常常能得以简化。临床医生必须从病例的临床实际出发,考虑相关的问题。具体问题可能包括:

- 哪些人适合参与讨论?
- 是否有时间限制?
- 事件或决策的顺序是否重要?
- 有没有其他有助于制定决策的医疗、法律或者社会相关信息?
- 何种交流途径对解决可能矛盾最为有利?
- 何种价值观或规则对患者、其家庭和医疗机构是重要的?
- 参与讨论的人之间是否存在一致的观点?

表15-1　决策制定的关键伦理要素

- 可能的情况下,在患者病情加重、丧失决定能力前与患者开始关于生命支持选择的讨论。
- 采用医院和(或)病房已有的临终关怀方案。如果没有这类方案,医护人员应当与法律和伦理顾问一起制定这样的方案。
- 结合患者的价值观、意愿和喜好,并考虑到最好的诊断及预后判断的基础上,与患者及其家属进行直接讨论,以设定恰当的医疗护理目标。
- 保证所有关于同意、拒绝、限制复苏尝试或者终止生命支持的决策,都是根据政策和规定清楚且明确的进行记录。
- 请确保在充分告知可选择性、潜在的利益冲突,并在没有威胁和强迫的情况下,制定所有的临终关怀决策,而且决策的制定者是有资格和有决策制定能力的人。
- 确保遵从道德原则和医疗行为的专业及法律标准。
- 传达明确,记录全面。
- 与医护团队达成共识并制订计划,必要时,纳入包括如牧师、伦理委员会或顾问、社会服务者、姑息治疗服务者或者医院律师等。

任何悬而未决的问题往往可以按照一系列的步骤逐步解决。根据伦理难题的性质，可能会在特定的阶段要求其他专家参加讨论。伦理顾问往往能理清涉及的伦理问题，并有助于成功解决分歧。有些问题可能需要反复检查，以明确如何按照最高的医疗和道德水平为患者提供医疗保健。一些重要决策制定的伦理要素总结在表15-1。

每位患者的情况都是独一无二的，需要持续的充满关怀的沟通，并对患者的需求和目标进行重新评估。临床判断、实践的智慧、常识、同情心是任何涉及伦理复杂问题的临床医生应当具备的。

15.5 病例学习

15.5.1 病例1:预先指令和治疗限制

同前病例。

【分析】

这种情况在重症医学中很常见，也常常要面临限制或撤离治疗的问题。尽管在每个特定的病例中伦理原则的作用或多或少有所不同，应该在所有的临床情况中应用自主、行善、不伤害、公平的原则。在可能的情况下，医疗团队的成员应当在与患者家属进行沟通和讨论之前就患者的预后和推荐意见达成一致。但是，在ICU治疗早期，必须先明确患者是否预先表达了他的愿望和（或）谁有资格代表患者做决定。关于患者可接受的最低生命质量的选择和态度是非常重要的。ICU团队应当与患者的初级保健医生密切合作，他们可能与患者家属有较为亲密的关系。早期引入牧师和伦理小组成员有助于确定患者能接受的医疗价值观和目标。

医护团队必须要传达一种现实客观的态度，尽可能采用循证的数据、公认的预后模型、典型案例和实际经验，同时要承认所有对患者预后的推测都有主观成分，医学信息的交流是非常重要的，尤其是家属看到的患者的某些反射或反应，可能使其对患者最终的康复报以极大的希望。应考虑到更多更有决定作用的诊断数据可能影响决策制定代理人的意见。例如，如果导致病变的原因是严重的脑血管事件，CT扫描数据对预后的判断可能会提供更强的依据。神经科专科医生可能有助于评估缺氧性脑损伤后康复的情况。

将患者的价值观、愿望和指令与诊断和预后的信息整合，有助于明确继续治疗的正确目标。根据这些目标，探讨是否气管切开、输液和营养，以及如果再次心脏骤停时的进一步复苏等问题。应当对终止生命支持及长期医疗问题中可能存在的分歧进行讨论。文件记录非常重要，每个谈话的要点和预后的评判基础均要记录清楚。

最后，如果患者没有留下预先指示，并且代理人不能决定治疗目标或是否予以特殊治疗措施，医务人员不能根据他们的个人价值观、代理人的内疚感或资源限制强行做出决定。在做出决策之前，要保证继续予以持续支持和治疗。但是当患者病情缓解和稳定后，也可转入普通病房。

15.5.2　病例2:患者分选

　　Willians女士,93岁,老年女性,因突发癫痫,意识障碍逐渐加重入院,基础有痴呆、高血压、糖尿病、终末期肾衰竭。最近出院,医师建议给予临终关怀,但其家人拒绝。其乳酸值高达12mmol/L,患者病情进行性加重,建议转入ICU治疗。但目前ICU无空床。能转科的最佳人选是Aaron先生,45岁,12小时前因脑出血入院,目前血液流动学稳定,无需机械通气治疗,但容易进展为颅内高压、脑水肿,可能需要气管插管保护气道。

【分析】

　　现在面临着一个患者分选/资源分配的困境。ICU床位不能满足需要,这要求应用公平分配原则。为了公平,医院和ICU必须遵守相关政策及方案原则。重症监护人员,如重症病房的领导应对如何分配资源负责。有颅内出血的Aaron先生在没有ICU监护设施的情况下发生急性失代偿性反应的风险很高,他的长期预后可能不如Williams女士,但是他的临床进程在这个时间点尚不明确。Williams女士已出现进行性功能下降且治疗无效——尽管给予了持续的、强力的医疗措施,仍然没有好的结局。假设其家属仍然希望其康复,而没有选择拒绝复苏,可能需要平静的和不带感情色彩的再次讨论拒绝复苏的话题。但是为了避免强迫代理人因为内疚而做出决定,患者的分选不该作为重新进行的讨论重点。对患者的选择是在考虑到对所有患者有利,而不仅仅对Williams女士有利的基础上。这是全体医务人员的决定,而不是针对某个患者的医疗决定。有三个可行的选择:将Williams女士收入ICU而将Aaron先生转出ICU;将Williams女士转到其他有ICU床位的医疗机构;或者暂不将Williams女士收入ICU。

　　基于当前的临床情况,暂不将Williams女士收入ICU可能是最明智的选择。尽管必须尊重患者的自主权,但在患者分选中这并非主要的伦理原则。促进颅内出血患者的康复(有益性原则)必须权衡可能加重Williams女士癫痫发作和痴呆损伤的可能性(不伤害原则)。如果公平性原则要求通过分配稀少的资源以产生最大的益处,ICU拒绝收治Williams女士可以实现这个目标,这是符合伦理的正确选择。继续对Williams女士给予ICU病房外所能提供的支持治疗。家属应当被告知患者病情恶化,已给予最好的治疗措施。如果患者对治疗没有反应,病情持续恶化并且ICU仍然没有病床,则应当与Williams女士的家属讨论生命支持治疗可能是无效的。所有的治疗决定和讨论都要仔细记录,必要时可通知牧师和伦理委员会。管理部门的通告或医院律师的建议也是需要考虑的。

15.5.3　病例3:非获益或无效医疗及临终关怀

　　Crocker女士,40岁,离异,患有罕见的转移性脊髓肿瘤而瘫痪。从另一个临终关怀机构出院,请肿瘤放疗科医生会诊,期望通过姑息治疗能够获得更多的时间陪伴三个孩子。放疗科医生勉强尝试大剂量放疗。但患者在放疗前出现严重的呼吸衰竭。予插管接机械通气,血液流动不稳定,神经系统进行性恶化。其父母和家人表示,希望不惜一切代价延长其生命,完成放疗。

【分析】

这是一个不幸但常见的悲剧。家属希望不惜一切代价治疗患者，即使治疗可能无效。治疗无效的概念有一定的价值取向,对医生和家属的意义不同。非获益医疗能更好地判断疗效从而影响医疗决策。在这个案例中，进行性意识障碍影响是否给予患者放疗，尽管患者预后不佳，家属仍期望其康复。尽管患者的自主权应该被尊重，ICU中其实施仍有重重障碍。当患者失去决策能力时，代理人和家庭成员之间的分歧常导致治疗方案的无法确定。在这个案例中，Crocker女士的家人必须意识到，尊重她的意愿最为重要，延长其生命可能无益甚至有害。从伦理的角度，拔管后尽量减少其痛苦应成为治疗的重点。向家人告知其病情变化和预后，最终会让家属同意减少其痛苦对患者更为有利。伦理咨询、牧师祈祷和姑息治疗可能有助于达到此治疗目标。

重症医学中的伦理要点

- 专业的医护人员有责任在自主、有益、不伤害和公平伦理原则基础上遵照患者的最大利益执行。
- 面临伦理争议时，医疗团队关于诊断、预后和推荐治疗方案一致性能促进沟通并达成一致，使责任风险降到最低。
- 如果能系统的应用每个伦理原则，就能识别伦理争议中的每个冲突，并使分析得以简化。
- 生命支持可能在疾病终末期被撤离，但医疗护理永远不会被撤离。

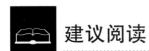 建议阅读

1. Beauchamp TL, Childress JF. *Principles of Biomedical Ethics*. 4th ed. New York, NY: Oxford University Press, 2008.

2. Cassell J, Buchman TG, Streat S, et al. Surgeons, intensivists, and the covenant of care: Administrative models and values affecting care at the end of life. *Crit Care Med*, 2003,31:1263-1270.

3. Consensus statement of the Society of Critical Care Medicine's Ethics Committee regarding futile and other possibly inadvisable treatments. *Crit Care Med*, 1997,25: 887-891.

4. Davidson JE, Powers K, Hedayat KM, et al. Clinical practice guidelines for support of the family in the patient-centered intensive care unit: American College of Critical Care Medicine Task Force 2004-2005. *Crit Care Med*, 2007,35:605-622.

5. Dumanovsky T, Augustin R, Rogers M, et al. The growth of palliative care in US hospitals – A status report. *J Palliat Med*, 2016,19:8-15.

6. Giacomini M, Cook D, DeJean D, et al. Decision tools for life support: A review and policy analysis. *Crit Care Med*, 2006,34:864-870.

7. Kelley A, Morrison R. Palliative care for the seriously ill. *N Engl J Med*, 2015,373:747-755.

8. Kummer HB, Thompson DR, eds. *Critical Care Ethics: A Practice Guide*. 2nd ed. Mount Prospect, IL: Society of Critical Care Medicine, 2009.

9. Luce JM, White DB. A History of ethics and law in the intensive care unit. *Crit Care Clin*, 2009,25:221-237.

10. Luce JM. A history of resolving conflicts over end-of-life care in intensive care units in the United States. *Crit Care Med*, 2010,38:1623-1629.

11. Prendergast TJ, Puntillo KA. Withdrawal of life support: Intensive caring at the end of life. *JAMA*, 2002,288:2732-2740.

12. Siegel MD. Alone at life's end: Trying to protect the autonomy of patients without surrogates or decision-making capacity. *Crit Care Med*, 2006,34:2238-2239.

13. Sur MD, Angelos P. Ethical issues in surgical critical care: The complexity of interpersonal relations in the surgical critical care unit. *J Intensive Care Med*, 2016,31(7):442-450.

14. Szalados JE. Do-not-resuscitate and end-of-life care issues: Clinical, ethical, and legal principles. *Curr Rev Clin Anesth*, 2003,24:47.

15. Thompson DR, Kaufman D. *Critical Care Ethics: A Practical Guide.* 3rd ed. Mount Prospect, IL: Society of Critical Care Medicine, 2014.

16. Truog RD, Cist AF, Brackett SE, et al. Recommendations for end-of-life care in the intensive care unit: the Ethics Committee of the Society of Critical Care Medicine. *Crit Care Med*, 2001,29:2332-2348.

17. West Yorkshire Adult Critical Care Operational Delivery Network. End of Life Care Bundle. http://www.wyccn.nhs.uk/Pages/Care%20Bundles.aspx. Accessed April 28, 2016.

18. White DB, Curtis JR, Lo B, et al. Decisions to limit life-sustaining treatment for critically ill patients who lack both decision-making capacity and surrogate decision-makers. *Crit Care Med*, 2006,34:2053-2059.

19. Wueste DE. A philosophical yet user-friendly framework for ethical decision making in critical care nursing. *Dimens Crit Care Nurs*, 2005,24:70-79.

 推荐网站

Society of Critical Care Medicine/Guidelines. www.SCCM.org

第十六章

重症儿科

 目的

■ 了解儿童的生理学和病理生理学变化。

■ 理解儿童和成人重症疾病的差异。

■ 掌握儿童在治疗过程中与成人的区别。

📁 **病例**

6个月的女婴，早产儿，因发热、呼吸急促、鼻塞、流涕、咳嗽4天急诊入院。入院后监测患儿生命体征示：心率150次/分，呼吸60次/分，SpO_2 90%，体温38.5 ℃。伴有吸气三凹征，呼吸急促，烦躁，有大量上呼吸道分泌物，听诊可闻及弥漫性干啰音，急诊予以吸纯氧、沙丁胺醇雾化，症状缓解不明显。

– 最重要的早期干预是什么？

– 最紧急的治疗措施是什么？

16.1 引言

前面的FCCS章节已重点介绍成人在不同情况下的重症监护和管理原则，本章重点讲述重症儿童的基础监护和管理，更进一步的学习可参考儿童基础重症监护支持(PFCCS)项目。本章重点介绍PFCCS的学习和管理理念，根据首字母总结为DIRECT：Detection(检测)、Intervention（干预）、Reassessment(再评估)、Effective Communication(有效沟通)以及Teamwork(团队协作)。每一部分将通过一个病例进行讲述。

由于婴幼儿、儿童和成人在发育、体质、解剖和生理功能上存在差异性，重症疾病的治疗也存在差别。

16.2 一般检查

由于婴幼儿无法准确表述病情，医生需在家长或监护人提供的信息基础上进行一般和特殊的检查。尽管大部分疾病的早期体征不明显，但一旦识别即可早期干预进而防止病情恶化。医生如果未能识别这些隐匿的信号，则会认为患儿的病情是急剧恶化的，但这实际上是患儿器官功能进行性损害的结果。表16-1列出患儿一般检查中的关注点。表16-2、表16-3描述不同年龄段生命体征和血容量的正常值。

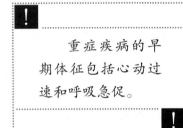

重症疾病的早期体征包括心动过速和呼吸急促。

表16-1	**决策制定的关键要素**

皮肤灌注：检查黏膜及甲床颜色是否正常,有无淤斑,皮肤有无湿冷,毛细血管再灌注情况,其中毛细血管再灌注应该在心脏以上的肢体进行评估。

液体情况：脱水患儿除了有年长儿的无泪、眼窝凹陷、皮肤黏膜干燥等症状外,婴幼儿还可表现为前囟凹陷。

自主活动和反应情况：患儿最初烦躁不安,随后反应变差、无力。大部分患儿可通过其对周围事物特别是家长的注意力来评估其反应性,正常可随声音转移并平行地注意物体(1个月内婴儿目光垂直地注意物体)。年龄较大的儿童表现出对陌生人的不安和对父母的依赖。

自主体位：患儿无法保持自主体位,强迫患儿保持其他体位可能造成气道狭窄。

呼吸急促：婴幼儿和儿童呼吸频率增快常提示疾病的存在,病因包括呼吸系统疾病、低容量、高粘滞综合征、高血糖症、心力衰竭、药物不良反应、代谢性酸中毒、发热、疼痛、焦虑等。

呼吸过缓：常由贫血、中枢神经系统损伤、药物抑制反应、神经肌肉疾病、休克或其他代谢异常引起。

鼾式呼吸：可能提示呼吸抑制、疼痛、腹腔内疾病。

鼻腔：婴幼儿最直接的呼吸通道是鼻腔,鼻腔充血、有分泌物或留置鼻胃管的婴幼儿发生完全气道阻塞和呼吸恶化的风险较大。鼻腔扩张是婴幼儿呼吸抑制的敏感体征。

表16-1	**决策制定的关键要素**

早期低血容量休克:反映儿童代偿性低血容量休克的早期最可靠的指标包括持续性心动过速、皮肤血管收缩、脉压下降。临床上组织灌注减少的最佳证据包括皮肤花斑、毛细血管充盈延迟及肢端湿冷。此时动脉阻力代偿性增加而全身动脉血压往往正常。因此需监测动脉压,一旦出现血压降低即提示失代偿并需要立即干预。

痉挛:婴幼儿抽搐可能先后出现迟钝(不能辨认父母或视野随物移动)、凝视、自主神经功能改变(呼吸急促、血压升高及瞳孔散大)、呼吸暂停、皮层下肌肉活动(双腿骑车样动作、双上肢游泳样动作、吸吮样、伸舌样动作)。由于婴幼儿中枢及神经系统发育不完善,强直痉挛性肌肉动作出现较少。

感染:发热常提示感染性疾病。呼吸抑制、体温异常和胃肠道反应是脓毒症的早期症状,婴儿的感染常合并血源性感染。

表16-2	**儿童的生命体征**[a]		
年龄	心率(次/分)	呼吸频率(次/分)	血压(mmHg)
早产儿	120 ~ 170	40 ~ 70	55 ~ 75/35 ~ 45
新生儿[b]	110 ~ 160	30 ~ 60	65 ~ 85/45 ~ 55
婴儿	90 ~ 150	25 ~ 45	70 ~ 100/50 ~ 65
1 ~ 3 岁	80 ~ 125	20 ~ 30	90 ~ 105/55 ~ 70
3 ~ 6 岁	70 ~ 115	20 ~ 25	95 ~ 110/60 ~ 75
6 ~ 12 岁	60 ~ 100	14 ~ 22	100 ~ 120/60 ~ 75
>12 岁	60 ~ 100	12 ~ 18	100 ~ 120/70 ~ 80

注:[a] 对于儿童,MAP可按55+(年龄×1.5)估计;
　　[b] 对于新生儿,MAP可根据胎龄估计。

表16-3	**儿童的血容量**[a]	
年龄	体重[a](kg)	血容量(ml/kg)
早产儿	0.5 ~ 1.5	100
新生儿	3.5	90
6 月	6.5	80
1 岁	10	75
青少年	>40	65~70

注:[a] 可根据2×(年龄+4)估算。

16.3 系统评估

　　在处理重症儿童时,医生必须快速识别患儿的呼吸、心血管、代谢、免疫及神经系统障碍。下文就儿童和成人在基础治疗策略上的区别进行了总结。

16.3.1 呼吸系统/气道

由于不同年龄的儿童之间、儿童与成人之间的气道存在解剖差异，儿童的气道管理异常困难。从呼吸急促到呼吸衰竭的识别与干预是儿童气道管理的基础。医生必须正确识别呼吸急促的症状并具备建立和管理患儿气道的能力。

（1）解剖和生理功能

从出生到8岁左右，儿童气道在解剖上逐渐接近于成人。小气道、正常解剖发育和先天异常是影响气道的重要因素。儿童8岁后，上呼吸道疾病与成人类似。

与成人气道相比，除发育因素外，儿童胸廓和肺部存在差异。婴幼儿的胸廓包括更多软骨组织，顺应性较好。呼吸抑制时，由于胸廓回缩、潮气量减少及呼吸功的直接增加，儿童不能通过充分地降低胸腔内压而增加潮气量。同样，用力呼吸时胸廓回缩进一步减少胸腔内容量。此外，婴幼儿由于多根肋骨处于平行对称位，使得前后位胸廓的吸气位移降低，后续的吸气效果也进一步降低。

与成人慢性阻塞性肺疾病类似，婴幼儿横膈膜在胸腔内更加平坦，因此，吸气时低位胸腔更易被向内牵拉，引起吸气潮气量减少。婴幼儿出生后几年内由于肋间肌肉发育不成熟，不能进行有效的通气，使得横膈膜功能和偏移存在缺陷，而因胃膨胀、腹腔内胀气、手术等原因引起的横膈膜异常移动均会导致呼吸功能减弱。

儿童的肺泡体积、数量和肺顺应性随年龄增长逐渐增加。潮气量在童年基本保持6~7 ml/kg，较小的气道直径导致气流的阻力较高。在炎症、水肿、黏液、支气管痉挛及支气管炎等情况下，解剖学上相对较小的气道会进一步狭窄并增加气道阻力。高外周气道阻力影响呼气并导致气道的动态闭合和内源性呼气末正压的产生。

（2）气道管理

气道管理时首先要考虑头部体位。患儿在镇静镇痛或不能保持自主体位时，需要将头部保持嗅物位以最大程度降低口咽部软组织产生的上气道阻力。嗅物位是指将患儿放置于坚硬表面并旋转保持患儿面朝上。抬高肩部利于保持患儿头位。2岁以上患儿，抬高枕部即可保持该体位。之后需要再次确认患儿是否可选择更舒服的体位。对于颈椎损伤的创伤患儿，需保持轴线固定，除双手托颌、置入口咽通气道或气管内插管外，禁止一切其他操作。使用可视喉镜辅助具有帮助的。

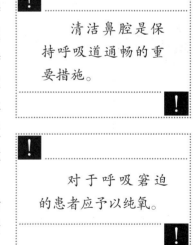

! 清洁鼻腔是保持呼吸道通畅的重要措施。 !

! 对于呼吸窘迫的患者应予以纯氧

婴幼儿的氧耗是成人的2~3倍。在氧供给障碍时，肺内的剩余氧储备被快速消耗，导致低氧血症等一系列后果。由于儿童血红蛋白水平较低，且非氧合血红蛋白增加到一定程度时才出现发绀，故患儿出现发绀常提示血氧含量严重下降。因此，对所有呼吸困难及可疑呼吸急促的患儿均给予100%氧浓度吸氧。脉搏血氧测定可准确反映血氧含量，并用于调整吸入氧浓度。面罩吸氧可能引起患儿烦躁，应更换为其他氧疗装置。为防止患者气道内热量、水分丢失和分泌物增加，氧气需

首先被热化和湿化。婴幼儿的鼻咽部相对于获得的潮气量和吸入气流而言是较大的，因此鼻咽管能较成人提供更高的吸入氧浓度。表16-4列出气管插管时注意的问题。

表16-4　儿童气管内插管过程中需注意的问题

- 储氧面罩吸氧时产生正压易导致胃胀气,此时需放置胃管。胃胀气不仅诱发呕吐和误吸,并影响通气,增加面罩吸氧时的低氧血症的发生风险。
- 婴幼儿枕骨相对较大,故处于仰卧位及中线位时患儿头部易屈曲贴向胸部。排除颈部损伤后,患儿需被保持嗅物位,否则过度的颈部弯曲可能导致气道阻塞。
- 出生至2岁以内的患儿,舌体占据口腔相对较大的空间,可能在自主/辅助通气或气管插管时造成气道阻塞。
- 喉部的向前向头位使得气管插管盲插困难,此外腺样体组织增大,通过此区盲插气管插管可能导致难以控制的大出血,不予推荐。
- 由于会厌与喉部附着的角度和软骨的缺乏,会厌常阻挡声门开口。
- 压迫环状软骨可暴露声门,同时通过压迫食管减少胃胀气、反流及误吸的风险。轻度按压环状软骨而无需使喉部向头部偏移。侧向移动也有利于显露气管位置。
- 较粗的气管导管可能导致炎症、水肿以及此处永久性损伤。通常气管导管直径接近于患儿小指水平。2岁以上患儿,气管导管直径的计算公式为:$(4+年龄)/4$,带气囊导管再减去0.5。婴儿和儿童使用带气囊的气管导管是安全的。在肺顺应性低、过多漏气、高气道阻力等特定情况下,带气囊的气管导管更加实用,气囊压最好$<20\ cmH_2O$,不要$>30\ cmH_2O$。
- 儿童气管长度较短,避免气管插管过深置入支气管。估算公式:气管深度=气管插管内径×3。

（3）呼吸衰竭

患儿解剖和发育因素共同导致氧储备低。因此，呼吸障碍是婴幼儿心脏呼吸骤停的主要原因。对于导致患儿死亡的(尤其是小于1岁患儿)呼吸衰竭的主要原因包括感染、中毒、创伤、淹溺或窒息及急性婴儿猝死综合征等。气道阻塞、误吸和呼吸暂停同样可引起呼吸衰竭。新生儿和幼龄婴儿依赖于鼻腔通气(鼻式呼吸),因此,对于呼吸急促的患儿,保证气道通畅是首要任务。呼吸衰竭常见原因包括:气道阻塞、先天发育异常、感染(病毒性喉头炎、细菌性气管炎或不常见的会厌炎)或异物(表16-5)。临床检查有助于明确阻塞位置并指导治疗。

- 胸腔入口上方的气道阻塞引起喘鸣（吸气性），然而胸腔内阻塞产生哮鸣（呼气性）。
- 对于上气道感染（病毒性喉头炎）和其他疾病（如喉头水肿）引起的阻塞，可经雾化肾上腺素（剂量为 0.05 mg/kg，最大为 0.5 mg/3ml 生理盐水）和静脉应用类固醇（地塞米松 0.3 mg/kg q6h）缓解。
- 下呼吸道病毒感染（呼吸性合胞病毒）在小儿中常见，能产生显著的哮鸣音并对支气管扩张剂治疗有反应。
- 哮喘或急性支气管痉挛患儿的治疗包括：氧疗、吸入β-受体激动剂和糖皮质激素（甲泼尼龙）。β-受体激动剂可短期控制发作或长期维持稳定。β-受体激动剂，剂量根据年龄大小而不

同。其中，小于1岁的儿童0.63 mg/3 ml生理盐水；1～5岁，1.25～
0.5 mg/3 ml生理盐水；5～12岁，2.5 mg；>12岁，2.5～5 mg/每4～6
小时。甲泼尼龙的推荐初始剂量为1 mg/kg静脉使用，q6h。也可使
用抗胆碱能药物如异丙托溴铵（500 μg/2.5 ml生理盐水）。在急性支
气管痉挛发作，静脉给予特布他林2～10 μg/kg，10分钟，维持
0.1～10μg/（kg·min）。

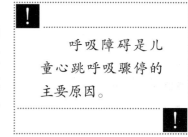

! 呼吸障碍是儿童心跳呼吸骤停的主要原因。 !

● 对于存在支气管炎、哮喘等呼吸道疾病的患儿，需低流量吸
氧，氦-氧混合气（30%氧气、70%氦气）可使患儿获益。

表16-5	呼吸衰竭原因
早产儿	新生儿窒息 婴儿呼吸窘迫综合征(表面活性物质缺乏或无效的胸廓回缩)
足月新生儿	细菌性肺炎 胎粪吸入 先天性气道异常
婴幼儿,学龄儿童	肺炎 支气管炎 哮喘 异物吸入 感染导致的上气道阻塞

（4）机械通气

婴幼儿及儿童机械通气的原则与成人类似，但部分设置可能不同。对于体重低于5 kg的患
儿，推荐的机械通气初始设置如表16-6所述。

表16-6	初始机械通气设置：适用于体重<5 kg患儿
模式	时间转换型,压力或容量限制型通气
吸气峰压	从18～20 cmH$_2$O起,逐渐增压至提供足够的胸廓活动和潮气量(不超过10 ml/kg)
潮气量	6～8 ml/kg(不超过10 ml/kg)
呼吸频率	30～40次/分,调整至适当的PaCO$_2$水平
呼气末正压	5 cmH$_2$O

呼吸机所测的潮气量包括呼吸回路中的气体容量和气体压缩容积，其构成了肺总量的一大部
分。吸气时，气道压力增加可以反作用使得管路中压力增加，从而使得管路纵向及横向扩张，

导致更多的气体保留在呼吸机管路内，造成通气量下降。保留在呼吸管路的气体量与管路的顺应性相关。与硬塑料管路相比，软塑料管路的顺应性明显增高。吸气末时管路中每增加1 cmH₂O的压力，使得3~4 ml气体保留在管路内。这些保留在管路内的气体不会进入肺部，而是当呼气阀打开时直接沿着呼吸管路从呼气阀排出。潮气量为500 ml的成人，由于这个原因引起的通气量减少造成的后续影响要比潮气量为150 ml的儿童小很多。由于儿童耐受性差，推荐使用专门的呼吸回路系统。

> **!** 气道压力增加通常是由于肺或通气路径的阻力增加或顺应性下降所致。 **!**

对于体重>5 kg的患儿初始通气设置总结见表16-7。若使用容量控制模式，需注意通气峰压（维持<30 cmH₂O），以防止气压伤。如使用压力控制模式，需注意潮气量（<8 ml/kg），以避免低容积伤。机械通气初始需观察胸廓起伏直至潮气量稳定。呼吸频率增加或潮气量增加时可考虑镇静治疗。

表16-7　初始机械通气设置：适用于体重<5 kg患儿

模式	时间转换型（容量或压力控制型）
潮气量（SIMV 容量–限制）	正常肺6~8 ml/kg 急性肺损伤/急性呼吸窘迫综合征6 ml/kg（不超过10 ml/kg）
吸气峰压（压力–限制SIMV）	从18~20 cmH₂O起，逐渐增压至提供足够的胸廓活动和潮气量（不超过10 ml/kg）
吸气时间	婴儿0.5~0.6秒 幼儿0.6~0.8秒 学龄儿/青少年0.8~1.2秒
呼吸频率	根据年龄调整： 　幼儿25~35次/分， 　学龄前儿童20~30次/分， 　学龄儿童15~25次/分， 　青少年10~20次/分， 调整至适当的PaCO₂水平
压力支持	PEEP之上5~10 cmH₂O，克服气管插管内阻力
呼气末正压	5 cmH₂O，急性肺损伤时需更高水平以保持肺泡开放

缩写：SIMV，synchronized intermittent mandatory ventilation，同步间歇指令通气。PEEP，呼吸终末正压。

16.3.2　心血管系统

（1）解剖及生理功能

与成人相比，儿童每公斤体重的循环血容量较高，但因身体小而绝对血容量较少。因此，儿童对少量的血液丢失也不能耐受。当5%~10%的循环血量丢失时即需输血治疗。允许失血量可以用公式计算：

$$允许失血量 = [EBV^* \times (Hi - Hf)]/H_i$$

Hi，初始血红蛋白；Hf，允许的血红蛋白卜限；EBV，估算的血容量ml/kg。

出生时每公斤体重的心输出量较高，但因心脏小而绝对心输出量少（不足600 ml/min），而每搏量的减少使得CO对心率的依赖增加。因此，心动过缓可显著影响体循环灌注，是严重低氧血症或酸中毒的重要体征。小于6岁的儿童，心率<60次/分，伴低灌注（低血压、脉搏弱），提示需要胸外按压。除了持续性室上性心动过速外，其他心律失常通常对心输出量无明显影响。室性心律失常不常见，但一旦出现，则提示存在充血性心力衰竭、心肌炎、心肌病、电解质紊乱或窒息等。

心肌发育过程影响了心脏对容量的反应性，从而影响心脏前负荷。8周前的婴儿不能通过增加前负荷而提高心输出量，8周后婴儿心脏对容量的反应性与成人类似。中心静脉压不能完全反映循环血量或左心室功能。

> **！**
> 对于休克患儿，维持最佳血红蛋白水平（最低值10 g/dl）以便保证最大的氧输送。
> **！**

出生后肺动脉压力显著下降，8周左右达到正常成人水平。但肺动脉对低氧、高碳酸血症、低体温或酸中毒仍比较敏感，使得右室后负荷增加。出生后心肌解剖发生上述改变，随着右室容积减小，左室容积和容量逐渐增加。与此类似，新生儿心肌缺乏交感神经系统和 β_1 受体的分布，对儿茶酚胺反应受限。然而外源性儿茶酚胺的生理效应因人而异，同时应根据个体反应性调整药物剂量。

（2）休克

📁　病例

2周足月儿因呕吐、烦躁3天入院，进食后加重。其母主述患儿出生后进食有反流，最近3天加重。最后一次排便是1天前。查体：婴儿清醒，伴肢体活动，但吮吸虚弱，囟门凹陷，皮肤黏膜干燥，有黄疸表现。心率190次/分，呼吸率50次/分，SpO₂ 98%，血压44/25 mmHg，体温37 ℃。

－ 可能的鉴别诊断和病因是什么？

- 需要进行何种治疗?

- 诊断有哪些?

儿童对休克极其敏感。婴幼儿休克的定义及分类与成人基本一致(见第七章),但病因学不同。及时识别休克并早期干预可改善患儿结局(见表16-8)。一旦休克诊断明确,应尽早开放静脉通路,并进行心肺功能监测。液体复苏是大多数休克的早期治疗策略。早期恢复有效循环血容量可改善组织氧合和灌注,并防止终末器官损伤。推荐早期使用等张晶体液(生理盐水或乳酸林格液)按20 ml/kg进行扩容,第一个15分钟最大可调整至60 ml/kg。对于怀疑心功能不全的患儿,补液量应限制在5~10 ml/kg。肝肿大是患儿液体超负荷的指征之一,应密切观察。哮喘、呼吸道合胞病毒感染、肺炎等儿童常见病可引起肺过度通气使肝脏下移。对于这些患儿,应通过其他指标评估患儿容量状态。如果肝肿大患儿对于液体治疗无反应,胸部影像学检查可评估心脏大小。对于进行性心力衰竭的患儿,肺部啰音出现较晚,且因心率较快常难以识别。

表16-8	儿童休克管理
监护	评估与监测患儿的一般情况、气道、呼吸、循环、相关病史和体格检查 进行适当的监护 识别休克类型并明确严重程度
干预	FiO$_2$ 100%供氧(尤其是发绀性心脏病的新生儿) 开通合适的静脉/骨髓通路(推荐) 给予适当的静脉补液 　-20 ml/kg的等张晶体液 　-再次评估时重复补液剂量 保留导尿
重新评估	每次干预后重新评估气道、呼吸、循环及精神状态 以20 ml/kg重复补液 监测持续丢失量 检查复苏过程的治疗终点 　-终末脏器功能 　-心率、血压及灌注情况 　-精神状态 　-尿量 获得血清电解质情况;监测低/高钠血症、酸中毒、血尿素氮/肌酐、血糖
有效地沟通	明确医务人员职责和角色 与看护及时有效沟通 促进成员间互相沟通及信息分享

① 低血容量休克：儿童低血容量性休克常见的病因包括：液体和电解质的快速丢失(胃肠道功能紊乱)引起的急性血容量下降；严重创伤引起的大量失血；肠扭转、肠套叠、坏死性结肠炎等引起的肠道缺血导致的毛细血管渗漏增加等。

需要对家长或监护人进行详细的病史询问，低血容量休克患儿通常有大量的液体丢失(呕吐、腹泻等)、昏睡和尿量减少等表现。低血压较成人出现晚。毛细血管再充盈及肢体末端体温是较血压更敏感的反映低血容量的指标。低血容量休克患儿应给予40~60 ml/kg等张晶体液(生理盐水或乳酸林格液)输注。早期治疗不推荐使用低渗和含葡萄糖液体。对于失血性休克患儿，如果早期积极的晶体液复苏后休克症状仍存在，可考虑输入浓缩红细胞(15 ml/kg)。此外，如果患儿对晶体液复苏无反应，也可考虑使用强心药/血管加压素。合并肾上腺皮质功能障碍的患儿对液体和强心药反应差，可行糖皮质激素替代治疗[氢化可的松1~2 mg/(kg·d)]。

② 分布性休克：与成人类似，儿童分布性休克最常见的病因是脓毒症。其他病因包括类似成人的肾上腺皮质功能亢进。感染性休克以神志改变、发热或低体温、血管扩张(暖休克)或血管收缩(冷休克)等灌注异常为特点。治疗目标是恢复重要器官的灌注和氧合。复苏的目标包括患儿神志恢复和尿量增加至1 ml/(kg·h)。感染性休克患儿常表现为严重低血容量并对液体复苏有反应。早期建议用等张晶体液(20 ml/kg)复苏，液体总量从40~200 ml/kg不等，复苏液体可选晶体(生理盐水、乳酸林格液)和胶体(5%白蛋白、右旋糖酐、胶体制品)。液体无反应的分布性休克建议使用去甲肾上腺素[0.05~0.3 μg/(kg·min)]维持血管张力。去甲肾上腺素无效时可考虑血管加压素(0.001 U/kg/min)或肾上腺素[0.05~0.3 μg/(kg·min)]。液体无反应的冷休克时建议使用多巴胺[5~10 μg/(kg·min)]，多巴胺无效时可考虑使用肾上腺素[0.05~0.3 μg/(kg·min)]。对于低心输出量患儿及液体复苏后高外周血管阻力(血管收缩)的患儿可考虑使用多巴酚丁胺[5~10 μg/(kg·min)]或米力农[0.5~1 μg/(kg·min)]。对于血管加压素抵抗的休克、易发性紫癜或疑似肾上腺皮质功能障碍(长期使用激素、恶性疾病、结缔组织病免疫缺乏者)的患者可考虑使用类固醇激素，氢化可的松的推荐起始剂量为1~2 mg/(kg·d)。对液体治疗无反应患儿应早期转运至儿童重症监护病房，进行强心治疗和有创的心肺功能监测。脓毒症患儿常合并严重低血糖，因此所有疑似脓毒症的患儿应规律监测血糖。

③ 心源性休克：充血性心力衰竭是充血性心脏病最常见的表现，最终可发展为心源性休克，它是心脏前负荷、后负荷、收缩性、心率或节律急性/慢性改变的结果，临床症状和体征与损伤机制相关。新生儿(0~28天)存在血管性病变(如主动脉缩窄、大血管错位、三尖瓣闭锁)时，常表现为喂养困难、呼吸困难、嗜睡、发绀、脉搏纤细或消失、尿量减少或消失(梗阻性休克时)等休克症状。此类患儿除液体复苏外，需紧急接受前列腺素E1(PGE1)和强心治疗。非血管性病变患儿在新生儿期后表现为心动过速、奔马律、心脏杂音、呼吸困难、肝肿大及生长缓慢。相对于液体复苏、强心治疗[米力农0.5~1 μg/(kg·min)或多巴酚丁胺5~10 μg/(kg·min)]和(或)降低后负荷，祥利尿剂(呋塞米0.5~1 μg/kg)的治疗更有效。这类患儿

> **!**
>
> 心源性休克患儿输注PGE1[0.05~0.1 μg/(kg·min)]时需排除动脉导管异常。
>
> **!**

的液体复苏需慎重。建议患儿早期转运至儿童重症监护病房，进行监护、强心支持和心功能的全面评估。心源性休克的其他常见病因包括溺水、窒息等引起的缺氧缺血性损伤。

④ 梗阻性休克：左室流出道先天性畸形（如主动脉阻断或主动脉弓缩窄）可导致婴幼儿发生梗阻性休克。当动脉导管关闭影响主动脉远端血供时，休克症状开始出现并加重，表现为喂养困难、嗜睡、尿量减少或消失、股动脉搏动减弱或消失及代谢性酸中毒。治疗非低血容量性休克的低血压时，小剂量的晶体液（10～20 ml/kg）输注，而大剂量（40 ml/kg）仍可能无效。对于怀疑左心病变的患儿，需尽早使用多巴酚丁胺[5～10 μg/(kg·min)]和PGE1以重新开放动脉导管，重建主动脉远端血供。PGE1的剂量为0.05～0.1 μg/(kg·min)，持续泵入治疗。药物副作用包括潮式呼吸、呼吸暂停及外周血管扩张，因此需做好气道开放、机械通气和补液的准备。一旦动脉导管重新开放，应避免过度通气和过度氧合，因为上述情况均可导致肺血流优先通过缩窄导管而加重休克和远端灌注不良。

16.3.3 代谢/体温

 病例

2岁儿童，因呕吐腹泻1周，心率150次/分，呼吸20次/分，血压70/50 mmHg，体温37.5 ℃，患儿呈昏睡状态，黏膜干燥，皮肤不饱满。查体过程中有强直性阵挛发作，直肠给安定后控制。

- 癫痫最可能的病因是什么？

- 最初治疗处理措施有哪些？

- 诊断依据有哪些？

儿童常出现水、电解质紊乱和体温调节障碍，本章讨论了导致患儿重症疾病的常见代谢问题。

（1）水/体温

儿童体表面积与体重比值较成人高，不显性失水较成人多。丢失水分越多、代谢率越高，脱水发生越快。因此儿童每公斤体重需水量较成人多，但因体重较小而需水绝对量仍较少。通过输液泵对患者的容量进行精确调整，动态评估全身失水量并及时补充。不同的补液及电解质计算公式（见表16-9、表16-10）有助于评估临床实际需要量。注意输液进度低于1 ml/h时需要送泵水辅助输入，同时需要计算液体量。

应用最普遍的是 Holliday-Segar 法，即根据安静状态下健康人每公斤体重消耗的热量进行计算。每消耗 100 卡热量，需补充 100 ml 的水（65%尿量+35%不显性失水）+（2~4）mEq 钠+钾。因此，一个体重 25 kg 的儿童，每天可接受 1 600 ml 水（1 500 ml+100 ml）、50~100 mmol 钠和 25~50 mmol 钾。该方法低估了患者对电解质的需要量。患儿输注低渗溶液后很快出现低钠血症。葡萄糖的需求量根据患儿的体重和代谢需要进行调整。体重低于 10 kg 的患儿给予输注 10%或更高浓度的葡萄糖溶液，体重高于 10 kg 患儿应给予输注 5%葡萄糖溶液，高血糖症患者（血糖 > 180 mg/dl，即 9.9 mmol/L）不应输注葡萄糖溶液。体重 25 kg 的患儿应补充 5%葡萄糖盐水+20 mmol/L 钾或 5%乳酸林格液，速度为 66 ml/h（即 1 600 ml/24 h）。

正常情况下，液体需要量包括尿量、粪便等显性失水量和不显性失水量的总和，其中粪便失水量对于胃肠功能正常的患儿是可忽略的，有效循环血容量正常的婴幼儿尿量至少要达到 2 ml/(kg·h)，儿童尿量至少达到 1 ml/(kg·h)。

表16-9	儿童水电解质异常管理
检测	评估患儿一般表现、气道、呼吸、循环、相关病史及体格检查 给予合适的监测 识别呼吸功能紊乱和脱水类型（低钠血症）及严重程度
干预	吸入纯氧 留置合适的静脉/骨髓通路（推荐） 　－合理管理静脉补液 　－给予等张晶体液 20 ml/kg 　－再评估后重复给予上述液体 保留导尿 获取血清电解质结果；监测低/高钠、钙、血糖
再评估	每次干预后重新评估气道、呼吸、循环及精神状态 按需给予液体 20 ml/kg 以 3%生理盐水纠正可疑的低钠血症，至血钠 > 120 mmol/L 监测继续丢失量 监测复苏中的治疗终点 　－终末器官功能 　－心率、血压及灌注情况 　－精神状态 　－尿量 至少每 4~6 小时监测一次血清电解质、低/高钠血症、酸中毒、血尿素氮/肌酐、血糖
有效地沟通	明确团队成员角色及责任 与其他团队成员和护理人员有效沟通 促进成员互动和信息共享

表16-10	评估液体需要量
体重	液体
< 10 kg	100 ml/(kg·d)
11 ~ 20 kg	1000 ml + （体重-10）× 50（ml/kg）
> 20 kg	1500 ml + （体重-20）× 20（ml/kg）

由于体重指数高、皮下脂肪储备少，婴幼儿及儿童通过蒸发和辐射丢失的热量更多。患儿因体温调节不成熟，不能改变行为（如盖毯子），头颅比例大，皮肤薄角质层少，肌肉发育不成熟，无法寒颤产热而导致其体温调节受限。棕色脂肪组织代偿性产热容易导致代谢性酸中毒而对身体有害。因此，低体温会增加伤口愈合不良的发病率，增加感染和呼吸暂停的风险，延缓新陈代谢。维持合适的外环境温度以保证婴儿直肠温度在37 ℃左右至关重要。

> ！ 住院患者输注等渗液体（5%葡萄糖生理盐水，5%乳酸林格液）可预防低钠血症的发生。！

（2）血糖

婴幼儿因为低糖原储备和高代谢状态，在应激状态下容易发生低血糖，常需要持续输注葡萄糖液[5 mg/(kg·h)]。在使用含糖溶液时，需规律监测血糖（至少每1 ~ 2小时一次）以避免发生低血糖（血糖 < 3.6 mmol/L）。一般而言，婴儿输注10%葡萄糖液（5 ~ 10 ml/kg）、儿童输注25%葡萄糖液（2 ~ 4 ml/kg）即可纠正低血糖。

（3）钠

低钠血症（< 135 mmol/L）是住院儿童中最常见的代谢异常，常见于持续液体丢失（腹泻或使用利尿药物）的儿童口服或静脉输注低渗液体后。此外，囊性纤维化、肾上腺功能不全、抗利尿综合征及尿路阻塞患儿也是低钠血症高危人群。严重低钠血症（< 125 mmol/L）患儿常表现出易激惹、喂养困难、恶心呕吐、昏睡、痉挛，最终可导致昏迷、死亡。对于低钠血症导致的神经症状或痉挛，可予3%生理盐水输注直至痉挛缓解，随后24小时内缓慢输注等张液体。常予3%氯化钠（0.513 mmol/ml）按3 ml/kg（2.5 mmol/kg）输注。对于轻度低钠血症（125 ~ 130 mmol/L）者，建议血钠在12 ~ 24小时内缓慢纠正至130 mmol/L。纠正低钠血症时，需动态关注患儿水化程度，低血容量患儿必须用生理盐水纠正。对于合并血容量正常或高血容量的低钠血症患儿，除纠正低钠血症外，可考虑限制液体输注和使用袢利尿剂。对于症状持续存在的患儿，需早期将患儿转运至儿童重症监护病房进行进一步治疗。

高钠血症（> 145 mmol/L）的常见原因包括：胃肠疾病引起的大量水分丢失、水分摄入不足和肾性/中枢性尿崩症等。婴儿对高钠血症更敏感。高钠血症导致的脱水常表现为易激惹、喘息、精神状态改变、血浆渗透压升高和痉挛。对于合并低血容量或休克的高钠血症患儿，建议早期输注等张液体（生理盐水）。儿童失水量的计算方法为：超过145 mmol/L的1 mmol/L相当于丢失4 ml/kg的液体。血钠降低的速度在48 ~ 72小时内不应超过0.5 mmol/L/h。当血清钠 < 165 mmol/L时，可予5%葡萄糖+0.45%氯化钠的混合液纠正，降钠速度不超过1 mmol/(L·h)，血清钠 > 165 mmol/L时，治疗应更保守，可选择5%葡萄糖+0.9%氯化钠的混合液输注。严重颅脑损伤或近期颅内损伤后尿量增多需警惕中枢性尿崩。建议早期联系神经外科及儿童重症医师协助治疗。

（4）钾

低钾血症(钾≤3.5 mmol/L)常由肾性丢失(利尿剂)、化疗所致肾小管疾病、胃肠道丢失(呕吐、瘘)或摄入减少引起。对于存在严重低钾血症(心律失常、乏力)的患儿，可在心电监护下予氯化钾小于1 mmol/(kg·h)速度静脉输注(最大速度为20 mmol/h)，换算为钾的速度为0.2~0.3 mmol/(kg·h)。补钾过程中需规律监测血清钾。高钾血症(钾 > 5.5 mmol/L)常由丢失量减少、摄入增加或肾功能异常引起。儿童高钾血症的推荐疗法如表16-11所示。

表16-11　高钾血症治疗方法

如果合并严重的心电异常(T波高尖、QRS增宽、PR间期延长):
- 静脉给予10%葡萄糖酸钙,50 mg/kg,或
- 中心静脉给予10%氯化钙,10 mg/kg

钾的再分布:
- 静脉给予碳酸氢钠,1 mmol/kg,和/或
- 静脉给予25%葡萄糖溶液2~3 ml/kg(0.5~1 g/kg)+胰岛素0.1 U/kg(1U:5 g葡萄糖)
- 吸入β_2受体激动剂(2.5~5 mg沙丁胺醇)

钾清除:
- 给予袢利尿剂:呋塞米0.5~1 mg/kg
- 每6小时口服/直肠给予降钾树脂,1 g/kg
- 血液透析

（5）钙

由于妊娠期从母体摄入高水平钙到分娩后需自身消化吸收的转变，新生儿容易出现低钙血症(总钙 < 8.5 mg/dl，即2.2 mmol/L，离子钙 < 1 mmol/L)。对于充血性心力衰竭婴儿，低钙血症可能提示DiGeorge综合征(22q11基因缺失)。低钙血症患儿常出现抽搐、手足痉挛、喉喘鸣、呼吸暂停、惊厥和充血性心力衰竭等。

纠正患儿致命性低钙血症时，如果中心静脉不可用，可予葡萄糖酸钙(100 mg/kg 单位剂量)按1.5 ml/min的速度由小针输注至大静脉；如果中心静脉可用，可与氯化钙(20 mg/kg 单位剂量)输注。同时为避免持续性低钙血症，应维持治疗，方案为葡萄糖酸钙或氯化钙每6小时以静脉或口服治疗[葡萄糖酸钙200~500 mg/(kg·d)]。

高钙血症(总钙 > 11 mg/dl，即2.75 mmol/L，离子钙 > 1.3 mmol/L)在儿童中罕见，一旦出现提示病情恶性可能，治疗方面同成人:生理盐水10~20 ml/kg输入，随后每6~12小时给予呋塞米1~2 mg/kg。

（6）镁

低镁血症(镁 < 1.8 mg/dl或0.75 mmol/L)在儿童中与营养不良或因肠道功能障碍引起的吸收障碍以及长期接受静脉输液相关。也可见于骨肿瘤患儿接受化疗后所致的肾小管功能障碍。低镁血症的临床表现与低钾血症、低钙血症部分相似。威胁生命的低镁血症应以硫酸镁25~50 mg/kg在

5～15分钟内静脉输注治疗。

（7）磷

低磷血症（磷＜2.5 mg/dl或0.81 mmol/L）在儿童中不常见，其发生常与营养不良、吸收障碍综合征、肾小管功能不全相关。威胁生命的低磷血症可能表现为肌肉无力、呼吸衰竭、昏迷和痉挛等，应予磷酸钠或磷酸钾按0.4 mmol/kg、超过6小时的速度进行输注（最大剂量21 mmol）。

16.3.4　免疫系统

下列因素增加了患儿感染的风险：

- 多核白细胞的功能降低及数量减少。
- 转运至炎症部位的吞噬细胞减少。
- 抗体合成减少。
- 母体的被动免疫在出生后2～5个月耗尽，4～7岁前免疫球蛋白尚未达到成人水平。

由于免疫系统尚未发育成熟，与成人相比，儿童更多的接受经验性抗生素治疗。抗生素被认为是急救用药，特别是小于2个月的发热婴儿。3岁前，体温超过40℃或白细胞数量＜0.5×10^9/L或＞15×10^9/L时，提示患儿细菌感染的风险增加。中性粒细胞绝对值＜1×10^9/L或比例＜25%～30%也提示患儿重度细菌性感染。患儿出现上述情况时，建议行全面的检查，如果临床需要，可行血培养、尿培养及腰椎穿刺。婴幼儿感染后生理功能恶化的过程与成人脓毒症过程类似。脓毒症时心率、血压及白细胞数量的变化因年龄不同而存在差异性。严重脓毒症的标准包括心血管功能障碍或急性呼吸窘迫综合征或2个以上器官功能障碍。当合并心血管功能障碍，则为感染性休克。

在婴儿，B族链球菌、大肠杆菌、李斯特菌及肠球菌是威胁婴幼儿生命的常见病原菌。2个月～2岁患儿感染时应考虑的致病菌包括：肺炎链球菌、流感嗜血杆菌、脑膜炎奈瑟球菌及沙门菌。表16-12总结了儿童严重感染病原体及建议的治疗方案。

表16-12　婴幼儿及儿童最常见感染

项目	微生物	治疗[a]
新生儿		
细菌性脑膜炎	B族链球菌、大肠杆菌（和其他革兰阴性肠杆菌属）	头孢噻肟50 mg/kg
	李斯特菌、肠球菌	氨苄西林50 mg/kg
病毒性脑膜炎	新生儿HSV感染及HSV脑炎	阿昔洛韦15 mg/kg
儿童		
细菌性脑膜炎	流感嗜血杆菌肺炎链球菌脑膜炎奈瑟菌沙门菌	头孢噻肟50 mg/kg或头孢曲松钠50 mg/kg；地塞米松0.15 mg/kg（针对H嗜血杆菌、S肺炎链球菌）

表16-12 婴幼儿及儿童最常见感染

项目	微生物	治疗[a]
儿童		
病毒性脑膜炎	HSV脑炎	阿昔洛韦 15 mg/kg
会厌炎	H嗜血杆菌	头孢噻肟 50 mg/kg 或 头孢曲松钠 50 mg/kg
细菌性气管炎	葡萄球菌 链球菌 卡他莫拉菌	奈夫西林 50 mg/kg 或 克林霉素 10 mg/kg 和 头孢噻肟 50 mg/kg
咽后壁脓肿	金黄色葡萄球菌 A族链球菌(可能混合感染) 革兰阴性肠菌 厌氧菌	奈夫西林 50 mg/kg 或 克林霉素 10 mg/kg 和 庆大霉素 2.5 mg/kg 或 氨苄西林/舒巴坦 50~100 mg/kg (根据适应证)和庆大霉素 2.5 mg/kg
格鲁布性喉头炎	副流感病毒 流感病毒	支持治疗
腹膜炎	革兰阴性微生物 　大肠杆菌、克雷伯菌 革兰阳性微生物 　肺炎球菌、葡萄球菌 　A型溶血链球菌、肠球菌 厌氧菌:拟杆菌属	头孢噻肟 50 mg/kg, 克林霉素 10 mg/kg,和 氨苄西林 50 mg/kg 或 氨苄西林 50 mg/kg, 庆大霉素 2.5 mg/kg 和 克林霉或 甲硝唑 7.5 mg/kg
免疫功能不全患者	革兰阳性微生物 　凝固酶阴性葡萄球菌 　A型溶血链球菌 　肠球菌 　棒状杆菌 革兰阴性微生物 　克雷伯菌 　芽孢杆菌 　假单胞菌 　大肠杆菌 真菌:念珠菌属、曲霉菌属	万古霉素 10~15 mg/kg 头孢吡肟 50 mg/kg 或 头孢他啶 50 mg/kg 氟康唑:负荷剂量 10 mg/kg 　最大负荷剂量 400 mg 两性霉素B 0.25~1 mg/(kg·d)或 卡泊芬净 50 mg/m², 每24小时; 　最大剂量 50 mg

缩写:HSV,单纯疱疹病毒。

注:[a] 上述推荐仅为常规指南。特殊性抗生素选择应结合临床情况(肝、肾功能)、患者年龄、免疫功能状态、局部微生物感染、敏感性及耐药情况进行个体化给药。抗生素的用药间隔及频率应与儿童重症医师或儿童感染疾病专家讨论制定。

16.3.5　神经系统

儿童的GCS评分难以评估，即使有如表16-13所示的不同年龄的标准(见第八章成人GCS评分)。当评估患儿是否需要进一步干预时，需注意瞳孔反应、患儿气道自洁能力、运动评分和囟门饱满程度。任何患儿出现意识水平下降、抽搐和(或)昏迷时，应立即评估潜在创伤的可能性(如虐待儿童、特别是婴儿摇晃综合征)。如果没有外伤，需考虑有无感染、代谢障碍或中毒的可能。予婴儿10%葡萄糖液、儿童25%葡萄糖液输注可纠正低血糖导致的昏迷或癫痫(见前述章节)。较小的儿童痉挛应考虑低钠血症、低血糖和低钙血症可能性。对于持续性抽搐且没有静脉通路的患儿，可经直肠给予地西泮(0.5 mg/kg单位剂量，注射或凝胶制剂)。癫痫早期可予劳拉西泮、咪达唑仑或地西泮静脉给药(0.05~0.1 mg/kg)。如果二次使用苯二氮䓬类药物无效时，应经静脉给予足量的苯妥英或磷苯妥英(0.05~0.1 mg/kg)。如果患儿已使用苯妥英或负荷剂量无效时，可考虑使用苯巴比妥(15~20 mg/kg单位计量)。内科护理方面需警惕药物蓄积引起的呼吸抑制和早期呼吸支持的必要性。当及时治疗后仍出现持续性抽搐可考虑气管内插管和全身麻醉。神经肌肉阻滞剂仅在气管内插管时使用。建议尽早寻求儿科神经专家及儿科重症专家的帮助。

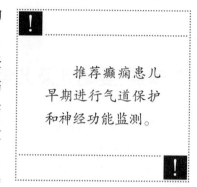

! 推荐癫痫患儿早期进行气道保护和神经功能监测。 !

表16-13	婴儿及儿童GCS修正评分		
临床参数	婴儿(0~12个月)	儿童(1~5岁)	分值[a]
睁眼	自主	自主	4
	呼唤睁眼	呼唤睁眼	3
	疼痛刺激睁眼	疼痛刺激睁眼	2
	无反应	无反应	1
语言	含糊不清	言辞合理	5
	烦躁、哭泣	言辞不合理	4
	哭泣	持续哭泣	3
	呻吟	呼噜声	2
	无反应	无反应	1
肢体运动反应	正常	自主	6
	躲避触摸	局部疼痛	5
	躲避疼痛	躲避疼痛	4
	屈曲反应	屈曲反应	3
	伸直反应	伸直反应	2
	无反应	无反应	1

注：[a] GCS总分=睁眼+语言+运动分值；最高分=15；最低分=3。

　　婴儿及儿童治疗过程中的特殊性使得处理重症患儿或创伤儿童时非常容易出现错误，需尽早寻求专业帮助。

关键点：婴幼儿及儿童重症监护基础

- 幼儿易激惹是精神状态改变的早期征象。
- 儿童呼吸窘迫的早期征象包括呼吸急促、呼噜声和鼻翼扇动。
- 治疗儿童呼吸功能减弱的首要步骤是保护气道。
- 婴幼儿气管插管时需考虑与成人气道的解剖差异。
- 儿童推荐通气设置为，正常肺潮气量 $6 \sim 10$ ml/kg，急性肺损伤或急性呼吸窘迫综合征时 6 ml/kg。儿童需设置更高的呼吸频率以维持合适的动脉 CO_2 分压水平。
- 毛细血管再充盈和肢体末端体温是评估儿童灌注的早期指标。低血压是儿童失代偿性休克表现。低血容量休克患儿应予 $40 \sim 60$ ml/kg 的等张液体复苏（生理盐水、乳酸林格液）。
- 对于存在液体无反应的血管源性休克患儿，需输注去甲肾上腺素维持血管张力。对于积极液体复苏后心输出量低的（血管收缩性休克）患儿，可输注多巴酚丁胺增加心肌收缩力。
- 婴儿梗阻性休克常由左室流出道先天性梗阻引起，包括主动脉缩窄或主动脉弓缩窄。
- 婴儿颅内出血导致的血液丢失可引起血流动力学不稳定。
- 低血糖症在婴儿应激时易出现且需及时纠正。
- 婴儿无法自主调节体温，因此需注意防止低体温。
- 婴儿因免疫系统不成熟使得感染风险增加。
- 对于小于2个月的发热婴儿，经验性抗生素治疗属于急救用药。
- 对于持续性抽搐且没有静脉通路的患儿，地西泮可经直肠给药。

建议阅读

1. Brierley J, Carcillo JA, Choong K, et al. Clinical practice parameters for hemodynamic support of pediatric and neonatal septic shock: 2007 update from the American College of Critical Care Medicine. *Crit Care Med*, 2009,37:666–688.

2. Goldstein B, Giroir B, Randolph A, and International Consensus Conference on Pediatric Sepsis. International pediatric sepsis consensus conference: definitions for sepsis and organ dysfunction in pediatrics. *Pediatr Crit Care Med*, 2005,6:2-8.

3. Mejia R, Greenwald B, Fields A, et al, eds. *Pediatric Fundamental Critical Care Support.* 1st ed. Mount Prospect, IL: Society of Critical Care Medicine, 2008.

4. Smith L, Hernan L. Shock states. In: Fuhrman BP, Zimmerman JJ, eds. *Pediatric Critical Care.* 3rd ed. St. Louis, MO, Mosby, 2006:394.

5. Thompson AE. Pediatric airway management. In: Fuhrman BP, Zimmerman JJ, eds. *Pediatric Critical Care.* 3rd ed. St. Louis, MO: Mosby, 2006,485.

6. Wood EG, Lynch RE. Electrolyte management in pediatric critical illness. In: Fuhrman BP, Zimmerman JJ, eds. *Pediatric Critical Care.* 3rd ed. St. Louis, MO: Mosby, 2006,939.

推荐网站

Society of Critical Care Medicine/Guidelines. www.sccm.org

快 速 反 应 系 统

Ⅰ.介绍

在任意情况下，快速反应系统(RRS)可以在住院患者出现无法预知的病情恶化时，作为一种重要资源出现。通常，危机小组只有在紧急事件(例如心脏骤停)发生后才会启动。此前，没有流程去救治高危在院患者从而防止不良事件发生。大多数心脏骤停的在院患者，在发病前8小时常会出现可被识别的病情恶化。很多情况下，不良事件既非突然发生也不是无法预知。对病情恶化的早期识别和及时处理，可以减少心脏骤停的发生和重症治疗的需要。

不幸的是，临床上早期病情恶化很难识别，评估患者的基本生理状况很有挑战性。快速反应系统能够将经验丰富的医务人员和监测设备带到患者床边。如果需要，可以立即予以更进一步的监护和治疗，制定适当的治疗方案。在这一过程中最重要的步骤就是求助快速反应系统。

快速反应系统由四部分组成，在这个成功的系统中每一个部分都扮演了重要的角色(图A1-1)。行政部分统筹适当的人员配备和团队资源，起草流程和指南，通过培训来确保人员的能力，并保证此体系存在的必要性和有效性；传入部分是由能够发现即将发生不良事件的方法及人员组成的；传出部分则致力于快速实施治疗和调动额外的资源；质量评估部分则致力于识别疾病恶化周期性以及改进系统性干预的有效性。

Ⅱ.建立一个医疗应急或快速反应小组

快速反应团队代表了这样一个简单直观的概念：当病人出现临床症状恶化的迹象时，团队的负责人立即到床边评估和治疗病人，避免病人出现心脏停止、死亡，或需要转运到ICU。

快速反应小组(RRT)是RRS的干预分支。医疗应急小组(MET)由具有处方权的临床医生(医师或主治医师)所领导，而RRT由护士和(或)呼吸治疗师(不具备处方权的临床医生)所领导，这一点已达成共识。

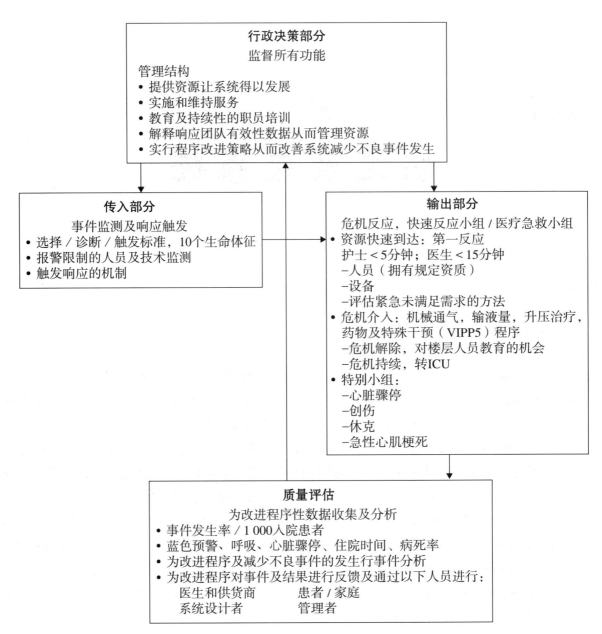

图A1-1　快速反应系统结构图

A. 医疗应急或快速反应小组的组成

　　虽然团队构建并不完美,但利用现有的医院资源已经组建起较为成功的METs和RRTs,以特定的高危人群为治疗对象。多学科合作,医生领导的团队(METs)普遍存在具有培训计划的学术中心。而由护士或护士-临床呼吸治疗师领导,医生作为后援的团队(医疗控制与急救医疗服务模式相类似)在社区医院更为常见,但缺乏培训计划。不管是哪种团队组成,有效的团队合作能力对计划的成功都必不可少。实施标准化的协作或固定的规程将使得团队实践有据可循,来解决常见的已确诊的临床问题，尤其是在没有责任医生的情况下。RRS领导者根据成熟的流程和制度来完善流程和标准。合理的MET或者RRT成员组成见表A1-1。

表A1-1	医疗紧急事件或快速反应小组成员的合理配置
医师 主治医师，助手，住院医师	住院医师，急诊医学的医生，麻醉师，呼吸科专家，外科医师，内科医师
中级职称成员	执业护士 内科医生助手
护理 普通护理，高级护理实践者，临床护理专家	ICU护士，麻醉复苏室护士，急诊护士，遥测单元护士，认证注册护士麻醉师，护士长
其他成员	呼吸临床治疗师，心电图技师，急救员

在教学医院，快速反应小组的组成包括以下人员：
- ICU主治医师和(或)住院医师，ICU护士，呼吸治疗师，药剂师
- 内科住院医师或主治医师，ICU护士，呼吸治疗师
- ICU护士，呼吸治疗师，医师(后备)

在非教学医院，小组为以下人员组合之一：
- 急诊医师或主治医师，ICU护士，呼吸治疗师
- 急诊护士，ICU护士，呼吸治疗师
- 麻醉复苏室护士，呼吸治疗师，医师(后备)

医生已经或正在接受重症医学或急诊医学的培训，用于重症疾病的抢救。护士通常具有多年临床护理经验，绝大多数经过重症护理培训。来自其他学科的小组成员通过他们的知识如气道和呼吸道管理、药物治疗、创伤管理以及重症患者转运等提升了MET或RRT的意义。

小组成员通常被期望熟识基本及高级心脏生命支持、儿科高级生命支持(在适用情况下)以及基础重症监护。定期在模拟事件或医疗模拟中心进行团队合作演习，可以提高成员的评估和操作技能。协议和标准化规程应根据MET或RRT的电话反馈和质量改进数据进行评估和修订。

B. 快速反应小组的设备

　　培训过的MET成员使用生命体征监控仪和设备可以对高危患者提供重要的生命支持，极大地提高了团队评估和处理临床疾病的能力。很明显，早期识别和重视临床异常情况并及时干预可能改善临床结局。MET或RRT应该首先评估此领域提供的有用资源，然后列出额外的设备清单。反应小组需要具备心脏、呼吸和简易的血流动力学监控设备。其余的设备和药物治疗的选择需根据治疗的患者、团队的组成以及当地的政策法规来决定。由于MET或RRT反应迅速，所以额外需要的设备和物资应放置于合适的包或者车中，以方便运送到患者床边。参见表A1-2。

表A1-2　医疗急救小组设备清单[a]	
生命体征监护装置	**心血管设备**
可监控/外部调节的除颤仪	手动血压仪
无创血压装置	静脉管理装备
脉搏血氧饱和度测量仪	静脉导管
便携式二氧化碳测量仪(如可用)	
	其他
呼吸系统设备	个人防护装备
便携式氧气罐	无菌手套
便携式吸痰罐	敷料和绷带
高流量氧气面罩	防腐剂
储气囊面罩	
呼吸机面罩、鼻导管和普通面罩	**药物包(执业范围酌情使用)**
雾化面罩	血管活性药
口咽/鼻咽通道	强心药
喉罩气道	血管舒张药
喉镜和刀片	镇静剂和止痛药
带有气囊的气管导管	支气管舒张药
环甲膜穿刺装置	可静脉输注晶体和胶体
听诊器	阿司匹林
如果可能,可以考虑便携式超声波测量仪	

[a] 需要的设备或物资应在患者近旁可用或由组员携带。

Ⅲ.启动医疗紧急事件或快速反应系统

A. 激活的标准和触发事件

最重要的激活标准是床边医护人员或家属认为情况异常，即使其他指标都在可以接受的范围内。这种直觉经常相当敏感并且需要额外的评估。事实上，即使直觉或第六感并不非常准确，仍然应该据此激活医疗紧急事件或快速反应系统(MET/RRT)。

制定MET/RRT激活的一系列标准，有助于提高早期预警能力，并便于床边医护人员尽早打电话求助。这个标准可能是基于急性生理学指标的改变、器官系统特异性症状和体征，以及触发事件。急性生理学的变化包括生命体征的变化超过正常范围，如心动过速、呼吸急促、低血压和少尿。检测到一个或多个器官系统功能障碍的指标即可触发快速反应系统。当临床生理指标逐渐改变时，这种识别模式可更有效的监测到病情恶化。

事件触发强调对某些患者的病情变化与治疗干预需进一步评估。这类事件可能是某个体征或某个重要问题的结果，对患者的安全可能造成威胁。例如，对患者应用纳洛酮即表明该患者阿片类的副作用已经存在。尽管纳洛酮可以暂时改变这些副作用，拮抗作用减弱时却仍可复发。通过MET/RRT进行更有针对性的评估，或可避免发生不良后果。激活标准模型和事件触发见表A1-3。

表A1-3	激活标准模型

急性生理标准
- 心率急剧变化：< 40次/分，或 > 130次/分
- 收缩压急剧变化：< 90 mmHg
- 尿量急剧变化：4小时 < 50 ml
- 呼吸频率急剧变化：< 8次/分，或 > 30次/分
- 氧疗后指脉氧饱和度急剧变化：< 90%
- 意识急剧变化
- 临床症状迅速恶化

表A1-3	激活标准模型

器官系统的特定标准

- 气道
    - 呼吸窘迫
    - 高危气道
- 呼吸系统
    - 呼吸频率 > 30次/分
    - 呼吸频率 < 6次/分
    - 指脉氧饱和度 < 90%(吸氧时)
    - 说话困难
- 循环系统
    - 治疗后血压仍 < 90 mmHg
    - 脉搏>130次/分
- 神经系统
    - 任何原因不明的意识障碍
    - 新出现的焦虑或谵妄
    - 反复发作或癫痫持续状态
- 其他
    - 需监护的患者
    - 无法控制的疼痛
    - 治疗无效
    - 无法获得紧急救援

重要事件的触发

- 纳洛酮过量
- 氧气需求增加
    - 需储气面罩纯氧氧疗
    - 吸氧浓度的变化>20%
- 值班期间,任何患者超过三项无应答
- 对于医疗或外科团队指令的反应时间 > 30分钟
- 家人关注患者病情
- 任何坠落或创伤性的损伤
- 在给予最大剂量的止痛药后30分钟,疼痛评分仍 ≥ 4/10分
- 在给予最大剂量的止吐药30分钟后,仍持续恶心、呕吐
- 任何新出现的异常脉率

B. 快速反应评分系统

应用评分系统对高危患者进行危险分层，量化临床状态分级并决定快速反应分级。对不同的症状、生命体征、实验室检查给予不同的分值，超正常范围较多的结果给予额外的分值，计算出总分。修正早期预警评分，评估生命体征和意识状态，在住院患者中得以应用并验证。5分或更高得分与死亡率和ICU收治率明显相关。

选择个体化的MET/RRT程序，以确保通过绝对值或变化趋势的分界来启动反应系统，或启动更高层次的护理与额外的临床资源。汇总并分析启动快速反应系统的患者的评分，有助于质量改进，例如长期医嘱的评估、集群事件的识别和资源的利用。

Ⅳ.急诊医疗或快速反应团队应答

A. 反应性团队的干预

干预的目的在于快速稳定病情，防止病情进一步恶化。研究显示，三种最常见激活MET或是RBT的原因是：低氧血症、低血压和意识状态改变。在响应团队的设施中，应该识别主要激活事件，并快速地构建协作来实施应对每个事件。

呼吸窘迫是需要MET或RRT做出反应的主要生理原因。病情急剧改变的原因与容量状态、麻醉药物使用、潜在疾病的进展，或是不依从医生制定的氧疗方案相关。初始治疗是稳定气道和高流量吸氧以缓解患者呼吸窘迫症状，并提高氧饱和度。根据患者病情改善的情况，该团队需要对潜在可逆转的原因进行评估。

低血压是激活MET或RRT的一种常见生理原因，而且低血压与容量状态（整体容量和血容量）、药物（包括麻醉药和降压药）的使用以及是否发生脓毒症相关。最初的治疗是通过补液来提高收缩压和（或）立即逆转已知的原因，例如麻醉药。对于可能由严重脓毒症或感染性休克导致的低血压应考虑给予经验性抗菌药物治疗。

意识状态改变是激活MET或RRT的另一种常见生理指标，其通常与低氧血症、低血压或低血糖相关，应该最先评估和处理。当意识状态改变与上述原因无关时，则应评估是否为神经病变或药物原因导致，而且治疗上应针对性的使用包括计算机断层扫描在内的手段进行评估。

响应团队应尽全力使患者的主治医师能够参与其中，利于治疗和护理圆满成功。MET或RRT的作用并不是取代患者的初始治疗团队，而是和他们一起在急诊治疗中发挥作用。

B. 响应团队的沟通

在复杂的医院环境中，结构化的沟通工具和常见关键性语言的使用可以促进照料者之间开放的交流，这对及时评估和管理危重患者很重要。MET或RRT的文件中结合实际情况、背景、评估和推荐工具(SBAR)来收集患者的所有数据，能促进有效的沟通，并且以后可以在任何地方讨论病情。紧急情况下SBAR在有效沟通中极具价值(表A1-4)。

表A1-4	SBAR沟通工具

情况：患者发生了什么？

背景：患者的基础疾病及此次发病的过程是什么？

评估：目前最主要的问题是什么？

建议/干预：如何评估和干预？

C. 响应团队的培训

METs和RRTs的主要目标之一是培训。RRS模型的关键取决于对体征和病情恶化的早期识别。定期安排团队人员进行模拟事件演习，能有效保持其识别高危患者的能力。启动标准的讨论和公布能够进一步强化MET或RRT服务的实施，并减少患者临床危机的发生率。回顾响应团队活动的质量改善数据利于加强培训。在一次MET或RRS响应后回顾实施情况，可以提高整个团队搜集信息和技能的能力，降低后续问题发生的可能性，并提高今后患者早期临床症状和体征恶化的识别的可能性。目标培训活动的形式包括每周的主题演讲、MET或RRT病例的回顾和SBAR练习课程。

V.成功的策略

具备RRS的医院报道了多种影响团队成功的因素。他们的成功案例中，通常包括以下主题：

1.训练/培训：MET或RRS的成员和床边护理人员需要明白何时、如何启动团队，并且清楚团队的能力范围。对应团队成员针对高危患者常见情况的管理、有效的干预和沟通策略进行持续培训。指导床边护理人员对危重症的评估和有效的交流是团队培训的主要目标。在模拟中心，高保真度的模拟是有帮助的，但并不是必要的。低保真度的虚拟急诊医疗场景或电子演习也同样非常有效。任何诊疗场所均可使用板书或纸质的模拟场景的病例汇报。

2.设备/用品：响应团队携带的设备和用品应根据患者人数的需要进行配置，但之后应标准化地配置，以确保每一次的床边需求有适当的资源。如果大量RRT急救包已被使用，那么需要整理好物品以便在床边快速获取。把在ICU中使用的每件物品都准备好是不切实际的。设备的使用应视为质量改进过程的一部分。很少使用的物品应当被移除，除非在罕见处理中可以起到重要作用。响应团队应当尽力携带必要的设备和用品。

3. 授权：训练护理人员在危机发生之前就能识别临床恶化的征象，并且相信自己的经验和技能。允许和支持她们根据设定的标准来启动MET或RRT。启动MET或RRT不应受处罚，特别是当发现结果并未导致临床危机时。识别这样的事件，作为临床恶化征象的针对性的培训范围，或针对于回顾患者本身的固有风险。

4. 评价：在临床工作流程中收集数据便于对临床监测和治疗效果进行评价。常规报告响应团队的活动和结果可以指导团队进程的持续改进。患者及家属的满意度有助于优化项目发展和资源分配。患者之间的持续对话利于确立改进因素，是相当必要的。

Ⅵ.总结

由于医疗转运系统的复杂性，住院患者在一定程度上可能存在病情恶化的风险。RRS模式的目的在于：通过床边监测策略和调动合适的资源，识别和管理临床恶化的高危患者。RRS实施成功的重要影响因素包括：① 合理的团队组成；② 启动标准，与床边人员的关注、急性生理指标改变或者高危患者的识别评分系统有关；③ 干预目标在于快速稳定患者病情；④ 类似于SBAR的有效的沟通策略；⑤ 不间断的培训来提高对潜在临床危机的监测和管理；⑥ MET或RRT实施需要有合适的、先进的临床监测设备和药物；⑦ 评价和修正实施过程以及可能导致患者高危的原因。

建议阅读

1. Bellomo R, Goldsmith D, Uchino S, et al. A prospective before-and-after trial of a medical emergency team. *Med J Aust*, 2003,179:283-287.

2. Buist MD, Moore GE, Bernard SA, et al. Effects of a medical emergency team on reduction of incidence of and mortality from unexpected cardiac arrests in hospital: preliminary study. *BMJ*, 2002,324:387-390.

3. DeVita MA, Bellomo R, Hillman K, et al. Findings of the first consensus conference on medical emergency teams. *Crit Care Med*, 2006,9,2463-2478.

4. DeVita MA, Hillman K, Bellomo R, eds. *Medical Emergency Teams: Implementation and Outcome Measurement*. New York, NY: Springer Science + Business Media Inc, 2006.

5. Halvorsen L, Garolis S, Wallace-Scroggs A, Stenstrom J, Maunder R. Building a rapid response team. *AACN Adv Crit Care*, 2007,18:129-140.

6. Leonard M, Graham S, Bonacum D. The human factor: the critical importance of effective teamwork and communication in providing safe care. *Qual Saf Health Care*, 2004,13(suppl 1):i85-i90.

7. Maharaj J, Raffaele I, Wendon J. Rapid response systems: a systematic review and meta-analysis. *Crit Care*, 2015,19:254-268.

8. Murray T, Kleinpell R. Implementing a rapid response team: factors influencing success. *Crit Care Nurse Clin North Am*, 2006,18:493-501.

9. Sebat F, ed. *Designing, Implementing, and Enhancing a Rapid Response System*. Mount Prospect, IL: Society of Critical Care Medicine, 2009.

10. Sebat F, Musthafa AA, Johnson D, et al. Effect of a rapid response system for patients in shock on time to treatment and mortality during 5 years. *Crit Care Med*, 2007,35:2568-2575.

11. Subbe CP, Kruger M, Rutherford P, Gemmel L. Validation of a modified Early Warning Score in medical admissions. *QJM*, 2001,94:521-526.

12. Thomas K, VanOyen Force M, Rasmussen D, Dodd D, Whildin S. Rapid response team: challenges, solutions, benefits. *Crit Care Nurse*, 2007,27:20-27.

参考阅读

American College of Cardiology. http://www.acc.org.

气 道 辅 助 通 气 工 具

Ⅰ.喉罩

【指征】

　1.面罩加压给氧实施困难时，建立人工气道，保证通气和氧合。

　2.气管插管失败时提供临时的人工气道。

【器械准备】

　1.带储气囊的呼吸囊和高流量氧源。

　2.指脉氧监测仪。

　3.持续心电监测仪。

　4.血压监测。

　5.手套、口罩、护目镜。

　6.合适型号的喉罩(表A2-1)。

　7.气囊充气用的注射器。

　8.水溶性润滑剂。

　9.呼气末CO_2监测仪。

　10.抢救箱。

【插管前准备】

　1.戴手套、口罩和护目镜。

　2.开放气道并维持患者最佳氧合和通气。

　3.开放静脉通路。

　4.监测血氧饱和度、心电和血压。

　5.选择适当型号的喉罩。

　6.检查气囊是否完整，并且确定充气后无漏气。

　7.使用水溶性润滑剂润滑未充气的喉罩。

　8.如果时间允许给予患者预充100%纯氧2~3分钟。

【操作技术】(图 A2-1)

1. 将气囊完全放气使其成勺状，喉罩表面无褶皱。

2. 操作者站在床头，调整床头以利于操作者操作。

3. 患者置于平卧位，头部后仰，潜在或明确存在颈部脊髓损伤的患者禁用此体位。

4. 在放置喉罩过程中，压迫环状软骨协助定位会影响正确位置的确认，不建议实施。

5. 喉罩放置时将喉罩平面朝向前面。以执笔式固定导管，食指固定在喉罩和导管连接部，并以食指通过压迫上颌和咽壁将喉罩送入。

6. 喉罩应放置在喉咽部，插入至喉咽部时可感觉到有明显阻力。

7. 气囊充气封闭喉咽部时需要用手固定住导管，否则在充气过程中导管可能会向外移动。

8. 气囊充气需要足够的气体以维持喉咽部的封闭(气囊压应接近 $60\,cmH_2O$)。气囊最大的充气量见表 A2-1，但稍小的充气量即可维持较好的密闭性。

9. 人工呼吸装置需要在床旁备用，辅助通气时需要确认胸壁的活动和双侧呼吸音是否对称。呼气末 CO_2 监测可以明确喉罩是否在位。

10. 如果胸壁起伏不明确或者存在大量漏气，需要拔除喉罩并重新插入。

11. 当确定喉罩在位后，妥善固定导管。

表 A2-1 喉罩型号和气囊充气量

喉罩型号	患者体重	最大气囊容积	最大的插管型号(mm)[a]
1	新生儿~5 kg	4 ml	3.5
1.5	5~10 kg	7 ml	4.0
2	10~20 kg	10 ml	4.5
2.5	20~30 kg	14 ml	5.0
3	>30 kg或体重较轻的成年人	20 ml	6.0 有气囊
4	一般成人	30 ml	6.0 有气囊
5	肥胖成人	40 ml	7.0 有气囊

注：[a] 适用于喉罩内径最大的气管插管型号。

附录 292

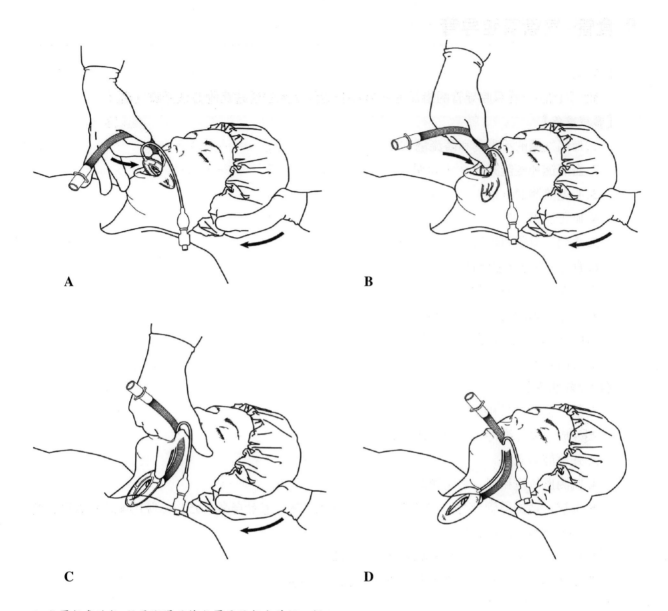

A:喉罩气囊放气,给予润滑后将喉罩平面朝向前经口插入。

B:以执笔式固定导管,用食指通过压迫上颌和咽壁将喉罩送入。

C:在舌后将喉罩放置在喉咽部,插入至喉咽部时可感觉到有阻力。

D:用手固定住导管后充气,封闭喉咽部。使用人工呼吸装置辅助通气时需要确认胸壁的活动。

图A2-1　喉罩置入技术

Ⅱ.食管-气管双腔导管

【指征】

使用食管-气管双腔导管的指征是呼吸心脏骤停及无法通过其他方法开放气道。

【器械准备】

1. 带储气囊的呼吸囊和高流量氧源。

2. 血氧饱和度监测仪。

3. 心电监测仪。

4. 血压监测。

5. 手套、口罩和护目镜。

6. 食管-气管双腔导管。

7. 气囊充气用的注射器。

8. 水溶性润滑剂。

9. 呼气末CO_2定量监测仪。

10. 抢救箱。

【插管前准备】

1. 戴手套、口罩和护目镜。

2. 开放气道并维持患者最佳氧合和通气。

3. 开放静脉通路。

4. 监测血氧饱和度、心电和血压。

5. 选择合适的导管型号。导管型号分为41F和37F。患者身高 > 152 cm使用41F号导管,身高 < 152 cm使用37F号导管。

6. 检查气囊是否完整,并且确定充气后无漏气。

7. 如果时间允许给予患者预充100%纯氧2~3分钟。

【操作技术】(图A2-2)

1. 操作前将气囊完全放气。

2. 操作者站在床头,调整床头以利于操作者操作。

3. 患者置于平卧位,头部后仰,潜在或明确存在颈部脊髓损伤的患者禁用此体位。

4. 操作者用拇指和食指固定患者的舌头和下颌,盲插置入导管。导管标记环在位时提示导管置入成功。当遇到阻力时不要暴力插入导管。可使用纤维喉镜协助导管置入。

5. 首先将咽部气囊进行充气,封闭后咽部。

6. 随后将远端气囊进行充气。

7. 经咽部管腔进行通气,观察胸部活动度和听诊肺呼吸音。一般情况下,导管置入食管内的几率约为95%。

8. 如果未能闻及呼吸音,尝试通过气管管腔通气并再次听诊双肺呼吸音。

9.选择正确的管腔通气，应使用呼气末CO_2或食管监测仪确认导管位置。

10.导管位置确认后，固定导管。

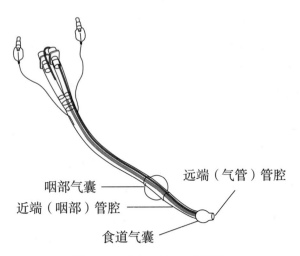

咽部气囊

近端（咽部）管腔

远端（气管）管腔

食道气囊

图A2-2 食管-气管双腔导管

注：有的导管有两个气囊:咽部气囊和食道气囊,可以独立充气;而有的导管只有一个接口,两个气囊同时充气。通过监测近端导管的呼气末CO_2可以证实导管在食道内。导管可能进入气道内,此时只能经远端管腔进行通气,并且在近端管腔监测不到呼气末CO_2。

Ⅲ.可视喉镜

【指征】

1.明确或可疑的困难气道的患者进行气管插管。

2.明确或怀疑存在颈部脊髓损伤。

【器械准备】

1.带储气囊的呼吸囊及高流量氧源。

2.血氧饱和度监测仪。

3.心电监测仪。

4.血压监测。

5.手套、口罩和护目镜。

6.可视喉镜及合适型号的喉镜片。

7.合适型号的气管插管。

8.气囊充气用的注射器。

9.水溶性润滑剂。

10.呼气末CO_2定量监测仪。

11.抢救箱。

【插管前准备】

    1. 戴手套、口罩和护目镜。

    2. 开放气道并维持患者最佳氧合和通气。

    3. 开放静脉通路。

    4. 监测血氧饱和度、心电和血压的变化。

    5. 准备气管插管和插管导丝,并确定气囊无漏气。

    6. 打开可视喉镜电源检查光源和显示屏。

    7. 选择合适的导线并保证喉镜片固定在位。

    8. 调整显示屏幕的角度以利于操作时观察。

    9. 如果时间允许给予患者预充100%纯氧2~3分钟。

【操作技术】(图A2-3)

    1. 操作者站在床头,调整床头以利于操作者操作。

    2. 患者置于平卧位,头部后仰,潜在或明确存在颈部脊髓损伤的患者禁用此体位。

    3. 喉镜置入前润滑靠近舌侧的喉镜片。先将可视喉镜片置入口咽部,在可视屏幕上观察局部解剖位置后将喉镜继续进入至喉咽部。

    4. 进入喉咽后,将喉镜向上提并调整位置,看到声门和声带。

    5. 将气管插管插入喉腔,直至导管末端到达喉镜片末端。

    6. 在声门打开时,将气管插管插入声门,确保气囊通过声带。插管过程中,可调整可视喉镜和气管插管的位置以便于导管插入。

    7. 用手固定气管插管并轻柔地将喉镜片移除。警惕不要将视频导线打折或扭曲。

    8. 将气管插管气囊充气并且拔除导丝,连接人工呼吸囊进行通气,听诊双肺呼吸音及监测呼气末CO_2以确认气管插管位置。

    9. 确认气管插管位置后,用胶带固定导管。

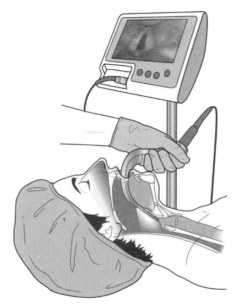

图A2-3　可视喉镜

IV.光学喉镜

【指征】

1. 明确或可疑困难气道的患者进行气管插管。

2. 明确或怀疑存在颈部脊髓损伤。

【器械准备】

1. 带储气囊的呼吸囊及高流量氧源。

2. 血氧饱和度监测仪。

3. 心电监测仪。

4. 血压监测。

5. 手套、口罩和护目镜。

6. 合适型号的光学喉镜——有颜色编码。

7. 合适型号的气管插管。

8. 气囊充气用的注射器。

9. 水溶性润滑剂。

10. 呼气末CO_2监测仪。

11. 抢救箱。

【器械准备】

1. 戴手套、口罩和护目镜。

2. 开放气道并维持患者最佳氧合和通气。

3. 开放静脉通路。

4. 监测血氧饱和度、心电和血压的变化。

5. 准备气管插管、确定气囊无漏气并且准备润滑剂。

6. 选择合适型号的光学喉镜。

7. 使用之前打开喉镜光源至少30秒。

8. 将气管插管置入光学喉镜旁的卡槽内。

9. 确认可以通过目镜看到气管插管末端,但注意不要让气管插管影响视线。

10. 如果时间允许给予患者预充100%纯氧2～3分钟。

【操作技术】(图A2-4)

1. 操作者站在床头,调整床头以利于操作者操作。

2. 患者置于平卧位,头部后仰,潜在或明确存在颈部脊髓损伤的患者禁用此体位。

3. 喉镜置入前润滑靠近舌侧的喉镜片。先将可视喉镜片置入口咽部舌中线,沿着舌旋转喉镜向前置入,进入喉咽。注意不要将舌向后推。

4. 当进入喉咽后,可通过目镜观察并且将喉镜轻轻上提。调整喉镜位置直到看到声门和声带。如果不能直视声门结构,可将喉镜向后退直至可见声门。避免使用暴力,防止牙齿和牙龈损伤。

5. 在声门打开时，将气管插管插入声门，并确认气囊通过声门。在插管过程中，可调整可视喉镜和气管插管的位置以便于导管的插入。

6. 将气囊充气，并且轻柔地将气管插管与喉镜分离。注意保证气管插管不移位。

7. 用手固定气管插管，然后将喉镜片沿进入时的反方向旋转，轻柔地退出。

8. 连接呼吸囊予以通气，听诊双侧呼吸音及监测呼气末CO_2，以确认气管插管的位置。

9. 气管插管位置确认后，使用胶带固定导管。

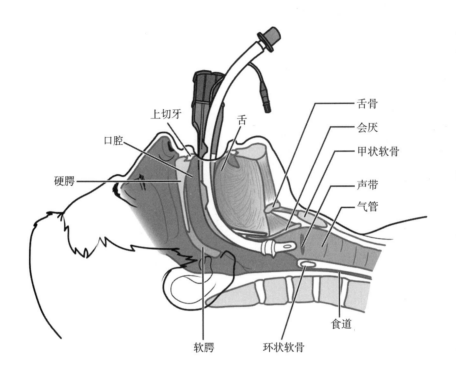

图 A2-4　光学喉镜

注：光学喉镜可以通过其进行直接观察，而(图 A2-3)可视喉镜是通过摄像和屏幕观察。

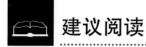 建议阅读

1. Brain AIJ. *The Intavent Laryngeal Mask Instruction Manual.* Berkshire, UK: Brain Medical, 1992.

2. Danks RR, Danks B. Laryngeal mask airway: review of indications and use. *J Emerg Nurs*, 2004,30:30-35.

3. Krafft P, Schebesta K. Alternative management techniques for the difficult airway: esophageal-tracheal Combitube. *Curr Opin Anaesthesiol*, 2005,17:499-504.

4. Lu Y, Jiang H, Zhu YS. Airtraq laryngoscope versus conventional Macintosh laryngoscope: a systematic review and meta-analysis. *Anaesthesia*, 2011,66:1160-1167.

5. Mace SE. The laryngeal mask airway: guidelines for appropriate usage. *Resid Staff Physician*, 2001,47:30.

6. Niforopoulou P, Pantazopoulos I, Demestiha T, et al. Video-laryngoscopes in the adult airway management: a topical review of the literature. *Acta Anaesthesiol Scand*, 2010,54:1050-1061.

气 管 插 管

Ⅰ.指征、患者评估、面罩通气、病人准备

参见本书第2章。

Ⅱ.设备

1. 可供氧的面罩复苏装置(带有压力指示的呼气末正压阀)。

2. 表面麻醉喷剂。

3. 药品，如选择性的镇痛药、麻醉药、肌松剂。

4. 用于抬高后枕部的毛巾卷或衬垫。

5. 指脉氧仪。

6. 心电监护仪。

7. 自动或手动血压测量仪。

8. 手套、口罩、护目装备。

9. 喉镜手柄及喉镜片：通常为3号或4号弯喉镜，2号或3号直喉镜。

10. 气管插管导管：成年女性常用气管插管内径为7.0~7.5 mm；

　　　　　　　　　成年男性常用气管插管内径为8.0 mm。

11. 可塑型的气管插管导丝。

12. Yankauer吸痰管及吸引装置。

13. Magill钳。

14. 10 ml注射器用于气囊充气。

15. 可溶于水的润滑剂。

16. CO_2探测仪、监测仪或食管内探测装置。

17. 胶带或气管插管固定装备。

18. 抢救车。

Ⅲ.插管方法

1. 直视喉镜下经口气管插管法

这种方法应用于大多数情况下，包括可疑颈椎损伤时。

2. 经鼻气管插管法

此种盲插方法常用于有自主呼吸的患者，并且需要有经验的操作者在特定情况下对特殊患者使用。这一方法的优点是允许患者自主呼吸，与应用直视喉镜的患者相比镇静要求较低，但它耗时较长，因此常不应用于紧急情况。经鼻气管插管的导管内径比经口气管插管的导管内径小。如果怀疑有颅底骨折或存在凝血功能障碍，则不能应用此方法。由于解剖结构的不同，与成人相比，婴幼儿常不推荐应用此种气管插管方法。

Ⅳ.经口气管插管

【准备】

1. 戴口罩、帽子、护目罩进行全面防护。

2. 如果患者清醒，向其解释操作流程。

3. 开放气道使其处于最佳氧合及通气位。

4. 开放静脉通路。

5. 提供指脉氧监测、心电监护、血压监测等设备。

6. 准备好所有设备并保证其在备用状态。

7. 准备气管插管导管

　　① 给予气囊充气并完全放气以检测其是否完好；

　　② 将导丝插入气管插管导管内，给予适当弯曲度以保证其顺利进入声门；

　　③ 在气管插管末端气囊处涂抹可溶于水的润滑剂。

8. 将喉镜片接在镜柄上

　　① 操作者选择合适镜片类型：

　　　　• 直喉镜片——用于挑起会厌前部；

　　　　• 弯喉镜片——插入会厌谷。

　　② 选择喉镜片长度——除非患者颈部较长，否则一律选用3号镜片。

　　③ 保证喉镜光源充足。

9. 如果不怀疑颈椎损伤，则在枕部垫一垫片或毛巾。

10. 在患者口咽部使用表面麻醉剂。

11. 时间允许的情况下给予患者2～3分钟纯氧。

12. 必要时，继续给予镇静剂及肌松剂。

【操作方法】

1. 操作者站在床头，调整床头以利于操作者操作。

2. 如果无可疑颈椎损伤，可在枕部垫一小垫片(患者呈"嗅探姿势")，颈部逐渐伸长(图A3-1)；当怀疑有脊柱损伤时，则该步骤省略，助手稳定住患者颈部(参见第二章)，解开颈前衣扣。

3. 不管操作者的优势手是哪只，均应左手持镜。

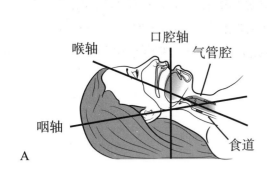
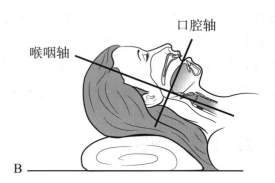

A:此体位颈部与头部不在同一条直线，将头部轻微向后上方移动可使咽轴、喉轴处于同一条直线，且口腔轴与喉咽轴相垂直。
B:此体位可较清楚地看到声带,对于脊髓损伤的病人禁止使用该体位。

图A3-1　经口气管插管体位

4. 在患者镇静或放松状态时，用右手拇指与食指十字交叉的方式打开患者口腔，拇指置于下颌骨下牙的前方，食指置于上颌骨上牙的前方，此时口腔通过手指的"剪刀式反转"动作被轻轻打开，然后将喉镜缓缓插入口腔。

5. 喉镜片尖端插入患者口腔右侧(图A3-2)，并缓缓移至舌根部。

6. 舌被推至左侧，舌的位置将会影响喉部解剖结构的观察。

7. 镜片轻轻地深入直至合适位置。直喉镜应该放在会厌下方。弯喉镜应该放在会厌上的会厌谷。

8. 注意：当喉镜将舌挑离喉部，暴露声门时，牵引力只能来自喉镜柄的长轴。镜片或镜柄的摇摆或转动均会损伤牙齿、牙龈及嘴唇，喉镜片的底端不能与上颌牙齿接触！

9. 应该看到声带及声门的开放。

10. 如果不能看到声带及声门，则应让助手用拇指及食指捏住甲状软骨，并按以下顺序对其施压：首先将其向后压向颈椎，再向上移动喉头，再将甲状软骨向患者颈部右侧移动不超过2 cm，这个过程可按其首字母缩写被叫做BURP(向后、向上、向右压迫甲状软骨)。

11. 气管插管缓缓通过声门插入(图A3-3)，用右手稳定住插管及导丝，如果导丝成角，将会影响插管进入气管内。如果在插管前进时遇到阻力，可以考虑在操作者将插管稳定在声门内以后拔除导丝。

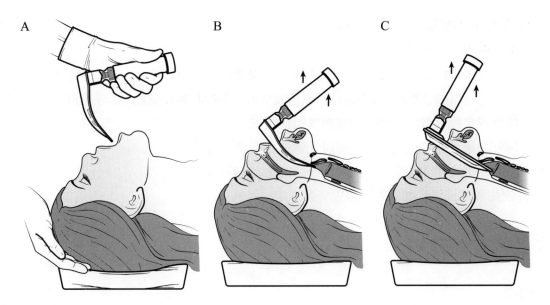

A：喉镜片插入患者口腔并将舌推至左侧。　　　B：弯喉镜到达舌根部后插入会厌谷。　　　C：直喉镜插入会厌下方。

图A3-2　喉镜置入

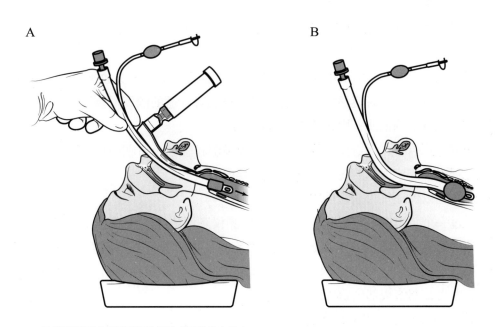

A：气管插管通过声门后继续前进直至隆突上约2~3 cm。
B：一旦气管插管到达合适的位置，则可以拔出喉镜及导丝，并将气囊充气。

图A3-3　气管插管的放置

12. 轻轻拔出导丝后（图A3-3），操作者继续稳住气管插管，以门齿为界，确保其外露刻度
　　为女性21 cm，男性23 cm。
13. 气囊充气。

14. 确保气管插管在合适的位置:

（1）听诊双肺呼吸音对称。

（2）应用CO_2监测仪或食管内探测装置。在肺部低灌注的情况下，如心脏停搏或极度低血压时，CO_2监测仪上将无法显示颜色改变或只能检测到较低的CO_2呼出量。

（3）观察呼气时气管插管内水蒸气凝集情况。

（4）当患者有自主呼吸时，通过气管插管听其呼吸音。

（5）拍摄胸片（气管插管尖端位于隆突上2~3 cm）。

15. 使用胶带或气管插管固定装置将其固定。

V.经鼻气管插管法

【准备】

1. 同第Ⅳ部分——经口气管插管第1~8步。

2. 在患者头下垫一块小毛巾，使其颈部处于轻微伸直状。

3. 时间允许的情况下给予患者2~3分钟纯氧。

4. 应用表面麻醉剂麻醉鼻咽腔，并润滑鼻腔。

【操作方法】

1. 操作者立于床头，调整床的高度，以使操作者感觉舒适，床头放平，可根据操作者的偏好稍微调高床头。患者应该存在自主呼吸并且拥有合适的潮气量。

2. 若患者存在鼻中隔偏曲，则选择较大鼻孔插管。

3. 充分润滑气管插管，无需使用导丝，将其经鼻腔轻轻插至口咽腔后段。

4. 插管过程中，应该面罩给氧或间断气管插管内给氧。

5. 检查口咽腔以保证气管插管居中。

6. 应该通过一个"口哨"装置或呼气末CO_2监测仪来评估气管插管连接处的气流量。

7. 当听到或感觉到气管插管末端连接处有气流时，可缓缓使气管插管前进，如果气管插管内气流量逐渐增多，则继续深入；若气流量减少，则应缓慢退出气管插管直至恢复原来气流量大小，调整头部位置后再继续进入。

8. 吸气时气管插管往往更容易通过声门。

9. 操作者需继续稳住气管插管，使气管插管外露刻度在鼻孔处，女性约24 cm，男性约26 cm。

10. 气囊充气。

11. 确保气管插管在位

（1）观察胸廓移动度并听诊双肺呼吸音。

（2）应用CO_2监测仪或食管内探测装置。在肺部低灌注的情况下，如心脏停搏或极度低血压时，CO_2监测仪上将无法显示颜色改变或检测到较低的CO_2呼出量。

（3）观察呼气时气管插管内水蒸气凝集情况。

(4) 当患者有自主呼吸时，通过气管插管听其呼吸音。

(5) 拍摄胸片(气管插管尖端位于隆突上2～3 cm)。

12. 使用胶带或气管插管固定装置将其固定。

Ⅵ.儿科插管常见问题

【成人与儿童解剖结构的差异】

1. 婴儿的喉头比成人更靠近头端，使其看起来更靠前，因此气管插管时往往很难看清解剖结构。

2. 小儿气道最狭窄部分位于环状软骨处而非咽喉部，这就造成了声带以下解剖的出现"袖口"样狭窄。

3. 通常小儿小指的直径接近气管内径。一个足月的婴儿可置入内径3.5 mm的气管插管。

4. 带气囊的气管插管常用于8岁以上儿童(其气管内径常大于6 mm)，其他较小的儿童则应用无气囊气管插管。

【成人与儿童气管插管方法的差异】

1. 头的位置：成人常在头下放置一毛巾卷以使其呈嗅探位，而儿童常将毛巾卷放置于肩下以达到同样效果。

2. 喉镜片选择：操作者可选择直喉镜或弯喉镜，但临床医生在给婴幼儿插管时往往不选择弯喉镜。在给儿童插管时临床常犯的错误是选择的镜片太小，应选择足够长的镜片以保证其能够到会厌。

3. 合适的插管深度(以"cm"计)可以粗略的估算为气管插管内径乘以3(例如，内径4 mm时，插管深度为4.0 × 3 = 12.0 cm)。

4. 插管时应该选择合适型号的装备(如：面罩、喉镜、气管内插管、吸痰管等)。

Ⅶ.警惕并发症

1. 操作过程中的低氧血症及高碳酸血症。

2. 操作过程中或结束后立即发生的心血管事件。

3. 牙齿、唇、牙龈损伤。

4. 插管位置异常（插入食管内、右主支气管内）。

5. 咽、喉、气管的损伤。

6. 胃胀气或胃内容物反流误吸。

7. 支气管痉挛。

8. 气胸。

建议阅读

1. Balk RA. The technique of orotracheal intubation. *J Crit Illness*, 1997,12:316-323.

2. Knill RL. Difficult laryngoscopy made easy with a "BURP." *Can J Anaesth*, 1993,40:279-282.

3. Lavery GG, Jamison CA. Airway management in the critically ill adult. In: Parrillo JE, Dellinger RP, eds. *Critical Care Medicine: Principles of Diagnosis and Management in the Adult.* 3rd ed. Philadelphia, PA: Mosby Elsevier, 2008,17.

4. Wheeler DS, Spaeth JP, Mehta R, et al. Assessment and management of the pediatric airway. In: Wheeler DS, Wong HR, Shanley TP, eds. *Pediatric Critical Care Medicine: Basic Science and Clinical Evidence.* London, England: Springer-Verlag, 2007,223.

经 骨 穿 刺 建 立 输 液 通 路

Ⅰ.引言

1. 经骨输液通路(IO)第一次由 Drinker 在1922年提出，1934年 Josefson 报道应用于患者。

2. IO可由操作者经过初步培训即可轻松操作成功。

3. 在紧急情况下，若静脉通路不能快速建立时，IO可做为一个迅速的替代通路。

4. IO提供一个不可塌陷的静脉丛，方便快速输液。

5. 所有液体、血液制品、药物均可经IO途径输注。

6. IO通路可用来获得血样用于实验室检测。

Ⅱ.禁忌证

1. 有骨折侧的肢体

2. 骨筋膜室综合征

3. 穿刺部位有感染

4. 骨发育不良

5. 之前有过穿刺的部位

6. 之前临近部位有过整形外科操作

7. 不能定位或者穿刺部位有组织增生

Ⅲ.设备

1. 骨穿刺枪，弹簧加压设备

2. 经骨静脉通路设备，电源动力设备

3. 经骨输注系统

4. 穿刺针

5. 持针设备

6. 骨内输注针

IV.器材

1. 经骨针或者套管针，取决于穿刺部位和患者年龄。

2. 手套

3. 消毒剂

4. 注射器

5. 皮下穿刺针

6. 利多卡因

7. 连接管

8. 胶带和纱布

V.穿刺点选择

1. 新生儿

   胫骨近端前，骺板下，胫骨结节至胫骨末梢

2. 1岁的婴儿

   胫骨近端前，胫骨结节至向远侧1cm

3. 大于1岁的儿童

   胫骨近端前，胫骨结节至向远侧一横指宽

4. 成人

   （1）胫骨近端前

   （2）肱骨近干骺端

   （3）胸骨

   （4）内踝上胫骨远端

   （5）远端桡骨和远端尺骨

   （6）股骨远端，髌骨之上

   （7）髂前上棘

   （8）跟骨

VI.胫骨穿刺技术

1. 应用常规预防措施

2. 触诊到胫骨结节，穿刺点在结节向远侧两横指。

3. 穿刺点局部消毒（如果条件允许）。

4. 清醒患者予以局部麻醉。

5. 患者取仰卧位，膝盖稍弯曲，用一只手置于腘窝下固定膝盖。

6. 与皮肤呈90°进针，直到触及胫骨，左右旋转向下用力进针。

7. 进针直至有脱空感（针已穿透骨皮质），针无需支撑即能树立于胫骨上。

8. 移除套管，吸取骨髓至注射器，丢弃前几毫升血（含纤维蛋白网）。

9. 用生理盐水冲洗穿刺针（针孔可能被骨碎片堵住）。

10. 将穿刺针的凸缘粘贴于皮肤上，或者以大纱布敷贴将其固定。

11. 抽血用于化验室检测。

12. 开始输液，注意观察周围组织，防止渗漏可能。

13. 每次输液之后，以5ml生理盐水冲洗穿刺针。

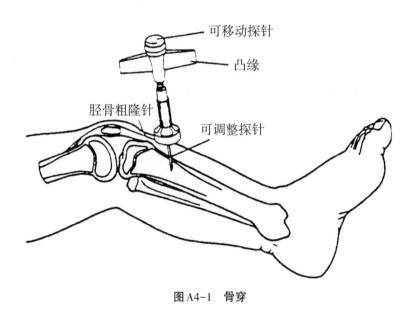

可移动探针

凸缘

胫骨粗隆针

可调整探针

图A4-1 骨穿

选择最接近胫骨前段的穿刺点穿刺。

引自：Fiser DH. 骨髓内输液. N Engl J Med. 1990;322(22):1579-1581. 版权© 1990马萨诸塞医学会. 引用修改图均已征得马萨诸塞医学会同意。

Ⅶ. IO拔除

1. 一旦外周或中心静脉输液通路建立，立即停止IO途径输液。

2. 稳定肢体，撤回套管/针时向上顺时针和逆时针旋转，直到针退出骨皮质。

3. 拔除穿刺针后至少按压穿刺点5分钟。

4. 使用无菌换药包。

VIII.并发症

1. 穿刺失败，穿刺针弯曲或者折断
2. 皮下渗出
3. 骨折
4. 穿透至骨背面
5. 骨筋膜室综合征
6. 穿刺针堵塞
7. 局部感染（蜂窝织炎、皮下脓肿、骨髓炎）
8. 气胸、纵隔血肿、纵隔炎（经胸骨途径）
9. 肺脂肪栓塞
10. 疼痛

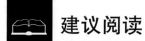 建议阅读

1. Leidel BA, Kirchhoff C, Bogner V, Braunstein V, Biberthaler P, Kanz KG. Comparison of intraosseous versus central venous vascular access in adults under resuscitation in the emergency department with inaccessible peripheral veins. *Resuscitation*, 2012,83(1):40-45.

2. Hansen M, Meckler G, Spiro D, Newgard C. Intraosseous line use, complications, and outcomes among a population-based cohort of children presenting to California hospitals. *Pediatr Emerg Care*, 2011,27(10):928-932.

3. 2005 American Heart Association (AHA) guidelines for cardiopulmonary resuscitation (CPR) and emergency cardiovascular care (ECC) of pediatric and neonatal patients: pediatric advanced life support. *Pediatrics*, 2006,117(5):e1005-e1028.

4. Brenner T, Bernhard M, Helm M, et al. Comparison of two intraosseous infusion systems for adult emergency medical use. *Resuscitation*, 2008,78(3):314-319.

5. Horton MA, Beamer C. Powered intraosseous insertion provides safe and effective vascular access for pediatric emergency patients. *Pediatr Emerg Care*, 2008,24(6): 347-350.

6. Schwartz D, Amir L, Dichter R, Figenberg Z. The use of a powered device for intraosseous drug and fluid administration in a national EMS: a 4-year experience. *J Trauma*, 2008,64:654-655.

7. Wampler D, Schwartz D, Shumaker J, Bolleter S, Beckett R, Manifold C. Paramedics successfully perform humeral EZ-IO intraosseous access in adult out-of-hospital cardiac arrest patients. *Am J Emerg Med*, 2012,30(7):1095-1099.

8. Lewis P, Wright C. Saving the critically injured trauma patient: a retrospective analysis of 1000 uses of intraosseous access. *Emerg Med J*, 2015,32(6):463-467.

9. Helm M, Haunstein B, Schlechtriemen T, Ruppert M, Lampl L, Gäßler M. EZ-IO(®) intraosseous device implementation in German Helicopter Emergency Medical Service. *Resuscitation*, 2015,88:43-47.

10. Pasley J, Miller CH, DuBose JJ, et al. Intraosseous infusion rates under high pressure: a cadaveric comparison of anatomic sites. *J Trauma Acute Care Surg*, 2015,78(2): 295-299.

动 脉 血 气 的 分 析 和 治 疗

酸碱异常是分析动脉血气和电解质的基础，同时也指导恰当的干预措施。

理解 Δ 间隙的作用对于分析复杂的酸碱失衡非常重要，在单纯的阴离子间隙代谢性酸中毒中，阴离子间隙增加 1 mmol/L 伴随着[HCO_3]减少约 1 mmol/L。而在混合性的酸碱失衡中，上述关系会发生偏差。Δ 间隙就是阴离子间隙和[HCO_3]与正常值之间偏差的差值，表达如下：

$$Δ 间隙 =（阴离子间隙与正常值的差值）-（[HCO_3]与正常值的差值）$$

正常的 Δ 间隙为0，但是测量值的变化导致其波动范围在 (0±6) mmol/L。Δ 间隙为正时合并代谢性碱中毒。如果[HCO_3]减少的超过阴离子间隙增加，导致 Δ 间隙为负，此时或许伴有AG正常型代谢性酸中毒(高血氯)。Δ 间隙的小变化或许不能说明有混合性酸碱失衡，必须结合临床资料。

为了分析下面的案例，使用公式时我们认为正常[HCO_3]的浓度是24 mmol/L，正常阴离子间隙是12 mmol/L：

$$[Na] - ([Cl] + [HCO_3])$$

病例1

一位78岁的老年女性，为了进一步评估和治疗社区获得性肺炎，12小时之前从急诊室转入重症监护治疗病房，既往有高血压和高血脂病史。该患者呼吸窘迫，生命体征：心率105次/分，血压110/68 mmHg，呼吸频率22次/分，体温38.4°C(华氏101.2°)。体格检查：神志清，听诊双肺干啰音。鼻导管吸氧3 L/min，血氧饱和度88%，测量的动脉血气结果如下：

pH 7.47

$PaCO_2$ 31 mmHg(4.13 kPa)

PaO_2 55 mmHg(7.33 kPa)

HCO_3(计算出) 22 mmol/L

1a. 患者目前是下面哪一种类型的酸碱失衡紊乱?

    A. 代谢性酸中毒

    B. 呼吸性碱中毒

C. 呼吸性碱中毒合并代谢性酸中毒

D. 呼吸性碱中毒合并代谢性碱中毒

1b. 下面哪种治疗措施最恰当?

　　A. 气管插管和机械通气

　　B. 无创通气

　　C. 增加吸入氧浓度

　　D. 继续原治疗方案

病例2

一位26岁的男性患者因车祸后多发伤被送到急诊室，神志昏迷，格拉斯哥昏迷量表评分13分。初步查体提示气道通畅，双侧呼吸音对称。生命体征：体温36.2°C(华氏97.2°)，心率116次/分，呼吸频率20次/分，血压100/50mmHg，使用非重吸收面罩后血氧饱和度99%。影像学检查发现患者左侧肋骨骨折，不伴有血胸或气胸。初步判断病情后，实验室测得血气结果如下：

pH 7.31

$PaCO_2$ 32 mmHg(4.27 kPa)

PaO_2 163 mmHg(21.73 kPa)

Na 140 mmol/L

Cl 105 mmol/L

HCO_3 15 mmol/L

2a. 患者目前是哪种酸碱平衡紊乱?

　　A. 非阴离子间隙型代谢性酸中毒

　　B. 呼吸性酸中毒

　　C. 阴离子间隙性代谢性酸中毒

　　D. 代谢性酸中毒合并呼吸性碱中毒

2b. 酸碱失衡的可能原因?

　　A.糖尿病酮症酸中毒

　　B. 乳酸酸中毒

　　C. 尿毒症

　　D. 过度呼吸

2c. 最恰当的处理措施?

　　A. 静滴碳酸氢盐

　　B. 输注晶体液和血液制品

　　C.不需要干预

　　D. 气管插管

病例3

一位21岁的女大学生参加聚会，有饮酒及药品使用史，第二天早上未醒。求助急诊120，非重吸收面罩给氧同时建立外周静脉通道，急诊室测得生命体征：心率102次/分，呼吸频率10次/分，血压92/60 mmHg，指脉氧饱和度94%。强烈疼痛刺激后患者仅能发声。抽血检查示，动脉血气结果如下：

pH 7.23

$PaCO_2$ 60 mmHg(8.0 kPa)

Na 141 mmol/L

K 4.0 mmol/L

Cl 110 mmol/L

HCO_3 26 mmol/L

3a. 患者目前是哪种酸碱平衡紊乱？

    A. 非阴离子间隙型代谢性酸中毒

    B. 呼吸性酸中毒

    C. 呼吸性酸中毒合并非阴离子间隙型代谢性酸中毒

    D. 呼吸性酸中毒合并代谢性碱中毒

3b. 首先需要处理的是下列哪一项？

    A. 气管插管同时静脉输注纳络酮

    B. 口服活性炭

    C. 无创正压通气

    D. 不需要其它治疗

病例4

一位55岁的男性患者，行择期腹腔镜胆囊切除术后收住外科ICU。由于肝动脉医源性损伤需要行开腹胆囊切除术，给予输注生理盐水及血制品进行液体复苏。生命体征：心率115次/分，呼吸12次/分(呼吸机频率)，血压105/68 mmHg，吸入氧浓度为50%时指脉氧饱和度99%。实验室检查结果如下：

pH 7.32

$PaCO_2$ 36 mmHg(4.8 kPa)

Na 146 mmol/L

K 3.8 mmol/L

Cl 117 mmol/L

HCO_3 18 mmol/L

4a. 患者目前是哪种酸碱平衡紊乱?

    A. 阴离子间隙型代谢性酸中毒

    B. 阴离子间隙型代谢性酸中毒合并呼吸性酸中毒

    C. 阴离子间隙型代谢性酸中毒合并非阴离子间隙型代谢性酸中毒

    D. 非阴离子间隙型代谢性酸中毒

4b. 患者酸碱平衡紊乱最可能的原因?

    A. 心源性休克

    B. 失血性休克

    C. 输注生理盐水

    D. 肺通气不足

病例5

一位81岁的老年患者因充血性心力衰竭入住内科。入科48小时内静脉滴注大剂量呋塞米后，撤离无创呼吸机后，给予患者通过鼻导管吸氧。生命体征：心率88次/分，呼吸频率18次/分，血压120/72 mmHg，鼻导管吸氧6L/min，指脉氧饱和度97%。实验室检查结果如下：

pH 7.50

$PaCO_2$ 45 mmHg(5.87 kPa)

Na 136 mmol/L

Cl 96 mmol/L

HCO_3 33 mmol/L

5a. 患者目前是哪种类型的酸碱平衡紊乱?

    A. 代谢性碱中毒合并呼吸性酸中毒

    B. 代谢性碱中毒

    C. 代谢性碱中毒合并非阴离子间隙型酸中毒

    D. 呼吸性酸中毒

5b. 导致酸碱平衡紊乱最可能的原因?

    A. 高碳酸血症型呼吸衰竭

    B. 容量负荷过重相关的充血性心力衰竭

    C. 皮质醇增多症

    D. 利尿剂输注

5c. 下面哪一项是恰当的治疗措施?

    A. 再次行无创正压通气

    B. 使用乙酰唑胺利尿剂

    C. 继续用呋塞米利尿

    D. 减少呋塞米剂量同时补液

病例6

一位58岁的女性患者因酒精中毒入院，既往有高血压和慢性肾脏病病史。患者神志嗜睡，疼痛刺激后可唤醒。生命体征：心率110次/分，血142/88 mmHg，呼吸频率10次/分，体温37°C(华氏98.6°)，指脉氧饱和度94%。实验室检查结果如下：

pH 7.23

$PaCO_2$ 38 mmHg(5.06 kPa)

PaO_2 78 mmHg(10.4 kPa)

Na 134 mmol/L

K 6.1 mmol/L

Cl 100 mmol/L

HCO_3 15 mmol/L

血尿素氮62 mg/dL

肌酐3.7 mg/dL

葡萄糖125 mg/dL

6. 患者目前是哪种类型的酸碱平衡紊乱？

    A. 阴离子间隙型代谢性酸中毒

    B. 阴离子间隙型代谢性酸中毒合并代谢性碱中毒

    C. 阴离子间隙型代谢性酸中毒合并呼吸性酸中毒

    D. 阴离子间隙型代谢性酸中毒合并非阴离子间隙型代谢性酸中毒

病例7

一位80岁的男性患者因咳嗽、发热、低血压入院，既往有高血压、糖尿病及营养不良病史。胸片示右下肺炎。生命体征：心率115次/分，血压90/52 mmHg，呼吸频率20次/分，体温38.3°C，鼻导管吸氧8 L/分，经皮动脉血氧饱和度95%。实验室检查结果如下：

pH 7.35

$PaCO_2$ 32 mmHg(4.27 kPa)

PaO_2 78 mmHg(10.4 kPa)

Na 132 mmol/L

K 4.0 mmol/L

Cl 103 mmol/L

HCO_3 17 mmol/L

血尿素氮20 mg/dL

肌酐1.4 mg/dL

白蛋白1.5 g/dL

7. 患者目前是下列哪一种酸碱平衡紊乱？

    A. 阴离子间隙型代谢性酸中毒

    B. 非阴离子间隙型代谢性酸中毒

    C. 非阴离子间隙型代谢性酸中毒合并呼吸性碱中毒

    D. 阴离子间隙型代谢性酸中毒合并非阴离子间隙型代谢性酸中毒

病例8

一位60岁的男性患者因呼吸急促伴腹痛就诊于急诊科，既往有动脉血管疾病和高血压病史。生命体征：心率90次/分，血压168/96 mmHg，呼吸频率25次/分，体温37.2℃(华氏99°)，鼻导管吸氧2 L/min，指脉氧饱和度98%。实验室检查结果如下：

pH 7.55

$PaCO_2$ 15 mmHg(2.0kPa)

PaO_2 98 mmHg(13.07kPa)

Na 135 mmol/L

K 3.8 mmol/L

Cl 101 mmol/L

HCO_3 13 mmol/L

8a. 患者目前是哪种类型的酸碱平衡紊乱？

A. 急性呼吸性碱中毒

B. 慢性呼吸性碱中毒

C. 急性呼吸性碱中毒合并代谢性碱中毒

D. 急性呼吸性碱中毒合并代谢性酸中毒

8b. 酸碱平衡紊乱可能的病因是哪一项？

A. 肺栓塞

B. 脓毒症

C. 利尿剂

D. 慢性阻塞性肺疾病合并肾衰竭

病例9

一位70岁的女性患者呕吐几日后发生晕厥入住ICU。测生命体征：心率140次/分，血压80/50 mmHg，呼吸频率24次/分，体温37.0℃(华氏98.6°)。实验室检查结果如下：

pH 7.30

$PaCO_2$ 36 mmHg(4.8kPa)

PaO_2 88 mmHg(11.73kPa)

Na 138 mmol/L

K 3.0 mmol/L

Cl 93 mmol/L

HCO_3 20 mmol/L

葡萄糖 90 mg/dL

9. 患者目前是哪一种类型的酸碱平衡紊乱？

A. 阴离子间隙型代谢性酸中毒

B. 阴离子间隙型代谢性酸中毒合并代谢性碱中毒

C. 阴离子间隙型代谢性酸中毒合并呼吸性酸中毒

D. 阴离子间隙型代谢性酸中毒合并非阴离子间隙型代谢性酸中毒

病例 10

一位 55 岁的男性患者，主诉恶心、呕吐伴腹痛，既往有高血压及糖尿病病史。生命体征：心率 124 次/分，血压 102/50Hg，呼吸频率 22 次/分，体温 36.4℃(华氏 97.6°)，实验室检查结果如下：

pH 7.45	Na 134 mmol/L
$PaCO_2$ 34mmHg(4.53 kPa)	K 3.2 mmol/L
PaO_2 85mmHg(11.33 kPa)	Cl 85 mmol/L
	HCO_3 23 mmol/L
	葡萄糖 420 mg/dL

10. 目前患者是下列哪一种酸碱平衡紊乱？
    A. 呼吸性酸中毒合并代谢性酸中毒
    B. 呼吸性酸中毒合并代谢性酸中毒及代谢性碱中毒
    C. 呼吸性碱中毒合并代谢性酸中毒及代谢性碱中毒
    D. 呼吸性碱中毒合并代谢性酸中毒

病例答案和解析

病例 1

1a. 正确答案是 B，呼吸性碱中毒

pH 碱性、PCO_2 降低：说明碱中毒是呼吸性而非代谢性。判断急性呼吸性作用的公式是：

$$增加的 pH = 0.08 \times \frac{(40 - PaCO_2)}{10}$$

通过病例提供的数据，pH 值预期增加 0.072，即 pH 是 7.47。这些结果说明是单纯呼吸性起的作用。可以通过下列公式来进一步分析这个过程中是否有 HCO_3 的缓冲。

$$减少的 [HCO_3] = 2 \times \frac{\Delta PaCO_2}{10}$$

血气分析结果提示 $[HCO_3]$ 减少了 1.8 mmol/L，接近于计算出的 $[HCO_3]$ 的减少量 2 mmol/L。

尽管患者存在代谢性酸中毒的风险，但是呼吸性碱中毒引起 $[HCO_3]$ 代偿性下降，在代偿范围内，排除代谢性酸中毒。在临床中，分析动脉血气时需要关注电解质并计算阴离子间隙。不存在 $[HCO_3]$ 接近正常的代谢性碱中毒。

1b. 正确答案是 C，增加吸入氧浓度

仅根据提供的信息就可以判断出患者明显缺氧，她可能不需要提高吸氧浓度和持续监测之外的其它支持。呼吸频率加快或意识障碍加重均提示需要正压通气。

病例 2

2a. 正确答案是 C，阴离子间隙性代谢性酸中毒

pH 酸性，[HCO₃]下降与代谢性的因素一致，下一步是判断是否存在呼吸性的代偿。

代偿的 $PCO_2 = 1.5 \times [HCO_3] + 8 \pm 2$

在这个病例中，代偿产生的是 $PaCO_2(30.5\pm2)$ mmHg。因此，合并呼吸性的代偿，下一步是计算阴离子间隙。

$AG = [Na] - ([Cl] + [HCO_3])$

病例中 $AG = [140] - [(105 + 15)] = 20$ mmol/L

患者存在阴离子增高型代谢性酸中毒。在阴离子间隙性酸中毒时，应该计算 Δ 间隙去判断是否存在其它的代谢过程。

$\Delta gap = $（AG 与正常值的偏差）$-$（[HCO₃]与正常值的偏差）

$= (20 - 12) - (24 - 15)$

$= -1$ mmol/L

这处于正常范围 0 ± 6，说明不存在其他的代谢过程。

2b. 正确答案是 B，乳酸酸中毒

阴离子间隙增高型代谢性酸中毒的原因用 MUDPILES 有助于记忆，依次代表了甲醇、尿毒症、糖尿病酮症酸中毒、对乙酰氨基酚、异烟肼、乳酸酸中毒、乙二醇或甲醇以及水杨酸盐类。

这个病例描述了一个创伤患者处于休克及组织灌注不足状态导致的乳酸酸中毒。

2c. 正确答案是 B，输注晶体和血液制品

目标是恢复组织灌注。患者处于低血容量性休克，治疗原则就是输注晶体和血液制品以及控制出血。

病例 3

3a. 正确答案是 B，呼吸性酸中毒

pH 是酸性。$PaCO_2$ 升高说明是呼吸性酸中毒。下一步，判断这是急性还是慢性呼吸性酸中毒。对于急性呼吸性酸中毒，下降的 $pH = 0.08 \times \dfrac{\Delta PaCO_2}{10}$。

因此，下降的 $pH = 0.08 \times 20/10 = 0.16$，接近于 60 mmHg(8.0 kPa)时的观察值。这是急性呼吸性过程。

如果合并代谢性的代偿，$PaCO_2$ 增加 10 mmHg(1.33 kPa)时[HCO₃]浓度将增加 1 mmol/L。在这个病例中，$PaCO_2$ 增加 20 mmHg 对应的[HCO₃]浓度应增加 2 mmol/L。[HCO₃]浓度是 26 mmol/L，比正常值高 2 mmol/L，符合代谢性代偿。

3b. 正确答案是 A，气管插管同时静脉注射纳洛酮

患者存在药物和酒精中毒导致的肺通气不足。活性炭不会逆转呼吸抑制，此外患者直到第二

天早上才被发现，使用活性炭已经相对较迟了。严重抑郁的精神状态禁止使用无创正压通气，使用无创正压通气时患者必须神志清醒且有气道保护能力。这个患者必须使用气管插管呼吸机辅助呼吸治疗气呼吸衰竭，同时使用纳络酮促醒。

病例4

4a. 正确答案是D，非阴离子间隙性代谢性酸中毒

pH是酸性，$[HCO_3]$浓度的改变说明是代谢性的过程。接下来是判断是否存在呼吸代偿是否在代偿范围内。

呼吸代偿：$1.5 \times [HCO_3] + 8 \pm 2$

呼吸代偿：$1.5 \times [18] + 8 \pm 2 = 35 \pm 2$

在这个病例中，患者存在合适的呼吸代偿，接下来是确定阴离子间隙是否增高。

$AG = [Na] - ([Cl] + [HCO_3])$

$\quad = 146 - (117 + 18) = 11 \text{ mmol/L}$

阴离子间隙没有增高，因此这个患者是非阴离子型代谢性酸中毒。

4b. 正确答案是C，输注生理盐水

高氯性酸中毒是阴离子间隙正常型代谢性酸中毒，一般发生在胃肠道或者肾脏丢失HCO_3或者用生理盐水进行容量复苏时。在这个病例中，由于患者术中出血输注大量液体进行复苏，输注大量生理盐水复苏后导致高氯血症，从而产生代谢性酸中毒。

心源性休克和失血性休克会导致阴离子间隙增高型代谢性酸中毒。肺通气不足与呼吸性酸中毒有关。干预措施为输注低氯性液体，比如乳酸林格液。

病例5

5a. 正确答案是B，代谢性碱中毒

pH是碱性。$[HCO_3]$升高说明是代谢性过程。代谢性碱中毒时呼吸的代偿由下列公式决定：

增加的$PaCO_2 = (0.6 - 0.7) \times \Delta[HCO_3] = (0.6 - 0.7) \times 9 = (5.4 - 6.3) \text{ mmHg} (0.72 - 0.84 \text{ kPa})$

因此，增加的$PaCO_2$是呼吸代偿。计算阴离子间隙正常结果是7 mmol/L。

5b. 正确答案是D，输注利尿剂

代谢性碱中毒一般的特点是低氯血症(低血容量性)或者高氯血症(血容量增多性)。引起患者代谢性碱中毒的最可能原因是利尿剂的使用。

5c. 正确答案是D，减少呋塞米剂量同时补液

低氯性代谢性碱中毒可以通过静脉输注生理盐水进行纠正。停用利尿剂后可以预防氯化物的进一步消耗及代谢性碱中毒的进一步加重。对于有心衰病史的患者要进行液体容量监测及咨询专家指导治疗。

病例6

6. 正确答案是C，阴离子间隙正常型代谢性酸中毒合并呼吸性酸中毒

pH是酸性，低[HCO₃]说明是代谢性酸中毒。预期的呼吸代偿公式是：

$$PaCO_2 = 1.5 \times [HCO_3] + 8 \pm 2$$

预期的PaCO₂接近于30 mmHg（4.0 kPa）。因此，PaCO₂高于预期值说明合并有呼吸性的酸中毒。呼吸性酸中毒可能继发于酒精中毒导致的呼吸抑制。患者通气不足需要严密监测，并可能需要积极的通气支持。计算出的阴离子间隙增高为19 mmol/L，可能继发于慢性肾脏疾病，但是不能除外其他无法测量的阴离子(比如乳酸)。

病例中的 Δ 间隙可以计算出来。阴离子间隙与正常值的偏差是7 mmol/L，[HCO₃]与正常值的偏差是9 mmol/L。Δ 间隙是 − 2 mmol/L，说明不存在第三种酸碱代谢过程。

病例7

7. 正确答案是A，阴离子间隙型代谢性酸中毒

pH是酸性，低[HCO₃]说明是代谢性酸中毒。预期的呼吸性代偿公式是：

$$PaCO_2 = 1.5 \times [HCO_3] + 8 \pm 2$$

因此，预期的PaCO₂大约为33 mmHg（4.4 kPa）。计算出的阴离子间隙是12 mmol/L，接近于正常。但是，必须考虑白蛋白的浓度对阴离子间隙的影响。低白蛋白血症对阴离子间隙的影响限制了传统酸碱平衡分析。白蛋白每下降1 g/dL，阴离子间隙下降2.5~3 mmol/L。对这个患者来说，白蛋白浓度为1.5 g/dL（正常的白蛋白浓度是4 g/dL），预期的阴离子间隙会减少5~6 mmol/L。计算出的阴离子间隙是12 mmol/L，增加了6 mmol/L。阴离子间隙代谢性酸中毒对评估这个患者病情严重性时非常重要，这同样存在于严重脓毒症，同时乳酸浓度也是一个判断指标。

病例8

8a. 正确答案是D，急性呼吸性碱中毒合并代谢性酸中毒

pH是碱性，低PaCO₂说明是呼吸性的作用。下一步是判断这是急性还是慢性呼吸性碱中毒。判断急性呼吸性碱中毒的公式是：

增加的pH = 0.08 × (40 − PaCO₂)/10

通过病例中的数据，预期增加的pH是0.2即pH 7.6，高于7.55。判断慢性呼吸性碱中毒的公式是：

增加的pH = 0.03 × (40 − PaCO₂)/10，

利用这个公式计算出的pH增加0.075即pH是7.475。计算结果表明可能合并另一种类型的酸碱平衡紊乱。计算出的阴离子间隙是21 mmol/L，说明合并的是阴离子间隙型代谢性酸中毒。同样可以计算出 Δ 间隙。阴离子间隙与正常值的偏差是9 mmol/L，[HCO₃]与正常值的偏差是11 mmol/L。

Δ间隙为−2，不可能存在第三种酸碱代谢过程。

8b. 正确答案是B，脓毒症

酸碱代谢类型有助于判断患者的病因。在这个病例中，呼吸性碱中毒合并阴离子间隙型代谢性酸中毒是脓毒症典型的酸碱平衡紊乱，水杨酸中毒也与此类酸碱失衡有关。肺栓塞会导致典型的呼吸性碱中毒，血流动力学稳定的患者不太可能出现酸中毒。利尿剂一般会导致代谢性碱中毒而非酸中毒。慢性阻塞性肺疾病和肾衰最有可能导致呼吸性酸中毒和代谢性酸中毒。

病例9

9. 正确答案是B，阴离子间隙型代谢性酸中毒合并代谢性碱中毒

pH是酸性，低HCO_3说明是代谢性的作用。预期的呼吸代偿的公式是：

$PaCO_2 = 1.5 \times [HCO_3] = 8 \pm 2$

利用公式，预期的$PaCO_2$大约是38 mmHg(5.07 kPa)，接近于36 mmHg(4.8 kPa)。计算出的阴离子间隙是25 mmol/L，说明存在阴离子间隙型代谢型酸中毒。Δ间隙也可以计算出来。阴离子间隙偏离正常的数值是13mmol/L，$[HCO_3]$偏离正常的数值是4 mmol/L。Δ间隙是9 mmol/L，说明存在代谢性碱中毒。$[HCO_3]$并没有像酸中毒的预期值那样减少。患者呕吐时丢失大量$[H]$，导致了代谢性碱中毒。低血压引起阴离子间隙型代谢性酸中毒（乳酸酸中毒）。

病例10

10. 正确答案是C，呼吸性碱中毒合并代谢性酸中毒及代谢性碱中毒

患者pH接近于正常，立即想到混合型酸碱平衡紊乱。病史提示可能是糖尿病酮症酸中毒。首先计算出阴离子间隙增加到26 mmol/L。用公式测定代谢性酸中毒预期的呼吸代偿（$PaCO_2 = 1.5 \times [HCO_3] + 8 \pm 2$），接近于42 mmHg(5.60 kPa)。而患者的$PaCO_2$ 34 mmHg(4.53 kPa)，说明合并呼吸性碱中毒。希间隙可以计算出来。阴离子间隙与正常值的偏差是14 mmol/L，$[HCO_3]$与正常值的偏差是1 mmol/L。Δ间隙是13 mmol/L，说明合并代谢性碱中毒。$[HCO_3]$并没有像酸中毒时减少。可能是糖尿病酮症酸中毒伴随大量呕吐及继发于疼痛的呼吸性碱中毒。

你也可以将pH当作是碱性的。$PaCO_2$减低有助于评估是急性还是慢性的呼吸性碱中毒。患者更有可能是急性的，急性呼吸性碱中毒的公式：增加的pH = 0.08×(40 − $PaCO_2$)/10。根据病例中的数据，预期增加的pH是0.048即pH 7.45，与患者的计算结果相似。通过阴离子间隙的计算可以鉴别其他类型的酸碱代谢过程。

脑 死 亡 与 器 官 捐 赠

Ⅰ.脑死亡(死亡的神经学标准)

　　脑死亡通常是一个临床诊断,它基于所有脑功能包括脑干功能的完全和不可逆消失。诊断脑死亡,医生必须确认患者处于深昏迷状态、脑干反射消失,且无自主呼吸。为了明确不可逆性脑功能丧失,医生必须确定患者昏迷的原因,排除在医疗状态下可能的假性昏迷,观察患者一段时间,排除苏醒的可能性。脑死亡的诊断标准和方法由国家、地区、医院的政策法规制定,在不同机构、司法管辖区并不一样。常用诊断标准概述见表A6-1。整个过程需要经验丰富可证明脑死亡的医师、医院政策、相关法律法规参与。

　　各地区和国家的规章制度对器官捐献起着非常重要的作用。临床医生们判断器官捐献是否合适,必须考虑到相关的标准。

　　大多数医院有能力进行脑电图、核医学扫描和脑血管造影检查。当体格检查符合脑死亡时,应完善上述检查,行脑死亡确认试验。在某些司法管辖区,当神经系统检查存在不确定性或不能进行自主呼吸试验时,可考虑使用辅助检查来协助诊断脑死亡。

　　每进行一项辅助检查,都需要给出解释。辅助检查不是成人临床诊断脑死亡的必要条件,并不能够代替神经系统检查。

表A6-1	脑死亡确诊的临床标准

先决条件

　1. 不可逆的昏迷,昏迷的原因是明确的。

　2. 神经影像可以解释昏迷。

　3. 排除药物对中枢神经系统的抑制(如果怀疑,做毒理学筛查;如果使用巴比妥类药物,血液浓度<10 μg/ml)。

　4. 无引起瘫痪的证据(如果有瘫痪行电刺激)。

　5. 无严重酸碱、电解质及内分泌紊乱。

　6. 核心温度正常或轻度偏低(核心温度>36℃[96.8℉])。

　7. 收缩压≥100 mmHg。

　8. 无自主呼吸。

查体(必须同时满足)

　1. 瞳孔对光反射消失。

　2. 角膜反射消失。

　3. 头眼反射消失(在确保颈椎完整的前提下)。

　4. 前庭肌反射消失。

　5. 刺激眶上神经、颞下颌关节无面部运动。

　6. 咽反射消失。

　7. 吸痰时咳嗽反射消失。

　8. 刺激四肢无运动(脊髓引起的反射允许存在)。

自主呼吸激发试验(必须同时满足)

　1. 患者血流动力学稳定。

　2. 机械通气维持正常CO_2水平($PCO_2$35~45 mmHg)。

　3. 预充氧$FiO_2$100%10分钟,使PaO_2>200 mmHg。

　4. PEEP 5 cmH_2O患者氧合正常。

　5. 吸痰管放至隆突水平给氧6 L/min,或T管CPAP10 cmH_2O。

　6. 断开呼吸机。

　7. 自主呼吸消失。

　8. 8~10分钟后抽动脉血气,患者接上呼吸机。

　9. PCO_2>60 mmHg或较基础值上升20 mmHg。

当由于患者原因不能配合查体或自由呼吸激发试验结果可疑/阴性时,需要行附加试验(仅需行其中一项):

　1. 脑血流

　2. 脑核素扫描

　3. 脑电图

　4. 颅多普勒

Information taken from Wijdicks EFM, Varelas PN, Gronseth GS, Greer DM; American Academy of Neurology.Evidence-based guideline update: determining brain death in adults: Report of the Quality Standards Subcommittee of the American Academy of Neurology. Neurology, 2010, 74(23):1911-1918.

Ⅱ.器官捐赠

A. 脑死亡

来源于脑死亡捐赠者的器官和组织可用于移植。当地管理器官移植的组织及负责人员器官捐赠，相关人员提供特定器官和组织的合格标准，协助或实施家庭申请捐赠。

稳定脑死亡器官捐赠者的早期目标包括建立基本器官功能和稳定其生理功能。一般来说，需要放置中心静脉导管和动脉导管。应用基础化学方法进行检测，排除早期感染和代谢性疾病。应该做胸片、超声心动图、支气管镜和冠脉造影检查，同时做血型检查和交叉配血检测。

初始的液体管理包括中心静脉压指导下的晶体液输注。常常需要使用血管活性药物来维持灌注压。表A6-2列出早期复苏的标准生理目标。器官捐赠者管理的其他方面仍存在争议。捐赠者常常出现缺血导致的继发垂体功能减退，引起血管加压素水平低下。垂体前叶功能障碍，可通过外源性激素补充对抗促肾上腺皮质激素和促甲状腺激素释放。通常给予甲状腺激素和胰岛素，应用胰岛素治疗将血糖滴定至120~180 mg/dl(6.6~9.9 mmol/L)。

表A6-2	最佳捐赠器官功能指标
收缩压 > 90 mmHg	
平均动脉压 > 60~65 mmHg	
中心静脉压:4~10 mmHg	
尿量：100~200 ml/h,或1~4 ml/(kg·h)	
动脉氧饱和度(SaO$_2$) > 95%,动脉氧分压 > 100 mmHg(13.3 kPa)	
血细胞比容 > 30%	
体温：36.5 ℃~37.5 ℃(97.7°F~99.5°F)	
正常电解质水平	
血糖：120~180 mg/dl(6.6~9.9 mmol/L)	
眼睑闭合/滴眼剂	

B. 心源性猝死

心源性猝死后可以摘取捐赠者器官。一旦决定撤除生命支持治疗，可以与合适的患者及家属讨论有关器官捐献的可能性。这个过程也可通过当地的器官捐献管理组织来实施。

　　当支持手段撤除，心跳停止后监测患者一段时间，在手术室进行器官获取。心脏停止后需要监测的时间取决于当地政策，一般来说，心脏停止后监测2~10分钟(无脉、呼吸停止、无反应)。接近10%的捐赠者在撤离生命支持手段后心脏活动仍可维持60分钟。一般来说，这些患者不适合器官捐赠，应进行临终关怀。

　　在心源性猝死捐赠过程中可能遇到两种常见的事件：在等待撤销支持治疗时出现意料之外的心脏骤停，以及在撤销支持治疗后未出现心脏骤停。应遵循患者和家属的意愿进行复苏和临终关怀。

建议阅读

1. Shemie SD, Doig C, Dickens B, et al. Severe brain injury to neurological determination of death: Canada forum recommendations. *CMAJ*, 2006,174:S1-13.

2. Shemie SD, Ross H, Pagliarello J, et al. Organ donor management in Canada: recommendations of the Forum on Medical Management to Optimize Donor Organ Potential. *CMAJ*, 2006,174:S13-32.

3. Wijdicks EF. Brain death worldwide: accepted fact but no global consensus in diagnostic criteria. *Neurology*, 2002,58:20-25.

4. Wijdicks EF. The diagnosis of brain death. *N Engl J Med*, 2001,344:1215-1221.

5. Wijdicks EF, Varelas PN, Gronseth GS, Greer DM; American Academy of Neurology. Evidence-based guideline update: determining brain death in adults. Report of the Quality Standards Subcommittee of the American Academy of Neurology. *Neurology*, 2010,74:1911-1918.

6. Wood KE, Becker BN, McCartney JG, D'Alessandro AM, Coursin DB. Care of the potential organ donor. *N Engl J Med*, 2004,351:2730-2739.

 参考网站

1. Society of Critical Care Medicine/Guidelines. www.SCCM.org/guidelines.

2. United Network for Organ Sharing. http://www.unos.org.

3. Westphal GA, Caldeira Filho M, Vieira KD, et al. Guidelines for potential multiple organ donors (adult). Part I. Overview and hemodynamic support. *Rev Bras Ter Intensiva*. 2011;23(3):255-268. http://www.scielo.br/pdf/rbti/v23n3/en_v23n3a03.pdf

4. Westphal GA, Caldeira Filho M, Vieira KD, et al Guidelines for potential multiple organ donors (adult). Part II. Mechanical ventilation, endocrine metabolic management, hematological and infectious aspects. *Rev Bras Ter Intensiva*. 2011;23(3):269-282. http://www.scielo.br/pdf/rbti/v23n3/en_v23n3a04.pdf

索 引